DOPAGE
DANS LE FOOTBALL

DU MÊME AUTEUR,
AUTOUR DE LA QUESTION DU DOPAGE

Le Dossier noir du dopage (avec Bernard Chevalier), Hachette, 1981.

Drogues et dopages, Quel corps ?, 1987.

Dopage aux Jeux olympiques, la triche récompensée, Amphora, 1996.

Dopage. L'imposture des performances, Chiron, 2000.

Dictionnaire du dopage, Masson, 2004.

La Grande Imposture, Hugo & Cie, 2009.

Ouvrage dirigé par Roman Perrusset

130, rue de Rivoli
75001 Paris
www.jcgawsewitch.com

ISBN : 978-2-35013-221-1

Jean-Pierre de Mondenard

DOPAGE DANS LE FOOTBALL

Préface d'Éric Maitrot

Jean-Claude Gawsewitch Éditeur

Comme l'avait si bien stigmatisé Albert Einstein : « Peu d'hommes sont capables d'exprimer une opinion qui diffère des préjugés de leur milieu ambiant. »
Dans cet esprit d'homme libre, seul contre tous, je dédie cet ouvrage à tous ceux qui n'ont pas hésité à s'exposer professionnellement pour faire éclater la vérité de ce monde « du secret, du silence et de la solidarité » qu'est le football professionnel.

Parmi ces honnêtes hommes, distinguons Raffaele Guariniello, le procureur adjoint de Turin ayant instruit le procès de la Juventus ; Zdenek Zeman, l'ex-entraîneur de l'AS Roma, dont les déclarations ont déclenché les investigations de la justice italienne ; Jacques Glassmann, l'ancien libéro de Valenciennes, qui a eu le courage de dénoncer la corruption, tout en affrontant Tapie et sa garde rapprochée ; Éric de Montgolfier, procureur lors de l'affaire VA-OM ; Alain Vernon, journaliste à France Télévisions, qui n'a pas reculé pour faire des reportages dérangeants sur le sport-roi ; Werner Franke, le médecin allemand qui a fustigé la faiblesse des tests antidopage de la FIFA ; Andrew Jennings, l'inspecteur Colombo de la presse britannique qui, dans un livre document, a révélé les dessous troublants de la FIFA ; Declan Hill, journaliste canadien de la trempe du précédent qui, lui aussi, a enquêté sur les mafias du football ; Éric Maitrot, journaliste spécialisé dans le sport et les médias qui, dans son remarquable ouvrage Les Scandales du sport contaminé*, a consacré une bonne partie de son enquête au dopage dans le football.*

Préface
Le foot-business est-il une forteresse imprenable ?

Il fallait au moins l'obstination, la malice et la force de travail du docteur Jean-Pierre de Mondenard pour s'attaquer ainsi à la forteresse du foot-business, pour tenter de fissurer les épais murs de silence qui entourent la question explosive du dopage dans le football. Ce médecin du sport, qui fut en charge du contrôle antidopage, notamment sur le Tour de France au début des années 1970, ne cesse, depuis plus de trente ans, de dénoncer les faux-semblants et les vrais scandales du dopage sportif.

Cette fois, il s'attaque à forte partie : la forteresse en question est bien gardée et résiste depuis des décennies aux assauts des scientifiques de la lutte antidopage et des enquêteurs de la justice. Ainsi, le football serait le seul sport professionnel épargné par le « fléau du dopage ». Ce serait même, à écouter les médecins tartuffes de la Fédération internationale de football association (FIFA), le seul sport collectif dans lequel érythropoïétine (EPO), hormones de croissance ou anabolisants seraient « inefficaces » ! On peut en rire ou en pleurer, c'est selon. En attendant, alors que les cas positifs et les aveux *a posteriori* des plus grands champions se multiplient dans le cyclisme ou l'athlétisme, le sport-roi poursuit sa marche en avant. Parfois à tombeau ouvert, mais ça, tout le monde s'en moque.

Bien sûr, personne ne croit vraiment que le football soit une oasis de blancheur dans un monde gris-noir. Mais personne non plus, au plus haut niveau du sport mondial comme dans les sphères politiques européennes, ne se donne réellement les moyens d'aller vérifier « sur place ». Il y a bien une petite alerte de temps en temps, un petit grain de sable qui échappe à la vigilance des gardiens du temple : en 1994, la star argentine Diego Maradona est exclue de la Coupe du monde pour un contrôle positif à l'éphédrine. En 1998, un arsenal de médicaments digne d'un hôpital (281 substances différentes !) est saisi dans la pharmacie de la Juventus Turin. En juin 2003, le joueur camerounais Marc-Vivien Foé s'effondre en plein match lors de la Coupe des confédérations et décède peu après, victime d'une hypertrophie cardiaque plus que déroutante. Mais, à chaque fois, malgré des procès parfois retentissants, comme celui de la Juventus Turin, l'omerta et les pressions ont vite fait d'enterrer les dossiers les plus gênants et de décourager magistrats et politiciens.

Jusqu'à l'affaire Puerto qui, plus récemment, au printemps 2006, a semblé pouvoir fissurer l'édifice. On évoqua la présence, parmi les patients du sulfureux docteur Eufemiano Fuentes, de footballeurs du FC Barcelone ou du Real Madrid. Informations que l'apprenti sorcier de la transfusion sanguine ne confirma jamais officiellement. On se contenta donc, une nouvelle fois, d'alpaguer quelques cyclistes malchanceux…

Jusqu'à ce jour, il aura manqué un vrai scandale pour qu'enfin la vérité jaillisse. Un scandale de l'ampleur de l'affaire Festina, c'est-à-dire des preuves irréfutables tombant entre les mains de la justice civile (et hors de portée de la justice sportive surtout) et qui mettent au grand jour les moindres détails d'un système de dopage organisé. Mais les grands clubs du football européen sont bien trop professionnels et avertis pour laisser un soigneur imprudent franchir la moindre frontière avec ce genre de bombe à retardement…

ÉRIC MAITROT [1]

1. Éric Maitrot est journaliste. Il est notamment l'auteur des *Scandales du sport contaminé, enquête sur les coulisses du dopage* (Flammarion 2003, J'ai lu 2005).

Index des sigles utilisés

AFLD	Agence française de lutte contre le dopage (2006 -)
AMA	Agence mondiale antidopage (fondée en 1999)
AUT	Autorisation d'usage à des fins thérapeutiques
CIO	Comité international olympique (fondé en 1894)
CONI	Comité national olympique italien (fondé le 10 juin 1914)
CPLD	Conseil de prévention et de lutte contre le dopage (1999 – 2006)
DU	Déclaration d'usage
EPO	Érythropoïétine (commercialisée en France depuis 1989)
FFF	Fédération française de football (fondée le 7 avril 1919)
FIFA	Fédération internationale de football association (fondée en 1904)
FIGC	Fédération italienne de football (fondée en 1898)
LNDD	Laboratoire national de dépistage du dopage (créé en 1966)
TAS	Tribunal arbitral du sport (créé en 1984 par le CIO)
UCI	Union cycliste internationale (fondée le 14 avril 1900)
UEFA	Union des Associations européennes de football (fondée en 1954)

Avant-propos
La grande école de la triche

« Les tricheurs ne connaissent pas la vraie joie de gagner[1]*. »*

Maurice Sachs (1904-1945),
écrivain français

À l'heure de la multiplication des compétitions hypermédiatisées, tels que la Ligue 1, la Ligue des Champions et, bien sûr, l'Euro et le Mondial, les filouteries sportives se propagent à grande échelle. Comme les grandes écoles qui forment l'élite intellectuelle de la nation, le milieu sportif de haut niveau éduque efficacement ses adeptes au dopage, mais aussi à la triche, aux magouilles et aux arrangements pour rafler titres et récompenses. Une « Grande École » qui pousse la majorité à « soigner » la performance, comme si cette dernière avait des problèmes de santé.

1. Maurice Sachs, *Derrière cinq barreaux*, Paris, Gallimard, 1952.

Le sport de haute compétition est une course-poursuite incessante entre les gendarmes – les officiels des fédérations – et les voleurs – les champions qui veulent toujours jouer avec les règlements afin de passer l'adversaire. Cette dérive qui n'est pas récente touche toutes les formes de compétitions, qu'elles soient scolaires, sociales, professionnelles, scientifiques, amoureuses (aphrodisiaques), politiques (corruption) et, bien sûr, sportives.

Dans les enceintes athlétiques, parmi les ingrédients disponibles pouvant faire la différence, on trouve pêle-mêle la corruption, le tirage de maillot, les fautes simulées, la triche intentionnelle (la « main de Dieu » de Diego Maradona), la filouterie instinctive (la main d'Henry qui ouvre les portes du Mondial 2010 aux Tricolores), l'antijeu (ceinturer un attaquant dans la surface de réparation), les menaces physiques, les insultes pour pousser à la faute – n'est-ce pas, Marco Materazzi ? –, les vilains gestes pour éliminer un concurrent et, naturellement, le dopage. Cette liste est loin d'être exhaustive dans la mesure où l'ingéniosité de l'homme pour frauder ne connaît pas de limites.

Et ces pratiques ne sont pas récentes. Des écrits très anciens rappellent qu'en l'an 70 avant Jésus-Christ, un dénommé Eudelos, inscrit aux Jeux olympiques, avait vendu ses chances à Philostrate, un autre compétiteur. Nous avons retrouvé dans *La Vie au grand air*, une revue illustrée de tous les sports paraissant pendant le premier quart du XXe siècle, une grande enquête datant de 1910 consacrée « aux truquages dans le sport [1] ». Cette étude concerne bien sûr les activités de compétition les plus pratiquées et, par corollaire, les plus médiatisées de cette période. On en dénombre six : la lutte, la boxe, le cyclisme, l'hippisme, le duel et l'automobile. À la suite de la Grande Boucle 1926, la chronique de l'époque rapporte que « la magistrale épreuve vient de subir une formidable et redoutable éclipse car on n'apprendra rien à personne en disant que le dernier Tour de France s'est déroulé au milieu d'une indifférence quasi générale ». L'auteur de ces lignes, Alphonse Baugé, le célèbre directeur sportif, poursuit en expliquant que le comportement des coureurs indispose Henri Desgrange, le patron du Tour, qui se creuse la tête pour que son règlement soit respecté : « Il s'indigne, non sans de sérieuses raisons, que des coureurs transgressent le règlement, ne cherchent qu'à truquer, qu'à continuellement échafauder les pires combinaisons [2]. »

Comme pour le dopage, où la confusion sur sa définition est savamment entretenue, l'éthique sportive paraît floue aux yeux de certains. Par exemple, Jean Graczyk, lorsqu'il fut mis hors course du Tour de France 1959, pour s'être accroché à une moto, eut

1. J. Mortane, « Les truquages dans le sport » : 1. La lutte : *La Vie au grand air*, n° 591, 15 janvier 1910, p. 40 ; 2. La boxe : *VGA*, n° 593, 29 janvier 1910, p. 76 ; 3. Le cyclisme : *VGA*, n° 593, 29 janvier 1910, p. 76 ; 4. L'hippisme : *VGA*, n° 594, 5 février 1910, p. 92 ; 5. Le duel : *VGA*, n° 595, 12 février 1910, p. 110 ; 6. L'automobile : *VGA*, n° 596, 19 février 1910, p. 118.
2. A. Baugé, « Une enquête du "maréchal" Baugé auprès des "anciens" de la course », *Le Miroir des sports*, n° 341, 26 octobre 1926, p. 309.

une réponse assez inattendue : « Personne n'est venu me dire que c'était interdit[1] ! » De même, lors de la « main d'Henry » contre l'Irlande en novembre 2009, le milieu du football, comme un seul homme, a rétorqué qu'Henry n'était pas un tricheur, que cette main « baladeuse » était « un fait de jeu » entériné par l'arbitre qui n'avait rien vu. Or, le monde entier a constaté que la France avait gagné son billet pour l'Afrique du Sud grâce à ce geste contraire à l'esprit du jeu.

Effectivement, de nombreux athlètes ont résolu le problème en éliminant le mot « triche » pour le remplacer par « se débrouiller », beaucoup moins négatif pour leur image publique. Au fil des décennies, cette habitude consistant à contourner la règle n'a fait que s'amplifier. Les résultats d'une enquête publiée aux États-Unis en 1983, émanant de l'Institut de criminologie de New York, laissaient d'ailleurs bien augurer de ce qui se passe aujourd'hui. Sur 8 700 personnes soumises au détecteur de mensonges entre 1972 et 1976, 5 300 – soit 61 % – s'accusaient en priorité d'avoir triché dans une compétition sportive entre douze et dix-huit ans[2].

On dit toujours, avec justesse, que l'exemple vient d'en haut. Or, les caméras indiscrètes de la dernière Coupe du monde de foot nous ont montré, et par la même occasion à tous les jeunes joueurs de la planète voulant s'identifier aux stars du ballon rond, une épidémie de tirages de maillots. Cette tactique n'a qu'un seul but : entraver les meilleurs. C'est, bien sûr, tou-

1. *Le Miroir des sports*, 8 juin 1959.
2. *L'Équipe*, 5 septembre 1983.

jours la différence de qualités et d'aptitudes entre les hommes qui génère la tricherie des moins bons ou des plus faibles et, ensuite, avec la banalisation, tout le monde s'y met. Autre évolution perverse, à partir du moment où plus personne ne respecte la règle, il n'y a plus de « hors-la-loi. » C'est en tout cas l'analyse du Canadien Ben Johnson après son contrôle positif à l'issue du 100 mètres des Jeux olympiques de Séoul en 1988 : « Je prenais des stéroïdes comme tous les autres qui étaient au départ avec moi ce jour-là. Nous nous sommes battus à armes égales, il n'y a pas eu de tricherie. Un tricheur contourne les règles pour gagner, ce n'est pas ce que j'ai fait, j'ai suivi les mêmes règles que les autres. Ceux qui m'ont traité en paria sont des hypocrites[1]. »

C'est Jiri Dvorak, le grand manitou au Centre d'évaluation et de recherche médicales de la FIFA, qui rappelle que « pratiquement tous les joueurs (92 %) se disaient prêts à commettre des fautes intentionnelles ou "professionnelles", si cela apparaissait nécessaire au vu du score ou de l'importance du match[2] ».

Au début de l'année 1995, Mme Michèle Alliot-Marie, alors ministre de la Jeunesse et des Sports, déclarait la guerre à la tricherie. En s'adressant aux responsables du sport français lors de la traditionnelle cérémonie des vœux de son ministère, elle affirmait : « Ne demandons pas à des jeunes de se comporter mieux que certains dirigeants ou certains commentateurs. » À cette occasion, elle voulait

1. *L'Équipe*, 22 juillet 1996.
2. *Le Monde*, 2 juin 2002.

mettre en place un « comité de l'esprit sportif » et un code de déontologie du sport destiné à lutter « contre les nouvelles formes de déviance qui affectent la pratique sportive contemporaine[1] ». Pour Mme Alliot-Marie, une telle opération « contre la tricherie et l'élégance du geste » devait s'inscrire dans la durée. Or, on attend toujours, et notamment que les commentateurs télévisés adoptent un langage moins pervers en supprimant de leur vocabulaire des expressions telles que « il a du métier », pour signifier que tel joueur est truqueur mais qu'il le fait bien, ou « saine agressivité », pour évoquer l'attitude d'un joueur rugueux et à la limite de la violence.

Ainsi, tout concourt à ce que la mauvaise éducation se perpétue à grande échelle. De même, la plupart des entraîneurs sont des anciens sportifs, qui connaissent tous les « trucs » ou qui ont déjà goûté aux fruits défendus. Parmi les entraîneurs nationaux d'une fédération hexagonale, figurent trois ex-pris au contrôle antidopage dont l'un, circonstance aggravante, pour fraude caractérisée. Gilles Delion, l'un des rares coureurs propres du peloton, a bien expliqué que l'existence du dopage pour un jeune démarre très tôt : « Quand j'ai débuté parce que mon père avait fondé un club de cyclotourisme et m'en avait donné le goût, on m'en parlait déjà. À quinze ans, je savais que certains amateurs n'étaient pas à l'eau claire[2]. »

À chaque nouveauté réglementaire ou avancée antidopage, un seul mot d'ordre anime les sportifs et

1. *Le Monde*, 11 janvier 1995.
2. *Vélo Sprint 2000*, n° 253, avril 1990, p. 56.

leur entourage : ne surtout pas accepter la nouvelle directive mais en trouver, au plus vite, la parade et pouvoir ainsi la contourner. Croire un seul instant que le footballeur fait une différence entre la triche classique (main, tirage de maillot, simulation, violence verbale, etc.) et la fraude biologique (dopage) pousse à s'interroger sur l'état mental des adeptes de cette distinction étanche. De même, il est illusoire d'imaginer un seul instant que le ballon rond ne recrute exclusivement que des religieux, alors que d'autres sports reconnus comme étant contaminés à grande échelle par les drogues de la performance, tels le cyclisme, l'haltérophilie et l'athlétisme, seraient composés de canailles, menteurs et tricheurs. Difficile de gober un tel discours, sauf dans les écoles maternelles.

Répétons-le, la triche sportive sous toutes ses formes est inhérente à la compétition. Afin de limiter cette dérive, il faut contraindre tous les acteurs – dirigeants, sportifs, officiels, éducateurs et journalistes – à respecter les règles et pour cela s'en donner les moyens. En cas de transgression, les sanctions doivent suivre, sans « magouille » supplémentaire. Peut-être faut-il envisager en toutes circonstances des commissions de discipline totalement indépendantes, sur le modèle du Tribunal arbitral du sport (TAS). Pour ce qui concerne la lutte antidopage, et après plus de quarante ans d'échecs, il nous paraît indispensable de retirer aux fédérations le pouvoir à la fois d'organiser les contrôles et de sanctionner. Afin d'illustrer cette incompatibilité consanguine, imaginons un P-DG également délégué syndical de son personnel ! Tout le monde s'accordera pour affirmer qu'une telle cohabitation est vouée à l'échec. En revanche, les organismes dirigeants, tels que la FIFA, l'Union des associations européennes de football (UEFA) et la Fédération française de football (FFF), devraient concentrer tous leurs efforts sur l'éducation et la prévention. Or, à ce jour, c'est loin d'être la priorité.

1
L'omerta

Le milieu du football, unanime, affirme que le dopage ne sert à rien…

L'ensemble des acteurs du ballon rond nient farouchement la présence de pilules et autres poches de sang dans les enceintes des stades, sous le prétexte qu'aucun produit ne peut améliorer à la fois l'endurance, la résistance, la *vista* et la lecture du jeu. Et, pourtant, les témoins à charge et les contrôles positifs s'accumulent. Dans le numéro de mars 2004 de *FIFA Magazine*, revue luxueuse à la gloire de l'organisme mondial du football et de son président Sepp Blatter (onze photos pour 82 pages !), ce dernier nous ressort sa sempiternelle tirade sur l'inefficacité des dopants : « Ils se trompent sur toute la ligne. Il n'existe aucun produit capable de faire d'un mauvais joueur de football un bon joueur, ou d'un bon joueur un excellent joueur [1]. »

1. *FIFA Magazine*, n° 3, mars 2004, p. 3.

Au royaume de la langue de plomb

Il poursuit en nous détaillant la raison qui, pour lui, semble aveuglante : « Le dopage n'est pratiquement pas efficace dans le football parce que, contrairement à d'autres disciplines, plusieurs qualités et facteurs entrent en jeu simultanément, notamment la puissance, l'endurance, la rapidité, l'agilité, le sens du jeu et de la tactique[1]. » Le professeur Jiri Dvorak, officier médical en chef de la FIFA, confirme cet état de fait dans la grande interview qui lui est consacrée dans ce même numéro de *FIFA Magazine*.

Visiblement, le grand maître a trouvé un médecin en or pour lui apporter la caution scientifique indispensable à une explication, que même des poussins auraient du mal à gober. Que dit ce bon docteur Jiri Dvorak, neurologue exerçant en Suisse, mais d'origine tchèque, et médecin-chef officiel de la FIFA ? « Nous, les experts, n'avons pas d'éléments en main indiquant un dopage systématique dans le football, parce qu'il n'existe aucun médicament et aucune drogue susceptible d'améliorer radicalement la performance d'un joueur. Aucune pilule ne fera d'un joueur médiocre un excellent joueur de football. » Comme tous ceux qui défendent la pertinence de leur action, Dvorak s'appuie sur le faible nombre de cas positifs pour affirmer que le dopage est très peu répandu et qu'il maîtrise le problème : « Rien ne prouve un recours systématique aux produits dopants. Chaque année, entre 25 000 et 28 000 contrôles de dopage sont réali-

1. *Ibidem*.

sés au niveau planétaire sur des joueuses et des joueurs de football et il n'existe que quelques infractions. Je dirais entre 15 et 25 cas positifs de dopage par an. C'est très peu[1]. »

Dopage à la carte

Déjà, les Blatter et Dvorak devraient se mettre d'accord avec un expert reconnu de la question, le physiologiste François Ruff : « Le dopage n'épargne aucun sport en principe. Qu'il soit d'adresse ou non, qu'il soit ou non de durée variable. Car on peut prendre un dopage à la carte, par doses successives et en mélangeant les produits suivant les effets qu'on en attend[2]. »

En synthétisant, les principaux arguments des promoteurs du football propre tiennent en trois concepts. D'une part, cette discipline exigerait une importante sagacité, selon l'ancien Girondin Jean Tirana : « S'il [le dopage] existe, il faudrait qu'on m'explique ce qu'il apporte comme avantage pour nous footballeurs où la lucidité est indispensable d'un bout à l'autre du match et un atout trop important pour s'en priver volontairement[3]. » D'autre part, selon le quotidien *L'Équipe*, jouer au football nécessiterait beaucoup d'adresse, laquelle ne saurait être

1. J. Dvorak, « Le dopage ne sert à rien dans le football » (propos recueillis par Andreas Werz), *FIFA Magazine*, n° 3, mars 2004, pp. 16-19.
2. *Le Figaro*, 1er septembre 1980.
3. J. Tigana, *Football* (propos recueillis par Daniel Pegois), Paris, Hatier-Rageot, 1986, p. 108.

optimisée par le dopage : « Les effets des dopants sont peut-être spectaculaires dans certains sports ; ils le sont moins dans les sports comme le football, où l'adresse joue un rôle important [1]. » Enfin, le caractère collectif du jeu limiterait de lui-même le recours aux dopants, selon l'ancien gardien de but international Joël Bats : « Ce n'est pas un sport individuel et je vois mal les avantages qu'un joueur dopé pourrait obtenir dans un sport aussi collectif que le football. D'ailleurs, pour un cas positif (...), combien de verdicts négatifs [2] ! » Toutes ces explications constituent le refrain habituel des sports « propres », dont la spécificité technique ou tactique est prétendue incompatible avec le recours aux produits dopants.

Oui, mais...

Y souscrire serait faire preuve d'une ignorance profonde des avantages potentiellement conférés par les substances dopantes.

Reprenons donc chacun des arguments évoqués ci-dessus pour mieux les démonter.

« LA LUCIDITÉ NE PEUT ÊTRE AMÉLIORÉE PAR LE DOPAGE »

Si on définit le joueur lucide comme étant en pleine possession de ses moyens de compréhension, nombreux sont les facteurs susceptibles de les altérer. Citons le stress, l'anxiété, la démotivation ou tout simplement la douleur physique. Or, plusieurs caté-

---

1. *L'Équipe*, 8 septembre 1973.
2. J. Bats, *Football* (propos recueillis par Olivier Margot), Paris, Hatier-Rageot, 1985, p. 95.

gories de dopants permettent de réduire, voire de supprimer ces éléments négatifs : tranquillisants, euphorisants, psychostimulants, antalgiques ou stupéfiants. C'est d'ailleurs ce que reconnaissent sans ambages les utilisateurs de ces produits, tel Michel Siracusa : « J'avais par ailleurs remarqué qu'un bon joint avant un match de football favorisait ma concentration et me donnait une efficacité supérieure. Grâce au haschisch, je devenais un sportif redoutable [1]. » Ou encore Stans Bowles, joueur de Queens Park Rangers, qui a révélé « qu'il usait de stimulants et de tranquillisants et que nombre d'autres joueurs professionnels en faisaient autant [2] ».

« LE DOPAGE NE MAJORE PAS L'ADRESSE »

La qualité du geste technique est sans nul doute l'une des composantes de la performance sportive. Le célèbre physiologiste suédois Per-Olof Astrand en ajoutait deux autres : la motivation et la condition physique. Dans ce cadre essentiellement technique, le dopage peut jouer un rôle prépondérant. Par exemple, les amphétamines et les stupéfiants, dont la consommation permet d'éviter la monotonie et la fatigue, liées à la répétition des gestes jusqu'à la perfection. Citons aussi les stéroïdes anabolisants et l'hormone de croissance qui, en favorisant la genèse musculaire, contribuent à enrichir le geste technique en force et/ou vitesse. Ou encore les antalgiques, anesthésiques locaux et autres cortisoniques qui

1. M. Siracusa, *Crochet au cœur*, Paris, La Table Ronde, 1984, p. 151.
2. *Miroir du football*, n° 51, février 1964, pp. 21-22.

offrent la possibilité de s'affranchir de la douleur et de travailler plus longtemps, ou de reprendre l'entraînement plus tôt après une blessure.

D'ailleurs, certains sports dits « de précision » ne s'y sont pas trompés. Et le dopage connaît un franc succès dans des sports d'équipe (baseball, basketball) ou individuels (biathlon, golf, saut à ski, tir…).

« LE DOPAGE N'APPORTE RIEN AUX JEUX COLLECTIFS »

Comme l'explique très bien Pierre Poty, l'ancien médecin de l'AS Saint-Étienne, à propos du joueur de football et des stimulants : « Sur le plan nerveux s'il prend des excitants, il sera meilleur, il sera plus vigilant, plus intelligent, plus déterminé, plus confiant en ses moyens. Et s'ils sont douze à prendre des excitants, eh bien, ils bénéficieront tous de la même amélioration [1]. »

Ce raisonnement de « préparation collective » est d'ailleurs appliqué par de nombreuses formations : l'équipe de football ouest-allemande, vainqueur de la Coupe du monde 1954, à Berne, grâce à des injections de glucose [2] ; l'équipe de France, quelques heures avant sa rencontre avec l'Allemagne en 1973, dopée au « café très fort [3] » ; l'équipe italienne, vainqueur de la Coupe du monde 1982, préparée à grand renfort de carnitine [4] ;

1. *France Foot 2*, n° 45, 2 février 1979, p. 8.
2. M. Clare, « Attention au doping… il fait des vieillards avant l'âge ! », *Sport et Vie*, n° 31, décembre 1958, pp. 68-71.
3. J.-P. Séréni, *Le Sport à nu*, Paris, Calmann-Lévy, 1975, pp. 159-160.
4. J.-P. de Mondenard., « La carnitine, un nouveau "doping" ? », *Panorama du médecin*, n° 1555, 17 décembre 1982, p. 5.

l'équipe allemande, finaliste de la Coupe du monde 1986, qui est, selon l'expression du goal germanique Toni Schumacher, « assaillie de piqûres par le professeur Heinz Liesen qui en injecta lui-même quelque trois mille [NDLA : parmi elles, figurait le sang de veau déprotéiné ou Actovegin®] pendant les six semaines de présence au Mexique[1] », sans oublier la Juventus Turin, entre 1994 et 1998, accro aux manipulations sanguines ; ou encore l'équipe hollandaise lors de la Coupe du monde 1998, en France, qui avait dans ses bagages – entre autres – de la trinitrine (stimulant du cœur) et de la nandrolone (stéroïde anabolisant[2]), etc.

Les autres contraintes physiologiques du football

En cours de jeu, le footballeur parcourt en moyenne entre dix et douze kilomètres, dont deux trois kilomètres en sprint, quatre huit à rythme moyen et un deux kilomètres en marchant. L'endurance est donc l'une des qualités importantes du joueur ; en trois décennies, sa consommation maximale d'oxygène, le célèbre VO_2 max – c'est-à-dire la puissance du moteur –, a progressé en moyenne de 20 %. Elle est aujourd'hui proche de 70 ml/min/kg. Par comparaison, les champions cyclistes non dopés dépassent les 80 et Greg LeMond a atteint le chiffre record de 93.

1. H. Schumacher, « Sexe et doping », *Coup de sifflet*, Paris, Michel Lafon-Carrère, 1987, p. 135.
2. É. Maitrot, *Les Scandales du sport contaminé*, Paris, Flammarion, 2003, pp. 219-257.

Toutefois certaines actions, en fonction du poste, comme les changements de direction, les blocages de ballons, les sauts, etc. nécessitent également force et vitesse. Ces différents déplacements contribuent à augmenter notablement la lactatémie (acide lactique sanguin), qui peut atteindre 9 mmol/l, traduisant l'intensité maximale des accélérations exigées.

Au sujet du physique et de l'énergie musculaire, il faudrait que les tenants de l'incompatibilité foot-dopage nous expliquent pourquoi dans les autres sports d'équipe tels que baseball, basketball, football américain, handball, hockey sur glace, rugby, etc., on booste, à l'aide de drogues de la performance, l'endurance, la résistance, la détente verticale, la puissance, le tout pour être meilleur.

Dès 1922, les experts du ballon rond attribuent une part prépondérante au physique dans la qualité du jeu d'un footballeur. Lucien Gamblin – dix-sept fois international dont dix en tant que capitaine du Onze tricolore entre 1911 et 1923, devenu ensuite journaliste à *L'Auto*, *France Football*, *France-Soir*, etc., et auteur de plusieurs ouvrages et articles de référence sur la tactique et les qualités physiques nécessaires pour réussir dans ce sport – l'explique dans un texte sur la « forme » en football : « Le joueur qui arrive sur le terrain sans posséder un bon souffle ne fera jamais qu'un mauvais match. Combien ai-je vu de joueurs possédant de grandes qualités et ne faisant jamais de parties transcendantes, uniquement parce que leur souffle était insuffisant [1] ! »

---

1. L. Gamblin, « La “forme” en football association », *Très Sport*, n° 6, 1er octobre 1922, pp. 13-14.

Une dizaine d'années plus tard, en 1934, Percy Smith, le grand manager de Tottenham Hotspur, avait démontré que les qualités physiques et, notamment, la vitesse de course, jouaient un rôle déterminant dans les performances de son club : « La vitesse est le grand atout que nous possédons maintenant. La vitesse présuppose avant tout la force physique et le bien-être corporel, en un mot, la jeunesse. Nous l'avons. Mais ce n'est pas tout. Il ne suffit pas d'avoir la vitesse : il faut la garder. Le ballon doit être utilisé le plus complètement possible, c'est-à-dire que le "laisser-courir" du ballon représente le principe essentiel de cette vitesse constamment soutenue. Pour obtenir ce résultat, nous avons institué un entraînement spécial, qui consiste principalement en un travail de sprinters avec souliers à pointes. Les joueurs prennent départ sur départ. Nous insistons sur le style du coureur de vitesse, afin d'en arriver au point où la plus grande rapidité est obtenue avec un minimum de dépense d'énergie [1]. »

Au haut niveau, les qualités athlétiques font la différence

Autre commentaire d'expert reconnu, celui de l'ancien international Dominique Rocheteau qui, dans *Le Guide du football*, cosigné par Denis Chaumier – rédacteur en chef de *France Football* –,

1. Le Speaker, « Au jour le jour en marge des grandes épreuves sportives : atout vitesse », *Le Miroir des sports*, n° 758, 10 avril 1934, p. 238.

détaille les dix « caractéristiques des joueurs de très, très haut niveau ». En troisième position, figurent « des joueurs disposant d'énormes qualités athlétiques (vitesse explosive, endurance-puissance[1]) ».

Face à la suspicion de dopage dans le sport le plus populaire de la planète, la loi du milieu est d'invoquer des raisons spécifiques – tactiques, techniques, mentales, psychologiques – pour démontrer que dopage et réussite sur le terrain sont incompatibles, voire néfastes, pour la qualité du jeu. On peut alors se demander pourquoi, dans les autres sports d'équipes, ce pseudo-argument n'est jamais mis en avant.

Jacques Thibert, ancienne figure emblématique de la presse sportive et directeur de *France Football*, a bien montré que cette excuse était peu crédible : « Il faudrait être autruche pour affirmer que le dopage n'a jamais existé ou n'existe pas en football. Nous avons des exemples précis et même, sur un carnet de notes remontant à quelques années, les noms de six héros de la Coupe d'Europe qui, pour réaliser leur exploit, avaient ingurgité autre chose qu'un biberon de lait. Ce soir-là, les dopés en question ne défaillaient sur aucun des plans, athlétique, tactique et technique. Le produit était "bon[2]". »

Même si le physique ne fait pas tout, il peut être efficacement amélioré par le dopage, comme dans les sports individuels. Lorsqu'on parle de la réussite d'un champion, quelle que soit sa spécialité, on met

1. D. Chaumier et D. Rocheteau., *Le Guide du football 2002*, Paris, Éditions de La Lucarne, 2001, p. 1170.
2. *France Football*, 10 janvier 1989.

en avant le couple indissociable « la tête et les jambes ». De même, chez un joueur de ballon, les qualités physiques doivent être au diapason du talent footbalistique. Même ce dernier doit être travaillé sans relâche. C'est l'Ange vert, Dominique Rocheteau, qui l'argumente : « J'utilise les armes que je maîtrise le mieux, voilà tout. Le dribble en est une. Je l'ai forgé depuis des années, grâce à ces parties disputées pendant l'enfance et l'adolescence. Ce n'est pas un don du ciel. C'est le résultat d'un travail acharné. La somme de centaines et de centaines d'heures passées à répéter les mêmes gestes. Sans jamais se lasser[1]. »

Rappelons que le dopage autorise également et efficacement l'accroissement des charges de travail pendant l'entraînement. Aujourd'hui, la répétition des matchs à haut niveau, avec les préparations physiques que cela impose, booste la consommation de dopants. Sur le fait que le physique n'est pas anecdotique dans la performance du joueur de ballon au pied, voici quelques avis pertinents d'hommes de terrain.

L'ancien ailier des Verts Dominique Rocheteau rappelle dans son autobiographie qu'« à Saint-Étienne, on ne plaisante pas avec la préparation physique. Aux yeux de Robert Herbin, l'entraîneur des Verts, elle constitue l'une des conditions essentielles à une performance de qualité le jour du match. Depuis qu'il a remplacé Albert Batteux au poste d'entraîneur, au début de la saison, il a toujours

1. D. Rocheteau, *On m'appelait l'Ange vert*, Paris, Le Cherche Midi, 2005, p. 66.

insisté sur la résistance et l'endurance. Si un joueur rentre aux vestiaires sans se sentir fatigué, c'est qu'il ne s'est pas donné à fond[1]. »

L'ancien sélectionneur de l'équipe de France Michel Hidalgo confirme : « Aujourd'hui, on peut savoir très vite et très tôt si le garçon de seize dix-sept ans, enrôlé dans un centre de formation est taillé pour faire un footballeur pro, s'il possède la mentalité nécessaire, l'ambition et la volonté de réussir, l'organisme susceptible de résister à un travail intensif. Seuls ceux qui ont ce que j'appellerais une "grosse cylindrée" pourront tenir le coup ! (...). Les progrès dans le domaine athlétique (c'est-à-dire en vitesse, en puissance et en détente) ont été considérables. Les balles sont disputées avec plus d'acharnement parce que le marquage est plus sévère et les luttes pour la possession du ballon plus intenses. Les duels sont plus nombreux. La vitesse est de plus en plus prédominante. Elle est une qualité primordiale, la qualité de base. Le rythme, ou plutôt le changement de rythme, est plus constant qu'avant[2]. »

Mais c'est Diego Maradona qui en parle le mieux : « J'arrivais à Barcelone. Barcelone ! Un sacré club, le meilleur du monde, plus encore que la Juventus Turin. Seulement, je ne connaissais pas la mentalité catalane (...) je passais d'un football au cours normal à quelque chose de totalement différent. Je ne parvenais pas à saisir le truc ; lors des entraînements, je prenais même des coups de pied à hauteur de la

1. *Idem*, pp. 49-50.
2. M. Hidalgo, *Football en liberté* (avec la collaboration de Jean-Philippe Rethacker), Paris, Ramsay, 1978, pp. 58, 59, 63 et 80.

bouche ! Ce n'était plus du foot. Les meilleurs joueurs espagnols jouaient au Barça. Je ne veux pas me mettre à dos mes équipiers d'alors, mais j'ai mal vécu ce changement brutal qui me faisait passer d'un football technique à un autre terriblement physique : ils ne faisaient que courir et courir, et moi, je ne pouvais pas suivre. Ainsi, selon le test de Cooper [test pour lequel il faut couvrir la plus grande distance possible en 12 minutes], je culminais à 2 700 [mètres] tandis que les autres montaient à 5 000, voire 6 000. Avant même de jouer au ballon, ils étaient coureurs de fond, comme Victor et Periko Alonso (...). Le problème était simple : soit je prenais leur foulée, soit j'abandonnais. Alors, j'ai pris du coffre, privilégiant mon développement physique tout en délaissant quelque peu mes qualités gestuelles. À partir de ce moment, mes partenaires m'ont écouté : c'est moi qui imprimais le rythme. Je leur transmettais ma technique mais sans les départir de leur puissance de feu [1]. »

En 2002, l'ancien médecin des Bleus, le docteur Jean-Marcel Ferret, en exercice de 1993 à 2004, apporte également un éclairage intéressant dans une interview :

« Depuis vingt-cinq ans, la physionomie des joueurs a-t-elle évolué ?

– Au niveau biométrique, c'est-à-dire le rapport taille/poids, c'est le jour et la nuit. En 1976, lorsque j'ai commencé à Lyon, la moyenne était de 1,77 m pour 72 kg. Vingt-deux ans plus tard, le groupe des

1. D. Maradona, *Moi, Diego*, Paris, Calmann-Lévy, 2001, p. 73.

champions du monde était à 1,83 m pour 81 kg. Et je ne vous parle pas du rapport poids/puissance ! Les Djibril Cissé, Thierry Henry ou Nicolas Anelka sont grands mais, surtout, ils vont vite.

– Côté physiologie, y a-t-il eu aussi transformation ?

– Oui. Un joueur aujourd'hui est capable de fournir 20 % d'effort en plus. Dans les années quatre-vingt, un athlète moyen avait une capacité respiratoire de 52 ml d'oxygène par minute et par kilo. Elle est de 62 aujourd'hui. Les gars sont capables de beaucoup plus d'efforts et, surtout, de manière beaucoup plus répétée[1]. »

Le bonnet d'âne pour la FIFA

Pour en revenir à l'inefficacité supposée du dopage dans le foot, on retrouve dans le camp de la désinformation l'inévitable Suisse Sepp Blatter, le sulfureux patron de la FIFA[2], qui, benoîtement, nous affirme qu'il n'y a « pas d'EPO[3] dans le football ». Or, chacun sait que ce monsieur, sûrement en raison de ses études très poussées en droit, en commerce et en économie, a la science infuse pour donner son avis « autorisé » sur… des questions de physiologie, de biologie et de médecine ! On croit rêver !

1. *Télé 7 Jours*, 14 septembre 2002.
2. Voir à ce sujet le livre d'Andrew Jennings, *Carton rouge*, Paris, Presses de la Cité, 2006.
3. En accroissant la teneur sanguine en oxygène, l'érythropoïétine (EPO) synthétique améliore l'endurance et la vitesse.

C'est dans un entretien au journal dominical allemand *Welt am Sonntag* que le président affirme : « Je ne crois pas qu'il y ait de l'EPO dans le football. Aux Jeux olympiques d'Athènes, il y a eu vingt-quatre cas de dopage [NDLA : en réalité vingt-six], tous dans des sports individuels. Aucun dans des sports collectifs [1]. » Apparemment, le grand chef de la FIFA ignore que le baseball est un sport d'équipe (deux cas positifs). Le *big boss* du football mondial répondait à une question concernant les propos d'Arsène Wenger, le manager d'Arsenal (première division anglaise), selon lesquels certains joueurs étrangers présentaient des symptômes de l'utilisation d'EPO lorsqu'ils ont rejoint son club.

« Arsène Wenger a parlé de joueurs qui présentaient un hématocrite frappant, explique M. Blatter. Concernant la cause, ce ne sont que des spéculations, il n'avait aucune preuve. Dans ce cas, nous ne pouvons intervenir. Dès que nous aurons des indices concrets, nous pourrons ordonner à nos deux cents responsables antidopage de faire une enquête. Nous faisons 25 000 contrôles antidopage par an. Depuis le Mondial 2002, nous faisons également des tests sanguins, aussi pour chercher l'EPO, bien avant que cela ne soit fait aux Jeux olympiques. »

Décidément, Blatter a la mémoire courte : les contrôles directs sang et urines anti-érythropoïétine (EPO) ont été initiés aux Jeux olympiques de Sydney, en 2000 : même s'ils n'ont pas été très performants, la peur du gendarme a joué un certain rôle et

1. S. Blatter, *Welt am Sonntag*, 7 novembre 2004.

a probablement enrayé la consommation d'EPO, trois jours avant l'arrivée sur le site olympique de la majorité des adeptes de ce dopant. Mais, comme les experts l'ont démontré, ce type de préparation maintenant ses effets, au-delà de la dernière piqûre, de dix à quinze jours, voire plus, cela ne risque pas de trop contrarier les tricheurs... D'autre part, lorsqu'on sait comment ont été organisés les contrôles anti-EPO du Mondial 2002, on ne s'étonne pas qu'aucun cas positif ne fut décelé. Ajoutons que le procès de la Juve a bien démontré – expertises de scientifiques indépendantes à l'appui – que l'EPO était la seule explication sérieuse aux fluctuations hors normes des hématocrites des *Bianconeri* les plus huppés du Calcio.

Depuis la Coupe 1966, en Angleterre – date du premier contrôle antidopage lors d'une Coupe du monde de football –, la FIFA a réalisé 2 854 tests pour seulement trois cas positifs, soit un taux de 0,11 % [1] ! Ce résultat, extrêmement faible, ne signifie pas qu'il n'y a pas de dopage en football, mais que les « voleurs » ont plusieurs longueurs d'avance sur les gendarmes. Comparé aux trois autres grandes manifestations sportives internationales (Jeux olympiques, Tour de France, Mondial d'athlétisme), la FIFA avec sa Coupe du monde arrive bonne dernière pour le dérisoire des résultats de ses tests antidopage. Au lieu de se féliciter de l'absence de cas positif, la Fédération internationale du sport le plus pratiqué au monde devrait « mettre le paquet » afin de comprendre comment elle se fait berner en continu

1. Voir tableau ci-dessous, p. 38.

depuis quatre décennies et ainsi imaginer des moyens adaptés et performants permettant la traque des tricheurs. Vu que depuis quarante ans le discours d'autosatisfaction des édiles du ballon rond n'a pas changé, on peut craindre que le système actuel ne perdure encore longtemps.

Au train où vont les choses en football, on va bientôt apprendre de la bouche du président en place, depuis 1998, que tirer le maillot d'un adversaire aux abords des dix-huit mètres, simuler une faute dans la surface de réparation, ceinturer un attaquant devant le but lors d'un corner (Didier Drogba peut en témoigner, lui qui s'est fait immobiliser trois fois lors du huitième de finale de la Ligue des Champions Inter Milan-Chelsea le 24 février 2010 sans que l'arbitre ne siffle la moindre faute), insulter un joueur de l'autre camp sur sa famille (Zinedine Zidane en sait quelque chose, surtout depuis la finale du Mondial 2006 contre l'Italie) ou sur son origine ethnique et se cracher au visage entre joueurs sont des actes qui n'existent pas !

Au total, on peut affirmer qu'un footballeur bien dopé (anabolisants, EPO, transfusion, etc.) courra plus vite, sautera plus haut, tirera plus fort que son adversaire « non préparé ». Bien sûr, une seule pilule ne permet pas de transcender toutes ces qualités mais, on l'a vu lors du procès de la Juventus Turin, les stars du foot consomment de véritables cocktails, qui peuvent s'avérer mortels.

Bilan des contrôles antidopage lors des Coupes du monde de football

Année	Lieu	Nombre de contrôles	Nombre de positifs
1966	Angleterre	128 (3 joueurs/équipe)	0 (3 positifs à l'éphédrine non sanctionnés)
1970	Chili	128	0
1974	Allemagne	128	1 (phénylmétrazine)
1978	Argentine	128	1 (phencamphamine)
1982	Espagne	208 (2 joueurs/équipe)	0
1986	Mexique	208	0 (1 positif blanchi)
1990	Italie	208 (2 joueurs/équipe ; 3 à partir des 8e de finale)	0
1994	États-Unis	208	1 (éphédrine)
1998	France	256 (64 % des joueurs des équipes demi-finalistes ont subi au moins un contrôle)	0
2002	Corée du Sud/ Japon	512 (256 urinaires : 64 matches x 4 joueurs et 256 sanguins)	0
2006	Allemagne	232 (2 joueurs tirés au sort par équipe à l'issue de chacun des 64 matches)	0
2010	Afrique du Sud	512 (effectués entre le 10 avril – hors compétition – et pendant toute la durée du Mondial jusqu'au 11 juillet)	0
TOTAL : **Positifs :**		**2 854** **3, soit 0,11 %**	**3**

2
2010, la Coupe du monde des hypocrites

« Et cette année, le budget [de l'Agence française de lutte contre le dopage (AFLD)] ne prévoit pas non plus de ressources pérennes pour l'agence, alors qu'elle a besoin de moyens supplémentaires, car les produits indétectables sont de plus en plus nombreux et que le dopage est beaucoup plus répandu qu'on le pense. Cette situation me fait croire qu'il n'y a pas une volonté politique de soutien de la lutte antidopage. »

Pierre Bordry, démissionnant de ses fonctions de président de l'AFLD.[1]

En juin dernier, toutes les équipes pouvaient « se soigner » sans se faire gauler.

Bienvenu dans l'arsenal « dope niveau » des substances illicites indécelables que les footballeurs ont pu consommer pendant le Mondial 2010, sans grand risque de se faire épingler. Car le bilan de Sepp Blatter (le président de la FIFA, flanqué de ses deux médecins experts D'Hooghe et Dvorak) est, pour le moins, négatif.

1. *Le Monde*, 29 septembre 2010.

Cinq cent douze tests effectués entre le 10 avril et le 11 juillet 2010[1], jour de la finale, et pas la moindre molécule prohibée – même légère – détectée par les machines high-tech du laboratoire antidopage sud-africain, estampillé FIFA. Devant ce bilan « triple zéro », soit on crie victoire, soit on admet que l'on est… nul !

À votre avis, que va conclure la FIFA ?

Il n'y a pas besoin d'être un scientifique spécialiste du dopage pour connaître les substances indécelables boostant les performances des chasseurs de podiums. Il suffit de suivre l'actualité des contrôles positifs sur une année et de comparer la liste officielle des interdictions avec les produits détectés, lors des contrôles effectués par la Fédération internationale de football. Et l'on constatera avec « surprise » qu'aucun des sportifs, chez lesquels on a recherché la présence d'une vingtaine de substances, n'a jamais été pris en défaut et qu'il est donc

1. Sur son site fifa.com, la Fédération internationale, le 3 août 2010, annonce fièrement : « Aucun contrôle de dopage positif lors de la Coupe du monde. » Elle poursuit en détaillant « le bilan des opérations » : « Au total, 552 échantillons sanguins et urinaires ont été prélevés. Pendant les deux mois avant le début de la Coupe du monde, 256 joueurs ont été contrôlés, tandis que 256 contrôles ont eu lieu durant le tournoi en Afrique du Sud (soit 512). »
Afin de comprendre la différence entre 552 et 512, nous avons sollicité le directeur du bureau médical de la FIFA qui nous a répondu le 9 septembre dernier que « c'était une erreur d'impression ». Mais alors pourquoi le chiffre de 552 figure-t-il sur le site officiel de l'organisme international ? Parallèlement, nous avons adressé une demande d'information sur le règlement antidopage du Mondial 2010 en Afrique du Sud. Pour toute réponse, on nous a adressé neuf lignes de règlement, pas une de plus, soit trois paragraphes de trois lignes chacun… Ainsi, il existe des zones d'ombres à la FIFA.

toujours possible de se doper efficacement sans se faire gauler par la patrouille.

La règle du jeu perdure depuis quarante-cinq ans et peut être résumée ainsi : les sportifs consomment des substances que les laboratoires ne trouvent pas ; les laboratoires d'analyses cherchent des molécules que les sportifs ne prennent pas !

De trop larges mailles au filet

Devant le très faible nombre de cas positifs enregistrés par la FIFA, le responsable de la commission médicale – Jiri Dvorak – dénonce le coût prohibitif et l'inefficacité de la lutte antidopage dans le football. Ce constat, il l'a fait le 21 février dernier, à Sun City, en Afrique du Sud. À cette occasion, il a précisé, concernant les « véritables » produits dopants – notamment les anabolisants –, que l'institution internationale n'avait enregistré que 10 cas sur 33 000 tests, soit un ridicule pourcentage de 0,03 % d'épinglés aux engrais musculaires pour un coût total de 30 millions de dollars (22 millions d'euros). Ce qui revient à dire qu'un seul test se facture 1 000 dollars : « Nous pensons que les contrôles individuels systématiques, pendant et en dehors des compétitions de football, sont réellement inefficaces. Les tests pratiqués à l'aveugle et à n'importe quel moment dans les équipes de l'élite offriraient un effet plus dissuasif », a déclaré M. Dvorak. « Les faits et les chiffres… justifient l'hypothèse selon laquelle il n'y a pas d'évidence scientifique d'un dopage systématique dans le football pour rehausser les performances », a-t-il ajouté.

On ne peut que partager l'analyse du médecin de la FIFA sur le coût abyssal et l'inefficacité des contrôles. Mais notre analyse diverge fondamentalement lorsque le même Dvorak s'appuie sur ces mêmes tests peu performants pour conclure que le football est épargné par le dopage. Il n'y a aucune raison technique, tactique, physique, énergétique, physiologique, morphologique, mentale, psychologique scientifiquement argumentée pour affirmer de façon péremptoire que le dopage soit contre-productif dans le foot.

Afin de crédibiliser son action, la FIFA a proposé que les footballeurs soient seulement contrôlés lorsqu'ils sont avec leurs équipes, et non pendant leur temps libre, comme le stipule l'Agence mondiale antidopage (AMA) dans ses dernières recommandations. Dvorak a ainsi lancé l'idée de tests sanguins et urinaires quatre fois par an, pour identifier les joueurs qui auraient des profils d'utilisateurs d'hormones et de stéroïdes anabolisants.

Le passeport : l'arme absolue ?

Or, on sait, grâce au cyclisme qui l'a déjà expérimenté depuis 2008, que ce genre de passeport biologique aide tout juste à cibler les contrôles sur les plus suspects, mais certainement pas à stopper net la plupart des tricheurs, très bien conseillés au plan médical. Le Tour de l'Avenir cycliste 2009 est un bon exemple de la professionnalisation des dopés.

Rappelons les faits. À l'occasion du passage de l'épreuve en Franche-Comté, deux véhicules aux couleurs de l'équipe ukrainienne sont contrôlés, le 11 septembre, à Saint-Sauveur-lès-Luxeuil (Haute-Saône), par la brigade de surveillance intérieure des douanes de Besançon (Doubs). La présence non justifiée de substances médicamenteuses, de seringues neuves ou souillées de sang et d'autres produits amène les douaniers à prendre une mesure de rétention à l'encontre des conducteurs, seuls à bord. Les investigations entreprises orientent les enquêteurs vers trois coureurs de l'équipe ukrainienne, placés en garde à vue, puis mis en examen sous contrôle judiciaire. Les cyclistes, lors des interrogatoires policiers, avouent la prise d'EPO. Or, les tests antidopage effectués sur les trois hommes se sont tous révélés négatifs. Dans une interview parue dans *L'Humanité*, Pierre Bordry, le président de l'AFLD, révèle la limite des investigations : « Dans les dossiers que ces jeunes coureurs transportaient, nous avons mis la main sur les protocoles très sophistiqués qui permettent de se doper sans être inquiété[1]. » L'explication scientifique de cette carence du contrôle antidopage et du passeport biologique a été révélée récemment dans le *New York Times* : « En 2003, les sportifs se sont mis à associer une nouvelle technique au dopage sanguin », explique Francesca Rossi, directrice de la lutte antidopage à l'Union cycliste internationale (UCI). « Je sais que cette stratégie du dopage par microdoses peut être difficile à repérer[2]. »

1. *L'Humanité*, 10 avril 2010.
2. *New York Times*, 28 mai 2010.

L'EPO en microdoses échappe aux contrôles

Aidés par des médecins du sport, les cyclistes ont découvert que, minutieusement dosée, l'EPO pouvait augmenter leur taux de globules rouges dans le sang sans pour autant être détectable par les tests d'urine. Plutôt que d'utiliser à plein ce facteur de croissance des globules rouges, risquant des effets collatéraux excessifs, les microdoses d'EPO permettent aux sportifs de supporter des charges d'entraînement maximales sans souffrance excessive. Dans le cadre d'une étude réalisée il y a cinq ans, Michael Ashenden[1], un expert en physiologie du sport et conseiller scientifique pour l'UCI, et une équipe de chercheurs de l'université de Montpellier avaient injecté de l'EPO à deux sportifs. Selon Ashenden, il n'avait fallu qu'une semaine environ au laboratoire français pour mettre sur pied un programme d'injection impossible à détecter. Le passeport biologique, introduit par les instances du cyclisme il y a deux ans et demi, a pour ambition de surmonter les problèmes inhérents aux tests conventionnels en faisant analyser régulièrement des échantillons sanguins des sportifs pour y repérer des variations anormales, sur le long terme, pouvant révéler d'éventuelles manipulations.

1. Il a fait partie de l'équipe qui, la veille des Jeux olympiques de Sydney 2000, a mis au point un test sanguin indirect permettant de détecter l'EPO et, l'année suivante, il créait un groupe international de recherche baptisé Science and Industry Against Blood-doping (SIAB).

Michel Ashenden et les chercheurs français viennent de renouveler les expériences qu'ils avaient menées il y a cinq ans. Relativement surpris, ils ont découvert que l'organisme des sujets s'était adapté d'une façon telle que les microdoses échappent désormais aux mesures du passeport biologique. Pour diverses raisons techniques, les tests pratiqués dans le cadre de ce système antidopage ne mesurent que la concentration des globules rouges et de l'hémoglobine dans le sang et non la quantité réelle. Or, la technique du dopage par microdoses semble aussi accroître très sensiblement le volume de liquide sanguin des sujets. Ainsi, avec cette technique de microdoses nécessaires et suffisantes, le nombre total de globules rouges (corps entier) augmente alors que le chiffre de l'hématocrite reste constant ! Autant dire un must pour tout footballeur qui voudrait se doper !

Pire ! le docteur Michel D'Hooghe, lui-même, président de la Commission médico-sportive de la FIFA, ainsi que de la Fédération belge de football, se déclare persuadé que « certains avaient eu recours à l'ÉPO durant la Coupe du monde de football 1998 [1] ». « Les contrôles effectués durant la Coupe du monde ont tous été négatifs en ce qui concerne l'utilisation de stéroïdes anabolisants. Mais rien ne dit que certains joueurs n'ont pas eu recours à des produits que ces contrôles ne pouvaient pas déceler, comme l'ÉPO [2]. »

1. *De Morgen* (journal belge néerlandophone), 4 février 1999.
2. *Le Dauphiné Libéré*, 5 février 1999.

Mais pourquoi alors le même homme nie-t-il tout dopage lors de la Coupe du monde 2010 ? Retrouvera-t-il sa « lucidité » dans quelques années ?

La moyenne altitude décuple les effets de l'EPO

Il est donc fortement probable que pendant le Mondial 2010, l'EPO a fait le bonheur des footballeurs, d'autant que son efficacité s'emballe entre 1 000 et 1 800 mètres, niveau où se sont joués de nombreux matchs, notamment les demi-finales et la finale à Johannesburg (1 750 mètres). Cette particularité a été révélée par Paul Robach, responsable du pôle de recherche biomédicale à l'École nationale de ski et d'alpinisme de Chamonix : « On a réalisé, en 2008, une étude montrant que le dopage à l'EPO décuple ses effets en moyenne altitude. L'organisme a encore la capacité d'utiliser le plein potentiel de ses globules rouges, ce qui n'est plus le cas en haute altitude, et ce paramètre est plus décisif qu'en plaine [1]. »

En clair, le dopage classique à l'EPO booste la multiplication des globules rouges et majore ainsi l'hématocrite – rapport entre le volume des globules rouges et le liquide sanguin – qui, lorsqu'il dépasse le chiffre habituel enregistré sur le passeport, devient suspect, alors qu'avec les microdoses, les deux paramètres du rapport – globules rouges et volume

1. Agence France-Presse, 12 mai 2010.

sanguin – sont parallèlement amplifiés sans que l'hématocrite ou le taux d'hémoglobine ne soient modifiés.

Au final, les tests sont inopérants pour confondre les tricheurs. Pourquoi les cyclistes auraient-ils trouvé la parade aux contrôles et au passeport, et pas les footeux ? Poser la question, c'est y répondre…

Mondial 2010 : check-list des substances prohibées indécelables

Voici les substances illicites que, selon moi, les footballeurs ont pu consommer pendant le Mondial 2010, sans risquer un contrôle positif ; tout en sachant que le congélateur peut quand même *a posteriori* en faire tomber un petit nombre. Car il est possible pour les laboratoires antidopage, avec les progrès des techniques d'analyses, de contrôler légalement les urines rétroactivement, huit ans en arrière. Petit bémol : compte tenu des dégradations probables des molécules au fil du temps, il faut s'attendre à des débats scientifiques animés et arbitrés par des cohortes d'avocats si un tel cas se présentait.

En réalité, en fonction de l'absence ou de la mise en place d'un soutien biologique, il y a quatre catégories de footballeurs présents au Mondial sud-africain, à mon sens :

1. Propres (à l'eau claire) : les moins nombreux.
2. AUT (Autorisation d'usage à des fins thérapeutiques) : corticoïdes, bêtastimulants, etc.

3. Borderlines (dopants authentiques non prohibés : Actovegin®, caféine, Neoton®, noréphédrine, Viagra®).
4. Manipulations sanguines indécelables (EPO génériques et transfusions sanguines autologues – avec son propre sang) : les plus nombreux.

Malgré cette impéritie chronique, la presse nous apprend en 2009 que l'Agence française de lutte contre le dopage (AFLD), adepte de la méthode Coué, prétend « qu'il y a de quoi être optimiste [1] ». Problème, depuis que Pierre Bordry a démissionné de la présidence de l'AFLD, fin septembre 2010, son discours a pris un virage à cent quatre-vingt degrés ! Son optimisme s'est transformé subitement en un pessimisme sans langue de bois...

Voici, dans les tableaux suivants, une liste des substances prohibées et indécelables, susceptibles d'avoir été consommées par les joueurs lors de la Coupe du monde 2010, d'après moi.

1. www.lemonde.fr, 24 juin 2009.

1 – SUBSTANCES PROHIBÉES INDÉCELABLES

ACTH (Synacthène®)	• Corticotrophine de synthèse (tetracosactide). • Sécrétagogue : stimule la glande surrénale (glucocorticoïde + androgènes). • Consommé par les sportifs depuis 1968. • Prohibé par le CIO depuis avril 1989. • À ce jour (octobre 2010) : zéro contrôlé positif.
Aicar	• ou 5-amino-4-imidazolecarboxamide ribonucléoside appelé aussi acadésine : connu depuis 1956 comme cardioprotecteur. • Indications sportives : améliorer de façon significative les capacités d'endurance et maintenir une vitesse élevée plus longtemps en facilitant la consommation des graisses. • Substance administrée par voie orale et agissant au niveau musculaire. • Intervient en amont de PPAR delta, un gène clé dans le contrôle du métabolisme aérobie du muscle. • Aicar est commercialisé aux États-Unis mais n'est pas approuvé par la Food and Drug Administration, organisme régulant la commercialisation des médicaments sur le territoire américain. • À ce jour (octobre 2010) : zéro contrôlé positif.
DHEA	• La déhydroépiandrostérone ou DHEA est une hormone surrénalienne sécrétée par la glande surrénale et le cerveau qui booste la sécrétion d'IGF1, un facteur de croissance, notamment musculaire, relayant l'action de l'hormone de croissance. • Indications sportives : améliorer le niveau d'énergie et de vitalité ; accroître la résistance au stress de la compétition ; stimuler le système immunitaire pour renforcer la résistance aux maladies. • Prohibée en compétition sportive depuis 1997. • Premiers contrôles positifs en 2008 chez des footballeurs, rugbymen, cyclistes et athlètes. « Mercredi 18 mars 2009, l'Agence française de lutte contre le dopage (AFLD) a annoncé que sur 138 échantillons de cheveux prélevés en 2008, sur des sportifs professionnels issus du football, du rugby, de l'athlétisme et du cyclisme, 16,5 % ont révélé la présence de DHEA, un taux qui monte à 21.8 % chez les footballeurs. » (*Le Monde*, 21 mars 2009.) Selon Michel Rieu, le conseiller scientifique de l'Agence, la prise de DHEA, en cachet, se fait une fois le contrôle antidopage passé car elle n'est plus détectable dans l'urine au bout de six heures. • À ce jour (octobre 2010), dans le cadre d'un contrôle urinaire ou sanguin classique, aucun cas positif n'a été sanctionné par la FIFA.
Dynepo® (époïétine delta)	• Indications sportives : le Dynepo (une EPO produite à partir de cellules humaines) augmente le nombre de globules rouges et la diffusion d'oxygène au niveau musculaire. • Utilisé par les sportifs depuis 1997. • Prohibé par le CIO, comme toutes les EPO depuis sa « disponibilité » en 1997.

	• À ce jour (octobre 2010) : un seul cas positif répertorié en 2008. Selon la presse, le cycliste danois Michaël Rasmussen aurait été pris par la patrouille lors du Tour de France 2008. Cela n'a pas été confirmé officiellement car, curieusement, sur le front de la lutte antidopage, depuis deux ans, rien n'a été signalé sur la présence frauduleuse de cette EPO.
EPO (modulateurs)	• Stimulent l'organisme pour qu'au niveau du rein ce dernier augmente sa production d'EPO ou qu'au niveau de la moelle osseuse, il booste le BFU-E (Burst Forming Unit-Erythroid), précurseur des érythroblastes qui deviendront ensuite des réticulocytes puis des globules rouges. • Se prend par voie orale. • Commercialisés en Californie. • À ce jour (octobre 2010) : zéro contrôlé positif.
EPO génériques	• Près de 80 formes différentes d'EPO biosimilaires dites génériques. • Mêmes effets sur la performance que les deux EPO « historiques » (Eprex et NeoRecormon) mais avec de minimes différences de structure. • À ce jour (octobre 2010) : zéro contrôlé positif. Petit bémol : en décembre dernier, trois biathlètes russes ont été, semble-t-il, contrôlés positifs à une EPO générique d'origine russe. Rien n'est moins sûr puisqu'un média russe a révélé que la substance – un nouveau produit non hormonal – était administrée par voie nasale. Quoi qu'il en soit et pour l'instant, les formes chinoises, indiennes, etc., courent toujours.
EPO (futur proche)	**1/**EPO de fusion (EPO classique associée à la transferrine). Permet la prise orale. **2/**EPO endogène stimulée par un « taximoléculaire » (bloc copolymère-ADNc-EPO injecté dans le muscle squelettique) maintient l'hématocrite pendant neuf mois après seulement deux à quatre injections. À l'inverse des EPO traditionnelles, n'induit pas d'anticorps neutralisants antiEPO.
FG – 2216	• Composé mis au point par la compagnie FribroGen. • FG-2216 inhibe un facteur protecteur de l'hypoxie (Hypoxia Inducible Factor-Prolyl Hydroxylase), ce qui induit la production d'EPO endogène par l'organisme lui-même. • Actuellement en phase 1 d'essais cliniques. • À ce jour (octobre 2010) : zéro contrôlé positif.
Fibroblast Growth Factor (FGF)	• Naturellement présent dans le muscle squelettique. • Libéré lors d'exercices physiques intenses et prolongés, il augmente le nombre des fibres musculaires (hyperplasie) en stimulant les cellules satellites situées en périphérie des fibres musculaires. • Consommé par les sportifs depuis 1998. • À ce jour (octobre 2010) : zéro contrôlé positif.

G. CSF (Filgrastim Neupogen®)	• Facteur de croissance granulocytaire. • Régule la production et la libération des globules blancs dits « neutrophiles » à partir de la moelle osseuse. • Le Filgrastim réduit les neutropénies (baisse des globules blancs). Témoignage de Lance Armstrong : « Le produit activateur du sang qu'on m'avait administré dans le cadre de ma propre chimiothérapie[1] ». • Commercialisé en France depuis 1991. • La législation française le prohibe dans les compétitions sportives depuis 1999. • À ce jour (octobre 2010) : zéro contrôlé positif.
Glucocorticoïdes (synthétiques)	• Indications sportives : euphorisant, stimulant, antalgique, anti-inflammatoire. • Consommés par les sportifs depuis 1960. • Prohibés par le CIO depuis 1987. • Décelables dans les urines depuis 1999. • Autorisés à des fins thérapeutiques sur simple ordonnance (déclaration d'usage) par voies intra-articulaire, péri-articulaire, péri-tendineuse. En revanche ils sont prohibés par voies orale, intraveineuse, intramusculaire ou rectale. Problème : la différence analytique entre les voies licites et illicites est impossible. • Jusqu'à la fin de l'année 2010, les déclarations d'usage (DU) s'apparentaient à des autorisations de tricher. • À partir de l'année prochaine (2011), les sportifs en général et les footballeurs en particulier n'auront plus à déclarer l'usage des corticoïdes administrés par voie non systémique, c'est-à-dire en dehors des intraveineuses et intramusculaires.
GW 1516	• Indications sportives : améliorer de façon significative les capacités d'endurance et maintenir une vitesse élevée plus longtemps en facilitant la consommation des graisses. • Substance administrée par voie orale et agissant au niveau musculaire. • Intervient en activant le PPAR delta (peroxysome proliferator-activated receptors delta), un gène clé dans le contrôle du catabolisme des acides gras (lipides), dans la thermogenèse (maintient de la chaleur corporelle physiologique) et dans le métabolisme musculaire (fibres ayant un meilleur rendement énergétique et une fatigabilité moindre). • GW 1516 n'est pas encore commercialisé mais l'AMA aurait déjà mis au point un test à la fois urinaire et sanguin. • À ce jour (octobre 2010) : zéro contrôlé positif.
Hématide	• EPO-like ou peptide mimétique. • Correspond à la seule partie active de l'EPO et évite ainsi les réactions d'intolérance.

1. L.Amstrong et S.Jenkins, *Chaque seconde compte*, éd. Albin Michel, 2003, p. 251.

	• L'hématide stimule les récepteurs de l'EPO au niveau de la moelle osseuse. • Afin d'obtenir une action retard comme le Mircera®, il est associé au PEG (une grosse molécule qui ralentit et prolonge l'action du peptide sur environ trois à quatre semaines). • Mis au point par la firme californienne Affymax, il est actuellement en phase 2 des essais cliniques. • En attendant sa commercialisation prévue en 2011, il n'est pas autorisé à la diffusion. Mais on sait par expérience que les sportifs les plus huppés arrivent toujours à se procurer ce genre de produit. • À ce jour (octobre 2010) : zéro contrôlé positif.
Hormone de croissance (hGH)	• Anabolisant + lipolytique (brûleur de graisses). • Cocktail dope niveau : hGH + insuline + hormone thyroïdienne. • Consommée par les sportifs depuis 1986. • Prohibée par le CIO depuis 1989. • À ce jour (octobre 2010) : seulement trois contrôlés positifs (rugby à XIII, football américain et athlétisme). • Visiblement, en raison de la présence constante de cette hormone dans la pharmacie des sportifs, il est facile de comprendre que le test n'est pas au point.
IGF-1 (somatomédine)	• Indications sportives : accélérer, en association avec l'insuline exogène, la récupération musculaire au plan énergétique (glucose) et mécanique (acides aminés). • Limiter les doses de hGH et d'EPO tout en potentialisant leurs effets sur la performance. • Consommée par les sportifs depuis le début des années 1990. • Prohibée par le CIO depuis 1999. • À ce jour (octobre 2010) : zéro contrôlé positif.
Inhibiteur de la myostatine (follistatine)	• Agents modificateurs de(s) la fonction(s) de la myostatine qui peuvent antagoniser et/ou moduler les effets de la myostatine ou ses voies de signalisation (par exemple : les inhibiteurs de la myostatine). • Indications sportives : la myostatine a pour fonction de bloquer la croissance musculaire. Il existe des bloqueurs spécifiques qui, par ricochet, vont favoriser l'hypertrophie musculaire. • Prohibés par l'AMA depuis le 22 septembre 2007. • À ce jour (octobre 2010) : zéro contrôlé positif.
Insuline	• Hormone pancréatique stimulant la diffusion du glucose intracellulaire et la synthèse des protéines (anabolisante). • Indications sportives : récupération accélérée (perfusion de glucose + insuline double la quantité de sucre emmagasinée dans les muscles). • Consommée par les sportifs depuis le début des années 1960. • Prohibée par le CIO depuis le 28 avril 1998. • À ce jour (octobre 2010) : zéro contrôlé positif.

MGFs	• Facteur de croissance mécanique. • Prohibé par l'AMA depuis le 23 septembre 2004. • À ce jour (octobre 2010) : zéro contrôlé positif.
Perfusion intraveineuse (sans motif médical sérieux)	• Indications sportives : booster la récupération, la vélocité sanguine et abaisser l'hématocrite hors norme. • Utilisée par les sportifs depuis le début des années 1960. • Prohibée par l'AMA depuis janvier 2005. • Méthode indécelable sauf si le sportif « débile profond » jette le matériel de perfusion dans une poubelle où il peut être récupéré par la police. Les déchets médicaux grâce aux tests ADN peuvent alors permettre de démasquer les contrevenants. • Sont autorisées les injections de produits licites (vitamines, glucose etc.), ne dépassant pas 50 ml. Merci l'AMA !
SARMs	• Modulateurs sélectifs des récepteurs aux androgènes. • Cette nouvelle famille de molécules non stéroïdiennes a été déterminée comme étant sélective et spécifique des récepteurs aux androgènes. Les SARMs sont actuellement développés à des fins thérapeutiques pour le traitement de maladies avec pertes musculaires et pour les thérapies de substitution d'androgènes. Sur la base de ces mécanismes d'action et des résultats cliniques préliminaires, ces produits pourraient potentiellement être utilisés comme des substances dopantes. La nouveauté, c'est que l'on a des substances non stéroïdiennes qui provoquent les mêmes effets que les stéroïdes anabolisants avec probablement beaucoup moins d'effets secondaires de type androgénique. • Prohibés par l'AMA depuis le 22 septembre 2007. • À ce jour (octobre 2010) : zéro contrôlé positif.
Stimu-ACTH® (corticoréline)	• Facteur de libération de l'ACTH (cf ACTH). • Prohibé par le CIO depuis 1989, date à laquelle les hormones peptidiques et analogues font leur entrée dans la liste avec la précision suivante : « tous les facteurs de libération des substances susmentionnées sont également interdits ». Le « Stimu-ACTH® » correspond parfaitement à cette caractéristique et se trouve de ce fait prohibé. Le Stimu-ACTH® apparaît pour la première fois en toutes lettres dans la mise à jour française du 30 novembre 2006. • À ce jour (octobre 2010) : zéro contrôlé positif.
Stimu-GH® (somatoréline)	• Facteur hypothalamique de libération de l'hormone de croissance (hGH) (cf hGH). • Prohibé par le CIO depuis 1989 (« tous les facteurs de libération des hormones peptidiques susmentionnées dans la liste rouge sont prohibés »). • En France, apparaît pour la première fois en toutes lettres dans la mise à jour du 31 octobre 2002. • À ce jour (octobre 2010) : zéro contrôlé positif.

Synarel® **(nafaréline)**	• Stimule la sécrétion des gonadotrophines hypophysaires (LH notamment) avec comme conséquence une stimulation des stéroïdes testiculaires (testostérone). • Prohibé par le CIO depuis 1989 (« tous les facteurs de libération des hormones peptidiques susmentionnées dans la liste rouge sont prohibés »). • En France, apparaît pour la première fois en toutes lettres dans la mise à jour du 31 octobre 2000. • À ce jour (octobre 2010) : zéro contrôlé positif.
Transfusions sanguines autologues	• Indications sportives : augmenter le nombre de globules rouges et, par ricochet, le transport d'oxygène des alvéoles pulmonaires aux tissus musculaires. • Utilisées par les sportifs depuis le début des années 1970. • Prohibées par le CIO depuis juin 1985. • À ce jour (octobre 2010) : zéro contrôlé positif aux transfusions sanguines autologues (avec son propre sang).

2 – SUBSTANCES BORDERLINES : VÉRITABLES PRODUITS DOPANTS NON PROHIBÉS ET NON RECHERCHÉS DANS LES ANALYSES

- Actovegin® (sang de veau déprotéiné) (Mondial 1986 et 1998).
- Analgésiques (supprimer les douleurs des jambes).
- Caféine (stimulant du système nerveux et du cœur).
- HMB (hydroxy-bêta-méthylbutyrate : anticatabolisant par inhibition de la protéolyse).
- Hormones thyroïdiennes : accélérer et accroître la combustion des graisses. Augmenter le pouvoir anabolisant de l'hGH lorsqu'elles lui sont associées avec l'insuline.
- Minirin® (desmopressine) (analogue à l'hormone antidiurétique naturelle : augmente la sécrétion d'hormone de croissance).
- Neoton® (créatine injectable) : stimule le système cardiovasculaire (témoignages du Français Zinedine Zidane et de l'Italien Fabio Cannavaro, voir chapitre 11 et 13).
- Nicotine (en sachet buccal perméable) : stimule le système nerveux central (adresse, précision, vitesse des réflexes).
- Sitagliptine : molécule stimulant la synthèse et la libération d'insuline, ainsi que la captation tissulaire du glucose.
- Thyrogen® (thyrotropine alfa) : augmente la synthèse et la libération des hormones thyroïdiennes.
- Trinitrine : vasodilatateur coronarien (traitement de l'angine de poitrine) (Mondial 1998).
- Viagra® (sildénafil) : vasodilatateur des vaisseaux sanguins pulmonaires boostant les performances de l'appareil respiratoire des cyclistes, notamment dans les étapes de montagne,
- etc.

3 – ANTIDOTES DES SUBSTANCES DOPANTES

- Anticoagulants et fluidifiants : traitements de l'hyperviscosité sanguine induite par les transfusions sanguines ou la prise de l'EPO.
- Antidépresseurs (exemple : Samyr® – France) et anticonvulsivants (exemple : le valpromide) : lutter contre les effets collatéraux des dopants sur le système nerveux central.
- Décontracturants : destinés à limiter les tensions musculaires et autres crampes induites par certaines substances telles que les stéroïdes anabolisants.
- Détoxiquants hépatiques : traitement des effets collatéraux des stéroïdes anabolisants.
- Hypotenseurs (exemple : telmisartan, quinapril…) traitement de l'hypertension artérielle induite par les transfusions sanguines ou la prise d'EPO.

3
Le miracle de Berne, ou la culture de la piquouze [1]

Lors du Mondial 1954, en Suisse, l'équipe d'Allemagne, qui a remporté l'épreuve, est soupçonnée de dopage. De fait, plusieurs de ses joueurs vont être victimes d'une sévère jaunisse et d'une longue période dépressive non moins surprenante, voire même suspecte.

Régulièrement, lorsqu'on aborde l'histoire du football, on fait référence à la finale de la Coupe du monde 1954 entre les superfavoris hongrois, opposés aux outsiders allemands, le 4 juillet, au stade de Wankdor, à Berne, en Suisse. À la surprise générale, la rencontre se termine sur le score de 3 à 2 en faveur des hommes de la Nationalmannschaft allemande.

1. Les premiers résultats d'une étude universitaire baptisée « Dopage en Allemagne » dont les travaux définitifs seront publiés en 2012, révèlent que les footballeurs de la Nationalmannschaft auraient, au cours du tournoi mondial, reçu des injections de vitamine C et de glucose – ce qui était déjà connu – mais aussi du Pervitin® (surnommé "Tintin" par les cyclistes), une métamphétamine couramment utilisée dans le sport de haut niveau Outre-Rhin dès 1949 (*lemonde.fr* avec Agence France-Presse, 26 octobre 2010). Ces faits démontrent bien que le dopage collectif n'est pas contre productif pour qu'une équipe soit performante !

Des piqûres de glucose

Six ans plus tard, en 1960, Michel Clare, l'ancien champion de France du 800 mètres devenu journaliste à *L'Équipe*, fait part à ses lecteurs des doutes concernant la préparation biologique des Teutons : « On se souvient qu'on accusa l'équipe d'Allemagne de football, championne du monde à Berne, d'avoir été dopée. Au retour, les joueurs apparurent comme exténués, sans autre désir que de se reposer et de dormir. Un grand nombre durent s'aliter, victimes d'une jaunisse. La femme de l'un d'entre eux, Max Morlock, confessa qu'elle ne reconnaissait plus son mari depuis les championnats. Son époux, habituellement joyeux et plein de vitalité, était, depuis son retour, très abattu aussi bien moralement que physiquement. Singulier comportement pour un vainqueur. L'enquête voulut bien révéler que ces footballeurs n'avaient pas été précisément dopés, mais qu'on leur avait fait des piqûres de glucose, généralement bénéfiques pour les muscles (moyen plus rapide d'assimilation que par voie buccale) avec des seringues insuffisamment stérilisées. Il semble aussi que pour certains, la dose eût été trop forte [1]. »

Le docteur Giuseppe La Cava, président de la Fédération médico-sportive italienne de 1947 à 1959, le confirmera dans *L'Équipe* du 24 mars 1955 : « Sont

1. M. Clare, « Attention au doping… il fait des vieillards avant l'âge ! », *op. cit.*, p. 70.

doping les injections de glucose[1] telles que les ont subies en Suisse les footballeurs allemands. Je le répète : est doping tout ce qui peut artificiellement augmenter le rendement. »

Un témoignage récent, en avril 2004, de Franz Loogen, le médecin de l'équipe championne du monde à Berne, a confirmé les suspicions des médias. Dans une émission de la SWR (Südwestdeutscher Rundfunk), il raconte que Helmut Rahn revenait d'un voyage au Brésil où les joueurs de la Seleçao avaient tous reçu des médicaments avant le match. Les vingt-deux sélectionnés de l'équipe nationale allemande voulaient avoir eux aussi des médicaments. La solution pour Loogen était de donner de la vitamine C. D'après ce dernier, il existait à l'époque des travaux qui démontraient que l'acide ascorbique augmentait l'endurance des rats.

Une épidémie de jaunisse

En réalité, pour Loogen, ce n'était qu'un effet placebo. Poursuivant son plaidoyer infirmant le dopage, il a quand même reconnu que la jaunisse avait été la conséquence d'une seringue grossièrement stérilisée (la température de l'eau étant insuffisante). Huit joueurs ont développé une jaunisse. Un remplaçant, Richard Hermann, est décédé à l'âge de trente-neuf ans d'une affection hépatique.

1. À ce sujet, il est précisé dans la liste des interdictions 2009 de l'Agence mondiale antidopage (AMA) : « Les injections effectuées avec une simple seringue ne sont pas interdites, en tant que méthode, si la substance injectée n'est pas interdite et que le volume n'excède pas 50 ml. »

Il est possible que ce soit ce joueur qui ait transmis la jaunisse aux autres. Fritz Walter, le capitaine, Helmut Rahn et Heinz Kubsch furent, trois mois après la fin du Mondial, les premiers à être touchés par la maladie. Le milieu de terrain Max Morlock – auteur d'un but en finale – fut le plus atteint, en développant une forme d'ictère aggravé. Après la fin du match, le concierge du stade, Walter Brönnimann, avait trouvé dans le vestiaire des ampoules vides, qu'il remit à un laboratoire suisse. Il lui fut demandé de garder le silence sur sa découverte.

Au total, les joueurs teutons souffrirent curieusement de jaunisse pour des injections avec une seringue mal stérilisée contenant, suivant les versions, de la vitamine C, du glucose ou d'autres substances, telles les amphétamines, déjà très à la mode dans le sport de haut niveau.

Les Hongrois, qui furent leurs derniers adversaires malheureux, ne furent pas les seuls à considérer cette épidémie comme une conséquence du dopage. Au moment des affaires de surmédicalisation dynamisante qui éclatent dans le football italien en octobre 1998, un spécialiste de l'antidopage français explique benoîtement que, s'il y avait bien une culture du dopage dans le cyclisme, ce comportement ne faisait pas partie des mœurs des footballeurs. On veut bien ! Même si différentes enquêtes démontrent le contraire.

Le règne de la piquouze

En revanche, la culture de la piquouze est bien « implantée » dans les vestiaires de la planète football. En 1986, lors de leur séjour au Mexique pour le Mondial 1986, les Allemands ont reçu quelque trois mille piqûres par le professeur Heinz Liesen, responsable médical de la Nationalmannschaft. De même, différents joueurs de Saint-Étienne et de l'Olympique de Marseille, ou de l'équipe italienne de Parme, ont reconnu la pratique régulière des injections avant-match.

Ainsi, le docteur Jean-Marc Poupel, médecin du Havre Athlétique Club, dresse un tableau accablant du football tricolore[1] :

« Il est clair que nous avons connu, nous aussi, ce système qui semble exister aujourd'hui en Italie et qui consiste à dire au joueur : “Soit tu passes à la piqûre et tu joues, soit tu ne passes pas et tu ne joues pas.” C'est un système qui apparemment était en vigueur à Nantes ou à Saint-Étienne lors de leur grande époque, celle de la Coupe d'Europe.

« Pour moi, il ne fait aucun doute que certains joueurs de Saint-Étienne et de Nantes lors de leurs matchs de Coupe d'Europe étaient chargés aux anabolisants, à la testostérone, voire aux amphétamines. C'était une époque où il n'y avait aucun contrôle antidopage. Plus récemment, il semble aussi que ce système de la piqûre ait existé à Marseille à l'époque de Tapie. »

Dominique Rocheteau évoque également le dopage : « Cela existe même dans notre milieu (le football). Lorsque j'étais fatigué, j'ai pu prendre des excitants mais jamais lors des grandes occasions[2]. »

1. *Le Quotidien du Médecin*, 8 octobre 1998.
2. *Impact Médecin*, 8 juin 1990.

Curieusement, en 2005, dans son autobiographie, l'Ange vert révèle qu'il recevait aussi une injection-coup de fouet pour les « grandes occasions » : « À Saint-Étienne, les médecins du club nous prescrivaient de temps en temps des piqûres de vitamines pour nous donner un coup de fouet avant une rencontre importante[1]. »

Le docteur Pierre Poty, médecin de l'AS Saint-Étienne de 1972 à 1978, confirme les dires de l'attaquant vedette : « J'ai vu des joueurs de l'AS Saint-Étienne qui avaient perdu une partie de leur équilibre et de leur confiance en eux. Eh bien, je leur ai administré des psychotoniques à doses légères afin qu'ils sortent de ces périodes dépressives. Si l'on avait procédé à un contrôle antidopage sur ces joueurs, il aurait été positif au terme de la loi (...) Sur le plan nerveux, si le joueur prend des excitants, il sera meilleur, il sera plus vigilant, plus intelligent, plus déterminé, plus confiant en ses moyens. Et s'ils sont douze à prendre des excitants, eh bien, ils bénéficieront tous de la même amélioration[2]. »

En 1978, le successeur du docteur Poty, le médecin Guy Demonteil, confirme le dopage pendant l'épopée des Verts : « Je suis arrivé au club en février 1978 et j'ai eu la redoutable tâche de mettre un terme à un certain nombre de pratiques de dopage qui existaient alors dans le club. Mon prédécesseur, qui est aujourd'hui décédé, avait l'habitude de faire des piqûres ou d'autres choses. Il ne s'en cachait d'ailleurs pas. Quelques années plus tard, il a

1. D. Rocheteau, *On m'appelait l'Ange vert*, *op. cit.*, p. 281.
2. *France Football*, 1979, n° 45, 2 février, p. 8.

d'ailleurs fait des déclarations à la presse selon lesquelles il avait "dopé les Verts"[1]. »

L'ancien avant-centre de l'OM de 1994 à 1997, l'Irlandais Tony Cascarino, affirme en 2003 que des injections étaient pratiquées par le médecin du club phocéen : « Après ces injections, je me sentais plus affûté, plus énergique, prêt à mordre le ballon. Si on avait découvert un produit illégal, j'aurais accepté la sanction. C'était un risque que j'étais prêt à prendre[2]. »

Le 4 février 2006, il persiste et signe dans *L'Équipe* :

« Quand les piqûres étaient-elles pratiquées ?

– C'était toujours avant le match… Avant le match, on nous faisait une piqûre au bas du dos [il montre l'endroit qui se trouve juste au-dessus des fesses, près de la colonne vertébrale]. Je n'étais pas sûr de ce que c'était mais, comme tout le monde me disait que c'était bien et qu'en plus je me sentais vachement en forme après chaque piqûre, j'ai accepté ce qui m'arrivait.

« J'étais de moins en moins confortable (à l'aise) avec toutes ces piqûres, donc, j'ai demandé à ne plus en recevoir. Je me sentais tellement bien et mon temps de récupération était tellement plus rapide que j'avais de plus en plus de doutes. […]

« Il n'y avait pas que Marseille qui faisait des conneries. Les clubs étrangers, surtout ceux en Italie, faisaient tous la même chose, même souvent pire. Ce n'est pas grâce à des piqûres que Marseille a gagné

1. *Le Quotidien du Médecin,* 9 octobre 1998.
2. *Times et* Associated Press, 15 décembre 2003.

tous ses titres. C'était une grande équipe avec de grands joueurs qui faisaient des matchs magnifiques. Si tu penses que ce sont les piqûres qui ont fait gagner l'OM, tu rêves ! »

Chris Waddle, la star anglaise de l'OM de 1989 à 1992, vient rappeler que cela ne date pas d'hier : « À l'OM, on recevait des injections tout le temps (…) Le médecin du club nous disait qu'elles nous aideraient à récupérer après les matchs, mais après deux d'entre elles, je ne voyais pas la différence. Alors, j'ai laissé tomber[1]… »

Le vainqueur de la Coupe d'Europe des clubs champions avec Marseille, Jean-Jacques Eydelie, note : « Le dopage, je l'ai vu dans tous les clubs où je suis passé (dont Nantes), sauf à Bastia. Quand j'ai joué en Suisse, des gamins de vingt ans se faisaient des grosses injections de sang de bœuf avant chaque match[2]. »

L'ancien joueur de Parme et de Marseille, Daniel Bravo, se souvient qu'« à Parme, les titulaires recevaient systématiquement des piqûres chaque jour de match. On nous disait que c'était des vitamines, on râlait régulièrement contre ces piqûres… Mais si tu ne le faisais pas, tu allais contre le club[3]. »

Alessandro Del Piero, l'international italien, à la Juventus Turin depuis 1993, se remémore sans rire : « Je n'ai fait qu'une seule perfusion parce que cela me donnait des allergies sur le bras[4]. » Il aurait pour-

1. *L'Équipe*, 22 janvier 2006.
2. *Télé 7 Jours*, 11 février 2006.
3. Agence France-Presse, 3 octobre 1998.
4. *Libération*, 19 décembre 2003.

tant dû se méfier, car, selon Zdenek Zeman, l'entraîneur tchèque de l'AS Rome en 1998 : « Des médicaments sont expérimentés sur les footballeurs qui sont des cobayes. Il faut réagir avant qu'ils ne provoquent la mort de quelqu'un [1]. »

Dans la graduation des soins aux sportifs, il y a tout d'abord le cachet, la pilule, la gélule. Ensuite, on passe à l'injection avec de petites aiguilles (style mésothérapie), puis on augmente la longueur et le calibre de la fléchette (intraveineuse, intramusculaire) et, enfin, on s'installe dans la perfusion.

Même le grand Franz Beckenbauer, capitaine de l'équipe d'Allemagne, championne du monde en 1974, ne nie pas l'évidence : « Pour les joueurs de première division, tout ce qui leur permet d'améliorer leurs performances est licite. Dans la Bundesliga, on se pique et on avale des cachets de toutes sortes [2]. »

Des perfusions dans le foot

Cette pratique de « soins » par piquouzes sublimant la performance n'est pas nouvelle. Dès 1937, plusieurs témoignages écrits font part d'une méthode similaire dans le championnat d'outre-Manche : « En Angleterre, le manager d'un grand club professionnel de première ligne, Wolverhampton Wanderers, a imaginé, pour renforcer l'allant de ses footballeurs, de leur injecter des extraits glandulaires [3]. »

---

1. *France-Soir*, 13 août 1998.
2. *Stern/L'Équipe*, 18 mai 1977.
3. *Le Miroir des sports*, n° 967, 7 septembre 1937, p. 15.

Un ancien joueur de l'OM, Éric Di Meco, témoigne : « Je suis footballeur et un footballeur aussi reçoit des soins, des perfusions[1]. » En janvier 2005, l'AMA, pour tenter de freiner la culture des perfusions et autres injections dopantes, décide de les ajouter à la liste rouge des prohibitions. Dorénavant, elles figurent à la rubrique des méthodes interdites : « À partir de la mise en application de la liste 2005, les perfusions intraveineuses doivent être administrées seulement sous supervision médicale et dans le cadre légitime d'un traitement médical aigu. Ce n'est que sous ce strict contrôle médical que les perfusions intraveineuses ne sont pas interdites, et aucune autorisation d'usage à des fins thérapeutiques n'est donc nécessaire. Un agent de contrôle du dopage qui assisterait à une telle procédure sans la preuve qu'elle est effectuée dans le cadre légitime d'un traitement médical aigu peut rapporter cet élément comme une violation des règles antidopage et l'athlète pourrait faire l'objet d'une sanction[2]. » Le seul problème, c'est que cette pratique se déroulant à l'abri des regards indiscrets, elle est difficilement contrôlable par un test antidopage, surtout si le liquide de perfusion contient des substances licites (glucose, eau, sels minéraux, etc.) ou indécelables (IGF-1, insuline, etc.)

En revanche, les perquisitions et les fouilles de valises, de poubelles, de containers, associées aux tests ADN, permettent à coup sûr d'identifier les contrevenants.

1. *La Provence des sports*, 3 août 1998.
2. Code mondial antidopage : liste des interdictions 2005.

Mais, en 1954, il n'existait à l'époque dans le football aucune règle antidopage officielle et, *a fortiori*, aucun contrôle. Depuis le début des années 1970, la FIFA édite une liste rouge des drogues de la performance. Curieusement, les injections de glucose par les Allemands – conditionnées classiquement dans les laboratoires, en ampoules de dix à vingt millilitres –, bien que témoignant pour le moins d'une conduite dopante, n'ont jamais été référencées sur la nomenclature des substances et méthodes prohibées de l'instance mondiale du football, pas plus que sur celle de l'AMA.

Le dopage tue

Généralement, le dopage provoque des effets collatéraux autant aigus que chroniques. Pire ! il tue.

« Le dopage n'est pas dangereux. » C'est la rengaine habituelle de quelques prosélytes des « soins spéciaux » : en raison de leur constitution hors norme et des dépenses énergétiques considérables, les stars du ballon rond élimineraient les stimulants et autres pilules miracles pendant le match. Évidemment, les footballeurs ne demandent qu'à les croire.

Or, nous avons vu que les Allemands, en 1954, après leur Mondial victorieux en Suisse, avaient été victimes de jaunisse et de dépression. Afin de ne pas être taxé de parti pris, nous avons voulu savoir ce qu'étaient devenus les Hongrois si prompts à accuser leurs vainqueurs. Dès septembre 1955, soit douze mois après la finale perdue, quatre des finalistes faisaient l'objet de mesures sévères. « Nandor

Hidegkuti et Jozsef Bozsik n'auront plus le droit de fumer qu'un nombre limité de cigarettes. Sandor Kocsis et Zoltan Czibor devront renoncer à toute boisson alcoolisée. Ordre du ministre des Sports Gustave Sebes qui tient à ce que ses champions brillent dans le match Hongrie-URSS. » L'information avait été publiée dans *Le Miroir des sports* du 12 septembre 1955. Quarante ans plus tard, en 1995, sur les onze joueurs hongrois ayant participé à la finale de Berne en Suisse, seuls cinq étaient encore en vie. Les six autres sont décédés en moyenne à cinquante-cinq ans et demi (trois accidents cardiaques, un cancer, un accident vasculaire cérébral). Visiblement, le football de haut niveau impose des adjuvants qui ne sont pas bénéfiques pour profiter très longtemps de sa retraite de star du ballon rond.

Compte tenu de cette hécatombe, à un âge relativement précoce, on ne peut envisager que deux hypothèses : soit le onze magyar était beaucoup plus « chargé » que son homologue allemand, ou alors le football de haut niveau impose des cadences excessives, guère compatibles avec la perspective de couler une retraite paisible et prolongée.

Les belligérants de Berne : que sont-ils devenus ?

1 – ÉQUIPE D'ALLEMAGNE 1954

Lauréate Coupe du monde de football à Berne (SUI)

Nom	Date(s) de naissance (et de décès)	Âge du décès	Cause du décès	Nombre de sélections	Carrière
Horst ECKEL	08.07.1932 (toujours en vie juillet 2010)			32	▪ Club : FC Kaiserslautern
Sepp HERBERGER [entraîneur de la sélection nationale]	26.03.1897 – 28.04.1977	80 ans	Maladie des poumons		▪ Entraîneur équipe d'Allemagne (1936-1964) ▪ 162 matches [92 v, 26 n, 44 d] ▪ International : 3 sélections
Werner KOHLMEYER	19.04.1924 – 26.03.1974	50 ans	Excès d'alcool + crise cardiaque	22	▪ FC Kaiserslautern
Werner LIEBRICH	18.01.1927 – 20.03.1995	68 ans	Pontage, crise cardiaque	16 (1951-1956)	▪ FC Kaiserslautern
Karl MAI	27.06.1928 – 15.03.1993	64 ans	Leucémie	21	▪ FC Fürth ▪ entraîneur (jusqu'en 1975)
Max MORLOCK	11.05.1925 – 19.09.1994	69 ans	Pontage puis cancer	26	▪ FC Nuremberg ▪ 1 but en finale
Joseph POSIPAL	20.06.1927 – 21.02.1997	69 ans	Crise cardiaque	32	HSV Hambourg
Helmut RAHN	1928 – 13.08.2003	75 ans	Cancer	40 (21 buts)	▪ ailier droit du Rot Weiss Essen ▪ 2 buts en finale

Nom	Date(s) de naissance (et de décès)	Âge du décès	Cause du décès	Nombre de sélections	Carrière
					▪ Champion d'Allemagne en 1955 et vainqueur de la Coupe d'Allemagne en 1953 ▪ surnommé : le Boss, la Torpille
Hans SCHÄFER	1928 (toujours en vie en juillet 2010)			35	▪ FC Cologne ▪ 3 Coupes du monde : 1954 (1er), 1958 (4e), 1962 (¼ fin.) ▪ propriétaire d'une station service
Toni TUREK	18.01.1919 – 11.05.1984	65 ans	Accident vasculaire cérébral (AVC)	20	▪ Fortuna Düsseldorf
Fritz WALTER Capitaine	31.10.1920 – 17.06.2002	81 ans	Deux accidents vasculaires cérébraux	61 (33 buts) (1940-1958)	▪ Kaiserslautern ▪ Coupe du monde : 1954 (1er), 1958 (4e) ▪ Frère d'Ottmar ▪ Vente de meubles
Ottmar WALTER	1924 (toujours en vie en juillet 2010)			20 (10 buts)	▪ Club : FC Kaiserslautern ▪ Frère de Fritz

Les autres joueurs champions du monde : Hans Bauer (70 ans), Richard Hermann (39 ans) – décédé d'une cirrhose du foie (il n'a jamais bu d'alcool) –, Berni Klodt (70 ans), Heinz Kubsch (63 ans), Fritz Laband (56 ans), Paul Mebus (73 ans), Karl-Hein Metzner (71 ans), Alfred Pfaff (82 ans), Ulrich Biesinger, Herbert Erhardt (79 ans), Heinrich Kwiatkowski (82 ans) (gardien de but en huitième de finale contre la Hongrie), sont tous décédés.

2 – ÉQUIPE DE HONGRIE 1954

Finaliste Coupe du monde à Berne (SUI)

Nom	Date(s) de naissance (et de décès)	Âge du décès	Cause du décès	Nombre de sélections	Carrière
Jozsef BOZSIK	28.11.1925 – 31.05.1978	53 ans	Infarctus	101	▪ Ajusteur (usine de Kijpest) ▪ Député au parlement
Laszlo BUDAI	19.07.1928 – 02.07.1983	55 ans	Accident vasculaire (AVC)	39	
Jeño BUZANSKY	04.05.1925 (toujours en vie en juillet 2010)				▪ Club : Dorogi Banysz ▪ Mineur
Zoltan CZIBOR	28.08.1929 –01.09.1997	68 ans		42	▪ Honveld Budapest ; FC Barcelone (1957) ; MTK Budapest ▪ Naturalisé Espagnol
Gyula GROSICS	04.02.1926 (toujours en vie en juillet 2010)			88	▪ Honved Budapest ▪ Coupe du monde 1954, 1958, 1962 ▪ Entraîneur en Hongrie et au Koweit
Nandor HIDEGKUTI	03.03.1922 – 14.02.2002	79 ans	Cardiaque	69 (1945-1958)	▪ Voros Lobogo ; MTK Budapest (1960) ; AC Florenz (1961) ▪ Avant-centre ▪ JO 1952 (1er) ▪ Employé de commerce, entraîneur

Nom	Date(s) de naissance (et de décès)	Âge du décès	Cause du décès	Nombre de sélections	Carrière
Sandor (Alexandre) KOCSIS	30.09.1929 – 07.1979	50 ans	Leucémie, cancer de l'estomac, amputation du pied gauche et suicide	64 (1948-1956)	▪ Club : Honved Budapest ; FC Barcelone (1958-1966) ▪ Naturalisé Espagnol ▪ Meilleur buteur Coupe du monde 1954 : 11 buts ▪ Restaurateur à Barcelone (ESP) ▪ Surnommé : « Tête d'Or »
Mihãly LANTOS	29.09.1928 – 31.12.1989	61 ans	Cardiaque	52	▪ Club : MTK Budapest
Gyula LORANT	06.02.1926 – 31.05.1981	58 ans	Cardiaque	37	▪ Entraîneur de Schalke 04, du Bayern et du PAOK Salonique
Ferenc (François) PUSKAS	02.04.1927 – 17.11.2006	79		88 (1946-1962) (84 : HON + 4 : ESP)	▪ Naturalisé espagnol (07.08.1958) ▪ Entraîneur Panathinaïkos d'Athènes
Gustave SEBES [entraîneur de la sélection hongroise]	21.06.1906 – 30.01.1986	80			▪ Champion olympique 1952 ▪ Entraîneur national de 1949 à 1956
Jozsef TOTH	Date inconnue –16.05.1969			12	
Mihaly TOTH	14.09.1926 – 07.03.1990	63		6	▪ Frère de Jozsef
Jozsef ZAKARIAS	25.03.1924 – 06.12.1971	47 ans	Cancer	35	▪ Mécanicien

4
Tapie, l'OM, ou la bonne alchimie

Tout au long du parcours de Bernard Tapie, comme patron de l'Olympique de Marseille, la rumeur du dopage est omniprésente. Mais pas uniquement la rumeur, puisque des témoignages crédibles et concordants accréditent les accusations de pratiques répréhensibles.

Les piquouzes de l'OM

Depuis les révélations du joueur marseillais Jean-Jacques Eydelie, en janvier 2006 [1], tout le monde se demande quel est ce produit avec lequel on piquait les fesses des footballeurs de l'OM avant les matchs.

Déjà, Éric Cantona, alors qu'il jouait à l'Olympique de Marseille (de juillet 1990 à juin 1991), avait constaté, en pénétrant dans le vestiaire avant un match, que sur un tableau était inscrit en toutes lettres : « Aujourd'hui, la piqûre pour tout le monde. » Le joueur avait alors ajouté au-dessous : « Sauf pour Cantona. » L'anecdote est rapportée par Alain Vernon, journaliste au service des sports de

1. J.-J. Eydelie, *Je ne joue plus*, Paris, L'Archipel, 2006.

France 2, lors d'une émission débat, *Soyons Sport*, sur France 4, en 2007. Vernon tenait cette information du frère cadet de l'attaquant international, Joël, qu'il avait interviewé à Budapest, en Hongrie, alors qu'il évoluait dans l'équipe d'Ujpest, l'un des sept clubs de la capitale magyare[1].

L'ancien minot en remettra une couche dans son autobiographie : « J'ai été écœuré [de voir] que nous n'étions que des marchandises qu'on se repasse d'un club à l'autre. J'ai vu aussi à l'œuvre le mensonge et les pilules que l'on vous conseille de prendre dans un vestiaire afin d'améliorer votre rendement[2]. »

Jean-Jacques Eydelie, lui, va plus loin : « Avant la finale de Munich, on nous a demandé de nous aligner à la queue leu leu pour recevoir une piqûre dans le cul. Rudi Völler a refusé. Il a engueulé tout le monde dans sa langue natale. Et là, j'ai pensé : "Lui au moins, c'est un mec[3]" ! »

Après des années de silence, l'ancien milieu défensif nous dévoile enfin l'envers du décor. On peut penser ce que l'on veut de confessions aussi tardives, mais elles apportent tout de même quelques éclairages sur le fonctionnement du club phocéen à l'époque de Bernard Tapie, et notamment sur ce qui se tramait dans les vestiaires de l'OM le jour de la finale de Ligue des Champions contre le Milan AC, le 26 mai 1993, à Munich.

1. Entretien avec l'auteur, le 23 août 2010.
2. É. Cantona, *Un rêve modeste et fou* (avec Pierre-Louis Basse), Paris, Robert Laffont, 1993, 154 p. (p. 78).
3. *L'Équipe Magazine*, n° 1230, 21 janvier 2006, p. 43.

Toujours dans *L'Équipe Magazine*, il précise : « Le pire, c'est qu'au même moment, dans le couloir, Bernard Tapie faisait un scandale en réclamant un contrôle antidopage à la fin du match. Il gueulait : "Les Italiens sont tous dopés !" À moi, on ne va pas la faire ! » Aujourd'hui les anciens partenaires d'Eydelie, Didier Deschamps, Marcel Desailly, Basile Boli et consorts, semblent tous frappés d'amnésie. Un mal beaucoup plus répandu chez les footballeurs que la sclérose latérale amyotrophique.

Il faut lire la presse britannique pour trouver confirmation de ces propos de la part de Chris Waddle et surtout de Tony Cascarino. Bien sûr, l'attaquant irlandais ne figurait pas dans l'équipe victorieuse de la Ligue des Champions. Mais son témoignage démontre simplement que cette fâcheuse habitude était monnaie courante pendant la période où il évoluait au club, c'est-à-dire entre juin 1994 et décembre 1997. Dans un éditorial du *Times*, il précise que ces piqûres étaient réalisées par le médecin du club phocéen dans le bas du dos, quarante-cinq à soixante minutes avant chaque match à domicile[1] : « À ce jour, je n'ai aucune idée de ce que c'était. Le médecin du club me disait seulement que cela me donnerait une décharge d'adrénaline et je ne me suis jamais senti en état de réclamer du repos. Quel que soit le produit, mes performances se sont améliorées. Je me raccroche à l'espoir que c'était légal, même si en réalité je suis sûr à 99 % que ça ne l'était pas. [...] Certains responsables du club m'avaient fait

1. *Times*, 15 décembre 2003.

clairement comprendre que ma place dans l'équipe dépendait de ma docilité. »

Tapie jacasse

Tapie avait fait le dos rond lorsque étaient sorties les révélations de Cascarino et de Waddle. Après tout, cela se passait en Angleterre, loin de chez lui. Mais la traîtrise d'Eydelie lui reste manifestement en travers de la gorge. Dans un premier temps, il affirme qu'il n'y a jamais eu de piqûres avant la finale contre Milan. Quelques jours plus tard, il change déjà légèrement de version : « Si la question est de savoir si un sportif de haut niveau reçoit des soins, la réponse est oui. Y compris des piqûres », répond-il aux journalistes de *VSD*[1]. « Mais piqûres ne veut pas dire dopage. On peut administrer des antibiotiques de cette manière. »

Pauvres médecins de l'OM ! Voilà qu'on sous-entend qu'ils traitaient leurs joueurs à grand renfort d'antibiotiques pour leur permettre de tenir leur place sur le terrain, alors qu'ils étaient vraisemblablement atteints d'une infection grave, car nécessitant un traitement par voie intramusculaire ! Tapie s'est-il seulement rendu compte de l'embarras dans lequel ses propos plongeaient son ancien staff ? Toujours est-il qu'une semaine plus tard, il avait de nouveau changé de ligne de défense. Cette fois, il reconnaissait l'existence d'injections mais en minimisant l'aspect répréhensible : « Eydelie n'est pas le premier. Il fait simplement allusion à une technique qu'on a utilisée

1. *VSD*, 2 février 2006.

en précurseur, la mésothérapie. C'est l'opposé du dopage. Il s'agit de micro-piqûres d'un millimètre et demi de longueur qui injectent des produits de type oligoéléments ou homéopathique. Cette technique consiste à stimuler les points d'acupuncture[1]. »

Pauvres mésothérapeutes ! Voilà qu'on s'en prend à eux à présent. Et toujours avec ce souverain mépris de la vraisemblance. Car si le terme de mésothérapie désigne effectivement un traitement médical par introduction de substances médicamenteuses directement sous la peau, la méthode n'a absolument rien à voir avec l'homéopathie et l'acupuncture. Elle utilise des substances allopathiques. Les aiguilles, qui ne font pas un millimètre et demi de longueur mais quatre, voire six, sont généralement fixées à une seringue montée sur un pistolet ou groupées en batterie. Enfin et surtout, le club marseillais n'était absolument pas précurseur de cette technique de soins dans le football. Au début des années 1980, plusieurs médecins de clubs l'utilisaient couramment, à l'image de Jacques Parienti (OGC Nice), Didier Chos (Caen) ou Jacques Le Coz (pour les clubs parisiens à l'INSEP[2]).

Des seringues mises à nu

Oublions donc un instant les élucubrations de Bernard Tapie pour se poser, sereinement, la seule question qui vaille la peine : que contenaient les seringues de l'OM ? Confrontés à la question, les

1. *Le Parisien*, 8 février 2006.
2. *Sport et Vie*, n° 6, mai-juin 1991.

joueurs avouent leur ignorance : « Le médecin du club me disait seulement que cela me donnerait une décharge d'adrénaline », explique Tony Cascarino. Et si c'était cela, la réponse ? Depuis 1967, la pharmacopée française comporte une spécialité appelée Adrénaline-Aguettant®, qui s'injecte par voie sous-cutanée et qui peut donc parfaitement être utilisée en mésothérapie. Dans quel but ? Rappelons brièvement que l'adrénaline (ou épinéphrine en anglais) est une hormone sécrétée par la partie centrale des glandes surrénales, qui prépare l'organisme à une débauche d'énergie. La décharge hormonale massive favorise la redistribution du sang en faveur des muscles, grâce notamment à une vasoconstriction des artérioles destinées à l'estomac, aux intestins et aux reins. L'adrénaline élève aussi le métabolisme et permet même une augmentation de l'activité mentale. En résumé, le corps se prépare à l'action. Elle convient donc tout à fait au défi posé par une rencontre de football. Une étude, conduite en 1971, démontrait que l'injection d'adrénaline augmentait le temps de course de manière significative sans rien changer à la force musculaire [1]. Son usage serait même relativement courant. Le produit figurait en effet dans la pharmacie dopante du médecin italien Michele Ferrari et dans celle du cycliste belge Frank Vandenbroucke. Il est donc tout à fait possible que l'adrénaline soit la fameuse substance mystérieuse

1. J. Juchmès, *Influence de la perfusion intraveineuse d'adrénaline sur la performance physique*, Étude présentée lors du 8e congrès du groupement latin de médecine du sport, organisé à Spa et Liège, 27-29 mai 1971.

avec laquelle on excitait l'agressivité des joueurs marseillais.

En France, est-ce licite ? Dans le principe, non. Ces injections avant les matchs répondent à la définition du dopage : amélioration artificielle de la performance. Mais les textes sont plus évasifs. Car, si l'adrénaline figurait bien dans la première liste rouge édictée en 1966, ce n'était plus le cas le jour de la finale OM-Milan à Munich en 1993. Les consommateurs ne risquaient absolument rien. D'ailleurs, les deux joueurs marseillais qui furent testés après la rencontre, Éric Di Meco et Fabien Barthez, s'en sortirent sans anicroche. Cette tolérance a continué de prévaloir les années suivantes. L'adrénaline est absente de la liste publiée par le ministère de la Jeunesse et des Sports en novembre 1995, même si, paradoxalement, on trouve des mises en garde à l'adresse des sportifs dans les fiches signalétiques de deux spécialités sur trois dans l'édition du Vidal 1996.

Et aujourd'hui en 2010 ? La situation demeure relativement floue. L'adrénaline figure bien dans la liste des produits interdits depuis le début de l'année 2006. Mais le Code mondial antidopage (CMA) fait une exception lorsque le produit est associé à des agents anesthésiques locaux (soins dentaires) ou en préparation à usage local (par exemple par voie nasale ou ophtalmologique). De ce fait, le produit n'est probablement pas recherché par les laboratoires et, à notre connaissance, il n'a jamais été incriminé dans une affaire de dopage. Alors, bien sûr, nous n'étions pas dans les vestiaires de l'équipe marseillaise avant les matchs. Mais il nous semble que l'adrénaline offre une réponse tout à fait satisfaisante au fameux mystère des seringues de l'OM.

La paranoïa du boss de l'OM

Si l'on en croit Jean-Jacques Eydelie, l'ancien footballeur de l'OM, tous les coups étaient permis pour gagner. Jusqu'à mettre physiquement hors d'état de nuire les joueurs adverses. Il prétend ainsi que, le 3 mars 1993, lors de la rencontre CSKA Moscou-OM, les dirigeants du club marseillais auraient récupéré les packs d'eau du club moscovite pour y injecter un produit à l'aide d'une seringue. Deux semaines plus tard, le 17 mars, les joueurs russes, victimes de violentes crises de diarrhée, s'inclinaient à Marseille, sur le score sans appel de 6-0. On a du mal à suivre le tempo des événements révélés par Eydelie, car il paraît peu probable – même pour des Marseillais – de réussir un dopage à rebours destiné à diminuer les capacités de l'adversaire, quatorze jours pile après avoir injecté la substance dans les bouteilles du CSKA Moscou. En revanche, les problèmes digestifs des joueurs du club moscovite et les buts encaissés étaient bien réels. D'ailleurs, l'Union des associations européennes de football (UEFA) a bien ouvert une enquête, qui, comme d'habitude, n'a rien donné… Dans l'émission *On refait le match* sur RTL et LCI du 23 janvier 2006, Bernard Tapie a repoussé l'accusation d'Eydelie en affirmant haut et fort que ce match « a été l'objet de pas mal d'enquêtes », toutes sans suite.

Reste que le monde du football résonne de rumeurs de coups tordus auxquels se livrerait le club pour empocher la victoire. Le 14 décembre 1991, l'OM l'emporte 5-1 contre l'équipe de Rennes. Pendant le match, les spectateurs médusés ont vu deux joueurs du club breton, à moitié endormis, tituber sur le terrain. Les analyses réalisées sur les deux footballeurs ont révélé qu'ils avaient dans leur organisme assez d'anxiolytiques pour dormir pendant quarante-huit heures ! La Commission sportive de la Ligue, sollicitée par les dirigeants rennais, n'a pas donné suite et a homologué le résultat du match Marseille-Rennes, soulignant « l'absence de réserves émises avant, pendant ou après la rencontre, mais aussi sur le fond, les faits allégués s'étant produits en dehors de la rencontre et n'étant donc pas de nature à remettre en cause un résultat en instance d'homologation [1] ».

Or, c'est bien pendant le match que les deux joueurs rennais somnolaient et qu'ils n'étaient donc d'aucune utilité pour leurs partenaires. Le Stade Rennais a ainsi choisi de faire appel de la décision. Le 26 mars, la Commission générale d'appel (CGA) de la Ligue confirmait la première décision d'homologation du match : « On peut regretter que certains éléments mis à la disposition des différentes parties, et notamment des expertises médicales, n'aient pas été pris en compte [2] », a simplement indiqué Yannick

1. *L'Équipe*, 14 mars 1992.
2. *L'Équipe*, 27 mars 1992.

Boizard, le directeur administratif du Stade Rennais. Quoi qu'il en soit, le « *doping to lose* », comme on l'appelle dans le jargon sportif, ou dopage négatif, qui sape les capacités physiques de l'adversaire, a toujours existé.

C'est un autre joueur, Marcel Desailly, qui témoigne des pratiques préventives « *antidoping to lose* » de l'OM : « Au quotidien, même lorsque Tapie est absent de Marseille, l'OM baigne en permanence dans une ambiance de suspicion, voire de paranoïa, justifiée ou non. Avant les matchs, surtout en Coupe d'Europe, c'est encore pire : tout devient motif de méfiance. Le boss ordonne ainsi aux gardes du corps de vérifier une à une les bouteilles d'eau mises à notre disposition dans les vestiaires. C'est même devenu un autre rituel… Première étape : s'assurer que le bouchon n'a pas été ouvert afin de verser un produit quelconque. En cas de doute, la bouteille sera jetée. Deuxième étape : prendre la bouteille à pleines mains et la presser vers le haut afin de vérifier que l'eau ne fuit pas par un trou minuscule. Il suffit parfois d'une simple piqûre à l'aide d'une seringue, dans la partie vide ou à la surface du bouchon en plastique, pour injecter de quoi endormir toute une équipe. Cela s'est fait, Tapie le sait. La méfiance est également de rigueur dans les hôtels, les restaurants, les réceptions en tout genre. La veille d'un match, une intoxication alimentaire est si vite arrivée… J'en avais déjà entendu parler, du temps où je jouais à Nantes (à l'époque, les soupçons portaient d'ailleurs sur l'OM). J'en ai confirmation à Marseille : ici, tout le monde semble avoir l'expérience des déplacements européens à risques, quand il faut prendre garde au moindre jus d'orange[1]. »

Pour couronner le tout, Tapie lui-même avoue qu'il pratique le « *doping to lose* ». Invité de Thierry Ardisson dans son émission *93, faubourg Saint-Honoré*, le 16 mars 2004 à 22 h 25 sur Paris Première, l'ancien président de l'OM, entouré de Basile Boli (ancien joueur marseillais, auteur du but victorieux contre le Milan AC lors de la finale de la Ligue des Champions) et de deux journalistes, André Bercoff et Eugène Saccomano, dévoile notamment certaines de ses méthodes pour mener son équipe à la victoire : « J'avais des manières de management qui n'avaient rien à voir avec ce qui se fait dans le foot, prévient-il. On sait tous que, quand des équipes viennent la veille d'un match à Paris, tous les joueurs se barrent la nuit pour faire les cons. Moi, la veille d'une finale de Coupe de France contre Monaco [NDLA : Monaco-Marseille, 1-0, le 8 juin 1991 au Parc des Princes], j'ai dit aux joueurs : "Vous bougez pas, j'amène le matos à l'hôtel." Je suis allé mettre du Tranxène® (anxiolytique) dans la purée de Raymond Goethals [NDLA : entraîneur de l'époque]. À 9 heures, il était couché. J'ai fait monter une gonzesse par chambre, seuls deux ou trois joueurs n'ont pas voulu. Une heure après, je suis monté et ils étaient tous dans la même chambre, ça a fini en partouze géante ! »

Peut-on imaginer que Bernard Tapie puisse pratiquer sans scrupule une telle manœuvre sur son entraîneur et s'en abstenir face à une équipe concurrente ?

---

1. M. Desailly, *Capitaine* (avec la collaboration de Philippe Broussard), Paris, Stock, 2002, pp. 126-127.

Ajoutons que le Tranxène® est un anxiolytique et non un somnifère, même si, dans la mise en garde sur la notice du médicament, il est précisé : « Prévenir les conducteurs de véhicules du risque possible de somnolence. » Le Tranxène®, qui est une benzodiazépine, appartient à la liste I, dit des produits dangereux, nécessitant une prescription médicale après consultation chez un praticien. L'âge du patient (Raymond Goethals avait soixante-dix ans en 1991) modifie le métabolisme hépatique en augmentant les effets du médicament ; les autres traitements en cours éventuels et la consommation d'alcool (ce dernier majore l'effet sédatif des benzodiazépines) doivent être pris en compte avant toute prescription de ce type d'anxiolytique. Pour cette basse manœuvre pour le moins condamnable, l'ancien patron de l'OM aurait dû être mis en examen !

C'est Christophe Bouchet, ancien journaliste à l'Agence France-Presse, devenu président de l'OM de 2002 à 2004, qui, dans une enquête consacrée à son illustre prédécesseur, va révéler chez ce dernier un gros penchant pour les « raccourcis chimiques » : « Ses tiroirs sont remplis de tranquillisants. “Il est toujours en train de prendre des pilules, c'est effarant, raconte un proche. À une certaine époque, il trouvait un nouveau médicament toutes les semaines.” Son angoisse est immense. Pour dormir quelques heures, il absorbe du Valium®. Bernard Tapie est rongé par le stress, ce qui explique souvent ses débordements, ses coups de gueule, de poing, ses colères. Selon lui, l'explication est purement physiologique, ses glandes surrénales étant deux fois plus volumineuses que la normale et dégageant donc deux fois plus d'adrénaline. "C'est peut-être pour cela que je suis en perpétuelle tension[1]." »

Les boniments d'une « grande gueule »

À chaque fois que Bernard Tapie parle du dopage, c'est pour lancer des affirmations péremptoires qui sont constamment contredites par la physiologie, les experts et les faits !

Première affirmation en 1998 : « Avant l'instauration des contrôles, certains footballeurs avaient recours aux amphétamines. Mais recourir à l'EPO ou aux hormones de croissance serait une absurdité. Parce que si cela donne plus de force et améliore la pointe de vitesse, cela s'accompagne d'une diminution de la clairvoyance, de la lucidité. Au football, ça ne pardonne pas. Quant à recourir aux anabolisants, c'est une idiotie. Ça augmente la puissance, mais fabriquer de la force musculaire artificiellement provoque des déchirures[2]. »

On reste confondu ! Où a-t-il été pêché que l'EPO et les anabolisants diminuaient la clairvoyance et la lucidité ? S'il a des preuves, il faut immédiatement qu'il les communique devant l'Académie de médecine.

Deuxième affirmation en 1999 : « Le foot est un sport qui n'est pas adapté à la dope. Pour faire un

1. C. Bouchet, *L'Aventure Tapie*, Paris, Le Seuil, 1993, pp. 35-36.
2. *Marianne*, 10 août 1998.

très bon joueur, il faut à la fois de l'endurance, de la vitesse, de la gnac, de l'adresse, de la lucidité, etc. Il n'existe pas de dopant qui agisse sur tous ces facteurs à la fois. Si un mec prend de la caféine pour augmenter son endurance, il va perdre de l'adresse[1]. »

Rappelons à « Nanard » que le dopage frappe tous les sports. Car on peut choisir son dopage à la carte, par doses successives et en mélangeant les produits.

De plus, en 2009, une étude de scientifiques néo-zélandais a confirmé ce que les joueurs avaient constaté, depuis longtemps, de façon empirique sur le terrain : les effets de la caféine restent positifs lors d'activités sportives complexes, tel le football, qui mobilisent un ensemble de qualités physiques et cognitives. L'analyse détaillée des résultats de ce travail[2] a montré une plus grande précision des passes dans le groupe stimulé ainsi qu'une détente verticale significativement améliorée, alors que, parallèlement, il n'était noté aucun effet négatif sur les autres paramètres de la performance.

Enfin, dernière affirmation, en 2006, après le pavé dans la mare de Jean-Jacques Eydelie : « De toute façon, dans le foot, le cyclisme ou n'importe quel autre sport, le dopage collectif est impossible. Ceux qui se dopent ont leurs propres soigneurs qui les suivent d'équipe en équipe[3]. »

---

1. *VSD*, 12 mai 1999.
2. A. Foskett, A. Ali, N. Gant, « Caffeine enhances cognitive function and skill performance during simulated activity », *International Journal of Sport Nutrition and Exercise Metabolism*, 2009, 19, pp. 410-423.
3. *Le Journal du dimanche*, 21 juin 2006.

Là aussi, l'ex-président de l'OM aurait dû tourner sept fois sa langue dans sa bouche avant d'affirmer une telle ineptie. Le procès de la Juventus Turin et l'affaire Festina ont bien montré que le dopage collectif n'est pas une vue réservée à un esprit mal tourné. Et puis, on aimerait bien que Bernard Tapie nous explique quelle était la composition exacte des comprimés qu'il a fait prendre collectivement à ses joueurs avant le match explosif entre l'OM et le PSG, au Parc des Princes, le 19 décembre 1992.

C'est Marcel Desailly, à l'époque joueur phocéen, qui l'évoque dans son ouvrage *Capitaine*[1] : « Il nous rejoint dans les vestiaires du Parc. Plus fébrile que jamais, il va de l'un à l'autre, dans le fouillis des sacs et des paires de chaussures. (...) "Bon, les gars, arrêtez tout, écoutez-moi." Silence dans les rangs. On n'entend plus la grosse voix de Basile Boli, ni le cliquetis des crampons sur le carrelage. Tout le monde se tait. Même le boss. Debout au milieu du vestiaire, il sort une boîte de médicaments. Une boîte que le staff médical du club n'a encore jamais utilisée devant moi. Le nom m'échappe, mais pas le sentiment de malaise ni les mots de Tapie : "Ce match-là, les gars, il faut le gagner !" Il me tend la boîte. Je n'ai plus qu'à me servir, à avaler un cachet et à "faire tourner" mais j'hésite. Et si ce produit... ? Et si c'était... ? Je suis pétrifié, incapable de réagir. Seulement de tendre à mon tour la boîte à Didier Deschamps. Il la prend, la retourne et lit

1. M. Desailly, *Capitaine*, *op. cit.*, pp. 124-126.

une mise en garde du genre : “Ce médicament, au-dessus de certaines doses, peut être considéré, pour des sportifs de haut niveau, comme une substance dopante [1].” Didier ne se démonte pas. Il s’adresse au boss :

« Attendez, là, c’est quoi ce truc ?

– Prenez-en ! Faites-moi confiance.

– Mais vous avez vu ce qu’il y a de marqué derrière ?

– Pas de problème, c’est une question de dosage. Donne-moi ça, si tu m’crois pas ! »

« Le boss saisit la boîte, avale un cachet, puis un autre et une bonne gorgée d’eau minérale.

« Voilà maintenant allez-y ! Oh, les gars, vous me connaissez, je ne vous ai jamais menti. Hein, est-ce que je vous ai déjà menti ? »

« Son produit miracle est-il interdit ? Qu’il en ait avalé deux cachets ou toute une tablette ne change évidemment rien à l’affaire : ce n’est pas lui qui subira peut-être un contrôle antidopage après le match ! N’empêche, il insiste : “Allez, prenez.” J’ai pris. Un ou deux cachets, je ne sais plus. D’autres ont refusé. Pourquoi pas moi ? Peut-être la confiance aveugle dans le service médical. Peut-être la trouille de dire non. Peut-être le sentiment d’être marseillais, donc invulnérable. Sans doute tout cela à la fois. Et je n’en suis pas fier. »

---

1. À l’époque, en 1992, le libellé exact de la phrase générique est : « L’attention des sportifs sera attirée sur le fait que cette spécialité contient un principe actif pouvant induire une réaction positive des tests pratiqués lors des contrôles antidopage. »

Analysons le témoignage du futur capitaine de l'équipe de France (de 2000 à 2004). On assiste bien à une conduite dopante collective. Le même produit pour tous les joueurs. À l'époque, quel peut être ce médicament où il est mentionné qu'il peut occasionner un contrôle positif ? Seules deux molécules – la caféine et l'éphédrine –, car ayant un seuil de détection légal, peuvent être consommées à faible dose, à condition d'être en dessous du seuil. Sauf que, pour l'éphédrine, ça ne marche pas puisqu'il faut joindre au moment de la compétition une justification thérapeutique (prescription médicale). On imagine mal une telle justification pour l'ensemble de l'équipe. Penchons-nous alors sur la caféine.

« Terreur de la défense » grâce à six Guronsan®

Depuis ses débuts à Valenciennes, Jean-Pierre Papin n'a pas pour habitude de se ménager sur un terrain. Très actif, l'avant-centre marseillais mène la vie dure aux défenseurs adverses. Certains se demandent comment JPP arrive à se « défoncer » de la sorte ? Le quotidien *L'Équipe* donne la réponse : « C'est très simple. Avant chaque match, Papin avale trois cachets de Guronsan® (caféine) au moment de la collation vers 17 heures puis il remet ça une heure avant le coup d'envoi. Pas étonnant dans ces conditions qu'il crache le feu à partir de 20 h 30 [1]. » Le

1. *L'Équipe*, 1er décembre 1987.

Guronsan® comporte essentiellement de la vitamine C, de la caféine (50 mg par comprimé), des sels de sodium et de la glucoronamide. En raison de la présence de caféine, ce médicament de confort figure sur la liste des produits interdits. Cependant, pour être positif, il faut être capable d'ingurgiter dix comprimés en deux heures. Lors du match PSG-OM de décembre 1992, ce ne peut être ce produit qui est incriminé, car il se présente sous forme de gros comprimés (de la taille d'une pièce de 2 euros) à dissoudre dans un verre d'eau. Ainsi, nous pouvons écarter l'éphédrine et la caféine, d'autant que pour cette dernière le « docteur » Tapie lui reproche son effet négatif sur l'adresse ! Nous avons vu qu'au contraire la caféine améliorait la précision des passes.

Alors quel peut être le nom du produit absorbé par la majorité de l'équipe de l'OM avant son match contre le PSG ? Il faut tenir compte de la très faible fréquence des contrôles antidopage dans le football français à cette époque et de leur annonce à l'avance – comme l'entraîneur bourguignon Guy Roux le soulignait dans *L'Équipe* : « D'habitude, on l'apprend à la mi-temps des rencontres. Mais, quand Marseille est dans le coup, on le sait bien avant. Il y a déjà quinze jours que toute la France est au courant [1]. »

À aucun moment, à la suite de ce match, il n'est mentionné quelque part qu'un contrôle antidopage a eu lieu. Donc, il était tout à fait possible de prendre une amphétamine telle que le Captagon® (fénétyl-

1. *L'Équipe*, 2 février 1993.

line), dont la mise en garde du risque de contrôle positif figurait sur le conditionnement, d'autant que Bernard Tapie précisait dans les colonnes de *France-Soir* en octobre 1998 : « Lorsque j'ai pris le club en main, les joueurs avaient l'habitude de prendre des amphétamines, du Captagon®. »

En tout cas, cette dernière molécule, proche des amphétamines, peut parfaitement expliquer la nervosité et la violence des joueurs marseillais. C'est le journaliste Pierre-Louis Basse qui témoigne : « Plus tard, peut-être, les écoles de football montreront les images de ce match où la guerre avait pris le pas sur le jeu. On a tout eu. Ce devait être un sommet. Ce le fut. Dans la castagne, les insultes et la haine (...) Au jeu de la guerre des tranchées, de l'intimidation, des menaces, des tacles assassins, l'OM vivait en effet une grande et belle époque. On pouvait faire confiance au chef d'orchestre qui, faut-il le rappeler, formait l'équipe. Ce soir-là, Bernard Tapie, courageux – mais il y a des limites – avait quitté le Parc des Princes, planqué au fond de la voiture émettrice de nos amis de RTL. Guy Kédia et Hervé Béroud m'expliquant que le boss avait même mis un casque sur ses oreilles pour mieux passer inaperçu. C'est dire l'ambiance[1]... »

Marcel Desailly, présent sur le terrain, partage la même vision du match : « Il sera pourtant dur, ce match. Violent, même. Six cartons jaunes, des coups, des insultes, des bagarres, un public menaçant et la victoire au bout : 1 à 0, but d'Alan Boksic,

1. P.-L. Basse, *PSG. Histoires secrètes : 1991-1995*, Paris, Solar, 1995, pp. 190-191.

notre attaquant croate [1]. » Au final, on espère qu'un organisme réellement indépendant tentera de faire la lumière sur cette conduite dopante collective. *A contrario*, la Fédération française de football ne nous paraît pas crédible pour faire apparaître la vérité puisqu'elle ne s'appuie que sur les résultats des contrôles négatifs pour affirmer l'absence de dopage. Or, on sait depuis belle lurette que le jeu d'un sportif de haut niveau est de feinter le contrôle grâce, entre autres, aux substances indécelables, aux produits masquants et à la substitution d'urine.

L'OM « marchait » au Synacthène®

Début octobre 1998, l'Italie découvre que l'équipe de Parme – celle de Lilian Thuram et Alain Boghossian – présente des perturbations sanguines anormales et douteuses, datant de juillet de la même année. Aussitôt, en France, on assiste au début d'un grand déballage automnal. Et comme on ne prête qu'aux riches, l'OM, en raison des effets collatéraux du tsunami transalpin, se retrouve dans la tourmente des rumeurs de dopage. C'est dans *France-Soir* que le docteur Jean-Pierre Bourgeois s'y attelle : « Des pratiques de dopage avaient cours à l'Olympique de Marseille à la fin des années quatre-vingt. » Membre du groupe de travail Médecins du sport et lutte contre le dopage créé par le ministère de la Jeunesse et des Sports et celui de la Santé, il affirme : « À l'époque, dans la famille du football,

1. M. Desailly, *Capitaine*, *op. cit.*, pp. 124-126.

tout le monde savait qu'il y avait du dopage à l'OM. » Par ailleurs médecin conseil de l'Union nationale des footballeurs professionnels (UNFP), le docteur Bourgeois pousse dans le détail ses révélations : « Ils marchaient au Synacthène®, un médicament qui augmente la résistance à l'effort et calme les douleurs. Ce ne sont pas des rumeurs. Des joueurs, des entraîneurs et des médecins m'en ont parlé. Heureusement, ces pratiques ont disparu après l'affaire OM-VA en 1993. Depuis, la situation du foot français s'est assainie mais il faut rester vigilant [1]. »

Interrogé par le même quotidien sur les injections de Synacthène® à ses joueurs, Bernard Tapie, président du club marseillais à l'époque, répond : « Complètement faux ! Tout ce que les toubibs donnaient aux joueurs, c'était de la Cortine®, un produit qui stimule les glandes surrénales et qu'on fait fondre sous la langue [2]. »

Rappelons au « docteur Tapie » que la cortine qui portait le nom de spécialité « Cortine Naturelle® », des laboratoires Laroche Navarron, ne stimulait pas les glandes surrénales, puisqu'en réalité c'est un extrait total de glande corticosurrénale d'origine porcine qui apporte à l'organisme des corticostéroïdes naturels dans leur rapport physiologique (aldostérone, glucocorticoïdes, etc.). La Cortine Naturelle® soulage l'activité de la corticosurrénale sans mettre la glande au repos. Mise sur le marché

1. *France-Soir*, 8 octobre 1998.
2. *Idem*.

des médicaments en 1949, elle a été retirée en 1997. Le monde du sport, pendant une quarantaine d'années, a fait honneur à la Cortine Naturelle® et à ses apparentés, jusqu'à ce que la vache folle et le risque d'encéphalopathie spongiforme bovine (ESB) les rejettent hors des stades et autres enceintes athlétiques.

En ce qui concerne l'ACTH [1] (corticotrophine), ou son proche parent, le Synacthène® (tétracosactide), il faut signaler que cette molécule commercialisée depuis 1968, prohibée depuis 1989, est toujours actuellement indécelable dans le cadre d'un contrôle antidopage. Elle fait partie de la « liste verte » des substances interdites, ce qui en clair signifie qu'un sportif peut se doper à l'ACTH en toute impunité. Compte tenu de cette particularité inestimable pour les sportifs en général, et les footeux en particulier, il n'est pas du tout sûr que « ces pratiques aient disparu après l'affaire OM-VA en 1993 ».

---

1. Le sigle ACTH désigne l'Adreno-Cortico-Trophic-Hormone, appellation anglo-saxonne de l'hormone adréno-corticotrope sécrétée par le lobe antérieur de l'hypophyse. En 1961, les chercheurs ont réussi la synthèse de la fraction biologiquement active de la molécule ACTH naturelle. L'injection de cette ACTH de synthèse court-circuite l'hypophyse et augmente artificiellement la sécrétion d'hormones glucocorticoïdes et anabolisantes par la glande surrénale. Le but recherché est donc d'associer au pouvoir euphorisant des corticoïdes, un effet anabolisant doublé lui-même d'un effet de récupération plus rapide.

Libres-échanges (tacles et contre-pieds)

Sous l'ère de l'omnipotent président Bernard Tapie, en dehors des manœuvres destinées à influencer le comportement des joueurs adverses, la suspicion du dopage jette une ombre sur l'épopée marseillaise.

Les défenseurs de la « propreté » de l'OM ainsi que les contempteurs et autres sceptiques se renvoient la balle. Florilège des meilleures petites phrases. À vous de juger !

Non, il n'y avait pas de dopage	Oui, les « soins » spéciaux faisaient partie du système Tapie
Docteur Jean Duby, médecin de l'OM de 1986 à 1995 : 1. « Je suis pour ma part formel : il n'y a pas eu de pratiques de dopage à Marseille de 1986 à 1995. Et tout ce qui a pu être fait aux joueurs l'a toujours été dans un cadre thérapeutique, avec des indications médicales justifiées. Je suis absolument catégorique là-dessus. » [*Le Quotidien du Médecin*, 9 octobre 1998] 2. « C'est très clair. Je le répète tout de même, il n'y a jamais eu de dopage à l'OM, sinon on se serait fait prendre aux multiples contrôles auxquels nous avons été soumis. Tout le monde sait parfaitement que c'est faux et ces joueurs-là n'apportent jamais la preuve de ce qu'ils avancent. » [*L'Équipe,* 4 février 2006] **Bruno Germain**, international et ancien joueur de l'OM : « Le dopage à l'OM, ça n'existe pas. Il ne faut pas faire l'amalgame. On jouait tous les trois jours, bien sûr qu'on prenait des produits pour récupérer plus vite, sous forme de sachets de vitamine ou de piqûre, ce n'est pas du dopage. Je savais tout	**Pierre-Louis Basse**, journaliste-écrivain : « Comment s'étonner d'avoir ce genre de Tour après les propos de Bernard Tapie sur le dopage ? Souvenez-vous, il disait : "Puisque les autres le font, il faut bien qu'on le fasse". C'est une logique de marketing. » [*L'Équipe*, 25 octobre 2007] **Marcel Desailly**, footballeur professionnel (113 sélections internationales de 1993 à 2004) : « Parfois, alors que nous sommes dans le car en route pour le stade, l'un des toubibs nous distribue des pilules... Sous l'œil de Tapie, il passe entre les rangées de siège, ouvre sa boîte miracle, donne une pilule à un joueur, puis à un autre et ainsi de suite jusqu'au fond du car. Dans le doute certains refusent. D'autres non. C'est tout juste si le toubib ne nous met pas la pilule sur le bout de la langue ! Tapie regarde bien qui prend, qui ne prend pas. Là encore, autant le reconnaître, j'ai "pris", deux ou trois fois, je ne sais plus, toujours en présence d'au moins un médecin. Le fait qu'un professionnel de santé m'y encourage a emporté ma réticence. Aujourd'hui

Non, il n'y avait pas de dopage	Oui, les « soins » spéciaux faisaient partie du système Tapie
ce que je prenais, il n'était pas question que je mette ma vie en danger, même si j'étais prêt à tout pour réussir. » [*France-Soir,* 8 octobre 1998]	encore, à l'heure d'évoquer ces souvenirs marseillais, j'ignore quels étaient ces cachets. » [*Capitaine* (collaboration de Philippe Broussard), Paris, Stock, 2002, pp. 125-126]
Bernard Tapie, patron de l'OM : 1. « Le dopage, je n'ai jamais accepté ça. Pire, je l'ai toujours combattu... C'est la déchéance d'un être humain que de prendre des produits artificiels. » [*Télé 7 Jours*, 11 février 2006] 2. « À l'OM, les docteurs Jean Duby et Joël Coste étaient surveillés par le président de la Fédération française de phytothérapie, monsieur Christian Duraffourd, connu pour être totalement allergique au dopage. Après la finale de Coupe d'Europe, il y a eu un contrôle. C'est obligatoire. » [*Ibidem*]	**Docteur Jean-Paul Escande**, président de la commission nationale de lutte contre le dopage (CNLCD) de 1990 à 1996 : « Un entraîneur national était venu me voir. Il était consterné. "Tant que Bernard Tapie sera dans le football, on ne pourra pas lutter contre le dopage." A Marseille, Éric Cantona quittera l'OM en partie à cause de ces pratiques douteuses. "Sur les murs du vestiaire, on pouvait lire : piqûre pour tout le monde le mercredi. Éric avait rajouté : "sauf pour Cantona". » [*Télé 7 Jours*, 15 novembre 1997]
Thierry Gilardi, journaliste à TF1 : « J'en ai assez de toutes ces choses rapportées sans preuves. Sans vouloir passer pour le naïf de service, j'ai beaucoup de mal à croire à ce "jeu de fléchettes". Surtout sur cette finale-là. On peut dire que si Bernard Tapie a dopé ses joueurs, il s'y est mal pris. Le Milan AC n'a vraiment pas été surclassé par l'OM ce soir-là. » [*Ibidem*]	**Chris Waddle**(ANG), footballeur professionnel (62 sélections internationales), joueur à l'OM de 1989 à 1992 : « À l'OM, on recevait des injections tout le temps (...) Le médecin du club nous disait qu'elles nous aideraient à récupérer après les matches, mais après deux d'entre elles, je ne voyais pas la différence. Alors, j'ai laissé tomber... » [*L'Équipe*, 22 janvier 2006]

5
Les secrets du *doping to lose*

Le « *doping to lose* » vise à diminuer, à son insu et sans son plein gré, les capacités d'un adversaire. « Saler la soupe » d'une équipe de football concurrente ne date pas des années 1990 et de l'ère Bernard Tapie à la tête de l'Olympique de Marseille, mais de la fin des années 1930. En tout cas, si le premier cas rapporté par la chronique remonte à 1939, il n'est pas exclu que ce genre de manœuvre, aux antipodes de l'esprit sportif, ait pénétré les pelouses bien avant. En effet, on trouve des cas de « *doping to lose* » dans le sport hippique dès le milieu du XVIIIe siècle.

De « bloquer » à stimuler

Aujourd'hui, le mot « dopage » est systématiquement associé à une amélioration des performances. Les origines sémantiques nous mènent pourtant sur une autre piste. À l'origine, le dopage servait plus souvent à « bloquer » un adversaire. D'où l'expression « *doping to lose* » : le dopage pour perdre.

Le mot « *doping* » fait son apparition avec l'avènement du sport moderne dans les années 1800. En 1921, il donnera « dopage » en français qui, sans que l'on sache trop pourquoi, définit la consommation de substances médicamenteuses dans le but d'améliorer les performances. Auparavant, l'acception du terme était assez différente.

Les recherches du Néo-Zélandais Arthur Porritt [1] nous enseignent qu'à l'origine le mot « *doping* » désignait un enduit gras, utilisé au XIXe siècle en Angleterre, tantôt comme nourriture, tantôt comme lubrifiant. Le langage commun s'en est ensuite emparé pour l'attacher à la notion de narcotique ou de stupéfiant. D'où le mot « dope », qui désigne sans bienveillance l'état d'un individu très diminué mentalement et physiquement [2]. Une loque, quoi ! Une explication un peu différente nous est proposée par le docteur Francis Heckel, médecin du sport dans les années 1920 : « Autrefois, en Angleterre, le verbe "*to dop*e" signifiait abrutir un matelot par quelques lampées massives de gin dans les cabarets des ports de mer jusqu'à le mettre dans un état d'inconscience suffisant pour qu'il signe son embarquement », écrit-il. Ces méthodes auraient ensuite été copiées dans les courses de chevaux. « Un lad d'écurie abrutissait aussi le cheval de l'écurie concurrente en lui injectant subrepticement sous la peau un doping néfaste [3]. » De fait, les premières affaires surviennent dans le milieu hippique. Le

---

1. Médaillé de bronze du 100 mètres en 1924 et président de la commission médicale du Comité international olympique (CIO) de 1961 à 1967.
2. A. Porritt, « Le doping », *Bulletin du Comité international olympique*, n° 90, 1965, p. 15.
3. F. Heckel F, « Le doping », *L'Escrime et le Tir*, n° 70, février 1927, p. 6.

28 février 1766, une grande épreuve devait être organisée dans la plaine des Sablons pour départager les deux plus beaux coursiers de l'époque : le cheval anglais de Lord Forbes et le cheval français du comte de Lauragais. Malheureusement, ce dernier tomba subitement malade à quelques heures du départ. On l'obligea à courir pour éviter toute suspicion de dérobade. Rien n'y fit. Le cheval anglais gagna sans effort et le français mourut quelques jours plus tard. L'autopsie révéla alors des traces de poison probablement administré par un des palefreniers anglais : « Par patriotisme, il ne voulait pas qu'un Français eût pu gagner une course à un Anglais », osa le duc de Croy, témoin direct de l'affaire, qui conclut : « Cela fit beaucoup de bruit [1] ! »

Ensuite, pour les débuts des compétitions modernes, les boxeurs et les cyclistes feront souvent appel à ce moyen déloyal. Les sports d'équipe s'y mettent un peu plus tard : le rugby, en 1925, où le Stade Tarbais déjoue « l'intox aux laxatifs » et, treize ans plus tard, le football, qui inaugure sa première affaire de *doping to lose*.

La malédiction de la cure

En 1939, dans l'hebdomadaire sportif *Le Miroir des sports*, un journaliste anonyme signant « Le Speaker » rapporte que le club d'Évian utilise un

1. P. Messager, « Petite histoire des courses », *Le Crapouillot*, n° 36, 1975, p. 14.

stratagème pour endormir ses adversaires. Le titre de son écho, « Philtre et poison », ne laisse planer aucun doute sur la nature de la basse manœuvre : « Il existe, en Savoie, une localité bien connue qui a pour nom Évian. Évian possède un club de football que ses adversaires ont une tendance à mésestimer, mais qui ne les en bat pas moins assez souvent. Un peu vexés, les rivaux battus et mécontents affirment que les footballeurs d'Évian ne doivent pas leur succès à leur valeur, mais à de sombres manigances perpétrées par leurs dirigeants. Ces manigances seraient d'ordre alimentaire. On glisserait dans la tasse de thé servie pendant la pause, dans le verre de café ingurgité avant le match ou même dans le vin servi au restaurant, on ne sait quelle poudre mystérieuse qui aurait pour effet de couper les jambes ou d'obscurcir l'intellect de ceux qui l'absorberaient. Aussi, nombre de ceux que les incertitudes du calendrier amènent à Évian refusent-ils catégoriquement de boire d'autres liquides que ceux qu'ils apportent eux-mêmes. Ils se méfient. Ils se méfient, mais cela ne les empêche pas de perdre [1]. »

En 1980, le gardien de but de l'équipe mexicaine Milfosi, Perez Zuetone, s'inspire des méthodes françaises. Il met au point un stratagème inédit pour rendre improductifs les attaquants adverses : à la mi-temps, il leur offre des citrons renfermant des produits soporifiques !

---

1. Le Speaker, « Au jour le jour, en marge des grandes épreuves sportives : philtre et poison », *Le Miroir des sports*, n° 1062, 9 mai 1939, pp. 14-15.

Le Brésil accuse l'Argentine

En 2005, quinze ans après les faits, les joueurs de l'équipe brésilienne accusent les Argentins de les avoir drogués en leur faisant boire un somnifère. La polémique s'est installée entre les Fédérations brésilienne (CBF) et argentine (AFA) de football, la première accusant les Argentins d'avoir drogué un joueur brésilien, à son insu, lors du huitième de finale de la Coupe du monde, en Italie, remporté par l'Albiceleste (1-0). Le scandale a été provoqué par des déclarations de l'ex-sélectionneur argentin Carlos Bilardo, faites au magazine *Veintitres*. Bilardo, en poste en 1990, reconnaît implicitement qu'au cours de ce match, disputé le 24 juin à Turin, une bouteille d'eau contenant un tranquillisant aurait été distribuée aux Brésiliens. La question du journaliste de *Veintitres* faisait suite aux déclarations de Diego Maradona, capitaine de la sélection argentine. En décembre 2004, au cours d'une émission télévisée, la star argentine avait laissé entendre qu'un somnifère avait été introduit dans une bouteille destinée aux joueurs brésiliens. « Je ne sais pas, je ne sais pas. Je ne dis pas que cela ne s'est pas passé », répond Bilardo.

Une fois les propos de Bilardo rapportés, le sélectionneur brésilien de l'époque, Sebastiao Lazaroni, réclame immédiatement des sanctions contre l'Argentine : « Peu importe que cela se soit passé il y a quinze ans ou quinze jours, il faut que la Fédération internationale (FIFA) prenne des sanctions exemplaires. » Selon la presse brésilienne, la CBF va demander à la FIFA d'ouvrir une enquête à ce sujet. Car la polémique a redoublé avec les déclarations de Branco, milieu de terrain de la Seleçao en 1990, au quotidien italien *La Gazzetta dello Sport* dans son édition du 21 janvier 2005. Branco aurait ainsi eu des « vertiges » après avoir bu dans une bouteille que lui avait tendue un membre de la délégation argentine. « L'eau avait un goût bizarre. J'ai eu des hallucinations, ma tête tournait. J'ai eu beaucoup de mal à jouer normalement par la suite », a précisé Branco, ajoutant que, deux ans plus tard, le défenseur Oscar Ruggeri lui aurait avoué que la bouteille était destinée à l'ensemble des Brésiliens et que les Argentins avaient espéré que Branco tende la bouteille à ses coéquipiers. Du côté de la Fédération argentine, le président Julio Grondona assure que Diego Maradona n'était « pas dans son état mental normal » lorsqu'il avait fait ses déclarations : « Maradona a voulu faire une blague, mais les blagues ne fonctionnent pas toujours ». Également vice-président de la FIFA, Grondona ajoute qu'il n'a « personnellement rien à dire à ce sujet, tout comme la Fédération, qui ne veut pas polémiquer sur des faits qui remontent à aussi loin. Mais si on m'interroge, je serai là pour répondre. » Enfin, le 24 janvier, il avertit que si le Brésil demande à la FIFA l'ouverture d'une enquête, « il faudra aussi se souvenir d'un match de la Copa America 95 en Uruguay (...) perdu après un but de la main [NDLA : victoire du Brésil contre l'Argentine aux tirs au but après une égalisation des Brésiliens dans le temps réglementaire, grâce à un but que Tulio avait marqué après avoir touché le ballon de la main] ». Et c'est bien le problème avec les tricheurs. Ils se persuadent qu'ils sont victimes de l'histoire pour mieux légitimer toutes leurs petites magouilles. Quant à Bilardo, il a assuré que le journaliste de *Veintitres* avait mal interprété ses propos…

Du Valium® dans les bouteilles

La France n'est évidemment pas en reste. Les affaires autour de l'OM, citées dans le chapitre précédent, en attestent. Rappelons simplement l'affaire Léveillé, symptomatique des mœurs du ballon rond. Le 14 février 1993, Marcel Léveillé, un dirigeant du club de football de Sully-sur-Loire (Loiret), s'empare d'une seringue utilisée habituellement pour vacciner des lapins et injecte du Valium® (un anxiolytique) dans les bouteilles d'eau minérale de l'équipe de Salbris (Loir-et-Cher). Radié à vie par la Ligue de football du Centre, le 23 septembre, il a été ensuite jugé par le tribunal correctionnel de Montargis.

Rappelons les faits tels que le correspondant du *Parisien*[1] à Orléans en a fait état à la suite de l'audience : « Je voulais juste me faire entendre des instances régionales du football. » C'est l'unique explication qu'a fournie le vice-président du club de Sully-sur-Loire.

Marcel Léveillé n'avait pas supporté que son club soit sanctionné par la Ligue, qui venait de suspendre ses trois amis dirigeants. Aussi, lorsqu'il reçoit, pour

1. *Le Parisien*, 24 septembre 1993.

le match de championnat en division d'honneur, l'équipe de Salbris, il décide d'administrer un puissant calmant aux joueurs de l'équipe adverse. Sans y prendre garde, ces derniers, après l'échauffement, se jettent sur les bouteilles d'eau fraîche pour se désaltérer. À leur grand étonnement, lors du match, leurs jambes deviennent de plus en plus lourdes. « J'étais dans le brouillard », déclarera un joueur de Salbris, encore stupéfait. Mais le geste de Marcel Léveillé n'empêchera pas l'équipe de Salbris de gagner 2 à 1 ! Le « coupe-jambes » du vice-président du club de Sully n'a donc pas eu le résultat escompté. En revanche, il provoque un beau scandale dans le milieu sportif. Marcel Léveillé est radié à vie et son club, rétrogradé en division inférieure.

La plaidoirie de l'avocat de la défense va convaincre les juges de ne pas accabler le dirigeant sullylois. En effet, il estime que la faute est vénielle : « Les joueurs adverses couraient comme des lapins sur le terrain et cette eau, contaminée dans une dose infime, n'a pas altéré la santé des joueurs, bien au contraire, ils ont même gagné ce match [1]. » À la sortie du palais de justice, Marcel Léveillé s'emporte contre la Ligue de football du Centre : « Dans le foot, quand on connaît les sanctions infligées à l'OM, il y a deux poids deux mesures ; j'ai été injustement puni car j'ai tout fait et je continuerai à tout faire pour mon club [2]. »

Au final, le 6 octobre 1993, alors que le ministère public avait requis six mois de prison avec sursis et

1. *Libération*, 23 septembre 1993.
2. *Idem.*

1 500 francs d'amende, le tribunal correctionnel de Montargis a relaxé le dirigeant, ayant estimé dans ses attendus que la dose sédative injectée dans les bouteilles d'eau était trente-cinq fois inférieure à la dose mortelle, ce qui rendait improbable sa volonté de tuer.

6
Le premier footballeur français contrôlé positif

Depuis que le contrôle antidopage a été instauré dans l'Hexagone, en 1966, le football français, pour la troisième fois de son histoire, se retrouve confronté à des accusations de dopage. Après deux affaires de carence concernant deux joueurs du Toulouse FC en 1986 et deux de l'Olympique de Marseille en 1988, c'est le Toulonnais Philippe Anziani, testé positif au dextropropoxyphène (Di-Antalvic®), qui devient le tout premier footballeur français épinglé par une analyse d'urine. Il sera privé de football pour un mois ferme.

Les médicaments, tel le Di-Antalvic®, qui ont pour mission de « masquer » la douleur contribuent à faciliter le geste sportif et donc à doper le corps [1]. En outre, chez un footballeur déjà handicapé par une

1. Effets du produit recherchés par le sportif : mieux encaisser les coups (boxe), ne pas sentir les contacts et les coups de l'adversaire (football, rugby...), limiter les douleurs lombaires dans certaines épreuves particulièrement difficiles telles qu'étapes de montagne et contre-la-montre (cyclisme), atténuer la perception des difficultés de l'effort, combattre les effets douloureux de la nature (règles), pallier les effets secondaires des excitants et jouer malgré une blessure sérieuse de l'appareil locomoteur (pression de l'enjeu et de l'environnement sportif). Un ou deux suppositoires de dextropropoxyphène permettent de contrecarrer les troubles provoqués par des amphétamines comme le Maxiton® ou l'Ortédrine®.

blessure (lésion musculaire, contracture, etc.), les antalgiques consommés pour l'effort sont dangereux, car ils exposent le joueur à des lésions aggravées. L'aide à la performance et la mise en danger du sportif sont autant de caractéristiques qui définissent le dopage.

Absorbé dix jours avant le match

En janvier 1986, Jean-François Domergue et Alberto Tarantini, deux joueurs toulousains, avaient été suspectés d'avoir refusé de se soumettre au contrôle sous prétexte que leurs adversaires bordelais avaient été prévenus avant la rencontre. Deux ans plus tard, le 13 décembre 1988, deux Marseillais, Bruno Germain et Éric Di Meco, ne s'étaient pas présentés au contrôle à l'issue du match de championnat Nice-Marseille, alors qu'ils avaient été désignés officiellement par tirage au sort. Dans un premier temps, la Commission centrale de discipline les avait sanctionnés de quatre matchs ferme, mais, peu de temps après, la commission d'appel annulait la peine.

Le 30 septembre 1989, c'est Philippe Anziani qui se retrouve sur la sellette pour avoir absorbé par « inadvertance » un médicament inscrit sur la liste des substances prohibées par le Comité international olympique (CIO) et la Fédération internationale de football association (FIFA). Pour sa défense, Anziani explique : « Une dizaine de jours avant la rencontre qui a provoqué mon contrôle positif, je suis allé dîner chez des amis. Ils m'ont donné deux cachets, car je me plaignais d'une douleur au dos. J'ignorais complètement s'il s'agissait d'aspirine ou d'un autre produit[1]. »

En réalité, c'était du Di-Antalvic® dont la composition renferme du dextropropoxyphène, substance interdite par le CIO dès 1968, mais ne figurant nominativement sur cette liste que depuis 1987.

Afin de justifier son ignorance, le Toulonnais, face à ses juges, s'est contenté d'affirmer que « si les médecins de club ont la liste des substances interdites, les joueurs ne la possèdent pas[2] ». Argument qui manque de poids, lorsque l'on sait que justement pour éviter ce genre d'erreur, la Direction de la pharmacie et du médicament, depuis janvier 1989, imposait aux laboratoires pharmaceutiques de faire figurer sur la notice des médicaments, à la rubrique « Mise en garde », la mention suivante : « Sportifs, attention ! Cette spécialité contient un principe actif pouvant induire une réaction positive des tests pratiqués lors des contrôles antidopage. »

Le laboratoire Houdé, qui commercialise le Di-Antalvic®, n'ayant pas failli à la règle, il suffisait de lire la notice pour savoir que cet antalgique était interdit aux sportifs en activité.

En France, où deux personnes sur trois consomment des médicaments sans prescription et bien souvent sans consulter la fameuse notice, on peut craindre que cette information ne joue qu'un rôle accessoire pour éviter l'erreur d'Anziani.

1. *L'Équipe*, 24 novembre 1989.
2. *Idem*.

Afin de crédibiliser sa surprise d'être contrôlé positif avec une telle substance, le joueur toulonnais invoque les risques de somnolence que provoque le Di-Antalvic® et récuse donc l'accusation de dopage et de tricherie : « Ce médicament ne donne pas un coup de fouet. Au contraire, il fait dormir. Comment peut-on alors dire que je suis dopé [1] ? »

Cet avis est partagé par de nombreuses personnes, visiblement mal informées sur ce qu'est réellement le dopage.

Artifice chimique

Si le règlement de la Fédération française de football « interdit aux joueurs d'absorber ou d'utiliser des moyens destinés à augmenter artificiellement leur rendement au cours des compétitions », il ne stipule à aucun moment que seuls les stimulants sont capables d'influencer les prestations des joueurs.

En effet, face à la compétition, le sportif se trouve confronté à des contraintes d'ordre psychologique – tel le trac, avec son corollaire, le blocage nerveux empêchant la libération de l'énergie nécessaire à l'effort physique – et à des entraves d'ordre physiologique comme la fatigue et les douleurs de toute nature. Pour lutter contre ces différentes difficultés, le dopage pourra être calmant, stimulant ou antalgique. La douleur, en contrariant la précision du geste technique, pénalise la performance. À l'inverse,

1. *Idem.*

un antidouleur comme le Di-Antalvic® pourra gommer, voire effacer, momentanément le handicap et permettre au corps de s'exprimer à un niveau supérieur à celui qu'il pourrait atteindre naturellement.

La prise d'antalgiques est fréquente parmi les athlètes professionnels, notamment dans les sports où les contacts sont rudes. Souvent, ils consomment aussi des antidouleurs parce qu'ils veulent continuer à jouer, malgré la gêne ou la blessure, afin de remplir leur contrat ou parce qu'ils ont peur de perdre leur place. De même, faute de résister à la pression du manager, des fans ou des autres joueurs, ils prennent des médicaments pour rester dans le jeu alors qu'ils sont sérieusement blessés ; or, la douleur est un cri du corps, elle constitue l'un des mécanismes de défense physiologique destinés à signaler un problème au niveau de la charpente corporelle. Il peut s'agir d'une élongation, voire d'un claquage, d'un surmenage ligamentaire ou d'un épanchement sanguin intramusculaire. Le fait de ne pas tenir compte de tels signaux peut provoquer l'aggravation d'une blessure et retarder inutilement le processus de guérison.

Les exemples de footballeurs jouant sous antalgiques, malgré une atteinte physique, et qui ont été mis hors jeu de longs mois, foisonnent, alors que, s'ils avaient été soignés correctement, l'interruption n'aurait été que de courte durée.

Au total, les antalgiques tels que le Di-Antalvic® sont bien des dopants puisqu'ils facilitent les performances et exposent les consommateurs à des risques de dépendance et de lésions aggravées.

Ainsi, l'entraîneur des Toulonnais, en affirmant que son joueur « est victime d'une bande de stupides (ceux qui ont fait la liste des produits interdits) qui ne font pas la différence entre excitants et somnifères [1] », montre bien tout le chemin qu'il reste à parcourir pour que toutes les parties prenantes du monde sportif en général et du football en particulier soient correctement éduquées.

Vingt et un ans plus tard

Au tout début des années 1990, face à la recrudescence des cas dans l'ensemble du monde sportif, certains médicaments figurant sur la liste rouge bénéficient alors d'une dérogation avec la mention de justification thérapeutique – en France, elle est établie par décret du 3 janvier 1991. Ainsi, à compter de cette date et jusqu'au mois de novembre 1994, le Di-Antalvic® bénéficiait de la justification thérapeutique (JT) et pouvait, sous certaines conditions, être utilisé comme thérapeutique antalgique pendant les compétitions.

Rappelons le principe de la JT qui, aujourd'hui, a été remplacée par l'« autorisation d'usage à des fins thérapeutiques » (AUT) et la « déclaration d'usage à des fins thérapeutiques » (DUT). Lorsqu'il n'existe, pour le médecin prescripteur, aucune autre alternative thérapeutique, il peut parfaitement utiliser un médicament ayant le label JT à la condition expresse

1. *Idem.*

qu'il établisse, à l'attention du sportif concerné, un dossier médical comprenant : un résumé de l'examen clinique, les examens complémentaires effectués ainsi que leurs dates, une note du médecin justifiant l'emploi de ce médicament et l'ordonnance datée sur laquelle devront être portés le cachet de la pharmacie et la date de délivrance du médicament.

Justification thérapeutique

Lors d'un contrôle antidopage, le sportif devra mentionner sur le procès-verbal du contrôle la prise de ce médicament et l'existence du dossier de justification thérapeutique.

Au moment de la communication au sportif du résultat positif de l'analyse, ce dossier devra être transmis à la commission médicale de la Fédération. Il sera alors étudié par la commission d'interprétation (arrêté du 12 février 1993 fixant la liste des médecins pouvant siéger dans les commissions d'interprétation médicale des fédérations sportives) qui statuera sur la justification de la prescription.

Si la justification n'est pas reconnue, le sportif sera considéré comme positif et soumis aux sanctions disciplinaires habituelles. En raison d'une mise à niveau avec les autres réglementations internationales (listes CIO et UCI notamment où le Di-Antalvic® et apparentés sont totalement interdits), le dextropropoxyphène – depuis novembre 1994 – ne figure plus sur la liste des substances pouvant faire l'objet d'une justification thérapeutique.

Lorsque l'on sait que la répression est peu performante sur l'éradication du dopage et, qu'à l'inverse, la majorité des experts s'accordent à privilégier la prévention dans la lutte contre le fléau, on peut avoir des doutes sur l'efficacité de la réglementation.

Réglementation : les dissonances du CIO et de la France

Le 18 novembre 1996, on ne comprend pas bien les raisons qui ont poussé la commission médicale du CIO à retirer de la liste rouge le fameux dextropropoxyphène, une substance qui intervient comme composante dans les spécialités telles que : Antalvic®, Di-Antalvic® et Propofan®.

À l'époque, rapportant cette information, le journal *L'Équipe* avait commis une grosse bourde en confondant tout simplement le dextropropoxyphène et… l'aspirine ! Sous le titre « Aspirine autorisée », le journaliste présentait le dextropropoxyphène comme un antalgique puissant – ce qui est exact –, mais il en tirait ensuite des conclusions complètement farfelues : « Les athlètes pourront désormais traiter leurs maux de tête avec de l'aspirine sans être suspectés ou accusés de dopage [1]. » Cette méprise est du même acabit que celle qui consisterait à prendre un sous-marin pour un avion ! En effet, les deux produits sont utilisés contre la douleur, mais l'aspirine – ou acide acétylsalicylique – exerce une action

1. *L'Équipe*, 19 novembre 1996.

périphérique, c'est-à-dire localisée au site douloureux (maux de tête, douleurs dentaires, lombalgies, etc.) tandis que le dextropropoxyphène agit directement sur le système nerveux central. Le second produit est également beaucoup plus puissant que le premier et provoque une somnolence, voire, à la longue, une véritable dépendance psychique. Enfin, l'aspirine n'a jamais fait l'objet d'interdits, ce dont profitent d'ailleurs certains marathoniens qui absorbent jusqu'à huit comprimés d'aspirine en une seule prise trente minutes avant le départ d'un 42,195 kilomètres.

Pour ajouter à la confusion autour de cette décision de légaliser le dextropropoxyphène, sachez que la législation française ne fait preuve, elle, d'aucune clémence vis-à-vis du produit. Au contraire, elle durcit le ton puisqu'en novembre 1994, il fut totalement interdit alors que, jusque-là, il bénéficiait de la justification thérapeutique. Il faut dire que différentes affaires avaient suscité des vagues, notamment celle de Philippe Anziani qui, en 1989, nous l'avons vu, fut le premier footballeur français suspendu pour dopage. D'autres gros poissons s'étaient aussi fait prendre : le Gallois Willie Anderson (rugby), le Français Patrick Soula (rugby), l'Australienne Samantha Riley (natation)

Retiré des pharmacies fin 2010

Au final, si Anziani avait été contrôlé à la fin de l'année 1997, il n'aurait pas été marqué pour l'éternité « premier footballeur français pris au contrôle antidopage ». Mais, si on soumet le Di-Antalvic® aux trois critères qui font figurer un produit dans la nomenclature des substances dopantes, on s'aperçoit qu'il y répond parfaitement, et ce à trois titres.

Premièrement, il permet de booster la performance, en l'occurrence d'un joueur blessé qui ne pourrait pas évoluer à son niveau sans cette drogue.

Deuxièmement, il est dangereux. En décembre 2009, l'Agence européenne du médicament (EMEA) a demandé officiellement un retrait progressif de toutes les spécialités pharmaceutiques contenant du dextropropoxyphène. On découvre ainsi que pour l'agence européenne « les preuves d'efficacité, en l'état actuel des standards requis pour l'autorisation de mise sur le marché, sont insuffisantes pour justifier le risque de décès encouru par les patients, en cas de surdosage accidentel ou volontaire ». Rappelons qu'en France, huit millions de personnes prennent régulièrement du Di-Antalvic® ou l'un de ses génériques, de très loin le plus gros marché européen, et que, selon l'Agence française de sécurité sanitaire des produits de santé (Afssaps), ce médicament causerait 2 % des décès par intoxication médicamenteuse. L'Agence donne un délai d'un an avant le retrait définitif du marché (fin 2010). Cela notamment parce qu'il faut prévoir un sevrage des patients car, étant un opiacé faible, il crée une accoutumance chez ceux qui en prennent depuis longtemps.

Troisièmement, il est contraire à l'éthique médicale : un médicament est fait pour soigner une pathologie, le repos allant de pair, et non pour « soigner » la performance d'un « malade » en plein effort.

Enfin, il faut rappeler que le dextropropoxyphène est prohibé depuis toujours par le Code des courses de chevaux ! Comme si l'homme se préoccupait beaucoup plus de la santé du cheval – il est vrai, sa plus noble conquête – que de la sienne.

7
Coups de sang

L'Actovegin® fait le bonheur des footballeurs depuis au moins trente-cinq ans[1].

Commercialisé sous les noms barbares de Solcoséryl® et d'Actovegin®, le sang de veau déprotéiné n'est toujours pas formellement prohibé par l'AMA et la FIFA.

---

1. L'Actovegin® augmente l'efficacité du métabolisme en respectant la régulation énergétique au niveau cellulaire, indépendant de l'état de l'organe spécifique. Cet effet est mesurable par l'augmentation de la consommation et de l'utilisation du glucose et de l'oxygène. Ces deux fonctions combinées entraînent une augmentation de l'ATP (concentré énergétique directement utilisable par la cellule) et, donc, une augmentation des ressources énergétiques à disposition des cellules. De plus, le fonctionnement énergétique est amélioré par une stimulation de la sensibilité à l'insuline, l'hormone qui facilite la pénétration du glucose dans la cellule. En cas de déficience, baisse de l'activité du métabolisme (hypoxie, déficience en substrats) et augmentation de la demande énergétique, l'Actovegin® améliore les processus métaboliques en maintenant les fonctions cellulaires : l'augmentation de la circulation est un effet secondaire induit d'autant que, parallèlement, on constate une inhibition de l'agrégation plaquettaire (effet anticoagulant).
Indications médicales :
– Maladies métaboliques cérébrales et circulatoires (solution injectable) : syndrome de déficience cérébrale, attaque ischémique cérébrale, traumatisme cranio-cérébral.
– Maladies circulatoires périphériques (artères, veines) et leurs séquelles (angiopathie artérielle, ulcère variqueux) (solution injectable)

Depuis le milieu des années 1980, grâce aux révélations du gardien de but de la Nationalmannschaft Harald Schumacher dans son brûlot *Coup de sifflet*[1], plus personne n'ignore que ce dopant fait partie intégrante de la pharmacie top niveau des équipes bien « préparées ».

Or, juste avant l'Euro 2008, ce produit aux multiples facettes va refaire surface : le capitaine des Bleus Patrick Vieira recherche activement un médicament capable d'accélérer la cicatrisation de sa blessure musculaire, cette dernière l'empêchant de briguer une place de titulaire[2].

À l'épreuve de l'Aconcagua

Commercialisé au début des années 1960 par Solco, un laboratoire suisse, sous le nom de spécialité de Solcoséryl®, le sang de veau déprotéiné fait son apparition officieuse dans le sport au milieu des années 1980, notamment dans le football[3], sans qu'aucun scandale de dopage ne soit associé à cette médication. Avant

---

– Diabète de type II : amélioration de la captation du glucose (sucre) avec stimulation de la sensibilité à l'insuline (impact physiologique intéressant au plus haut point les sportifs)
– Cicatrisation des blessures (voie locale : solution injectable ou pommade) : ulcères d'origines diverses, lésions trophiques (décubitus), processus de cicatrisation secondaire, lésions de la cornée et de la conjonctive, lésions musculaires (élongation, claquage, déchirure), brûlures (par eau bouillante, acides, radiations) (solution injectable), peau, muqueuses, tissus nerveux.

1. H. Schumacher, *Coup de sifflet*, Paris, Michel Lafon, 1987, pp. 131-149.
2. Témoignage Patrick Vieira in *Le Parisien,* 8 octobre 2008.
3. *Idem* note 1.

l'affaire « des poubelles de l'US Postal », sur le Tour de France 2000, les médias internationaux avaient peu évoqué cette substance. D'où son relatif anonymat. Les effets sportifs du sang de veau déprotéiné ont été mis au jour pour la première fois en 1967 dans le massif de l'Aconcagua, un volcan des Andes, à la frontière entre l'Argentine et le Chili, culminant à près de 7 000 mètres. Une équipe de scientifiques allemands, dirigée par Hans et Elizabeth Albrecht[1], teste successivement les stéroïdes anabolisants et le Solcoséryl®[2], en condition d'hypoxie[3], à 2 700, 4 300 et 6 200 mètres d'altitude. Au final, le sang de veau déprotéiné s'avère plus efficace que les anabolisants pour accroître le transport de l'oxygène et crapahuter en haute altitude.

Dans la foulée, il est commercialisé en France, en 1972, sous le nom de spécialité Solcoséryl® puis, en 1975, en Allemagne, sous celui d'Actovegin®. Dès sa mise en vente dans les pharmacies hexagonales, il est prescrit en gastro-entérologie, notamment pour les ulcères digestifs et en prévention des effets secondaires des traitements anti-inflammatoires, ainsi que pour les affections post-traumatiques (claquage). Et

1. H. Albrecht et E. Albrecht, « Tests ergométrique, rhéographique, réflexographique et électrocardiographique en altitude et effet de médicaments sur la performance physique humaine (expédition 1967) » (en anglais), *Federation Proceedings*, 28, n° 3, mai-juin 1969, pp. 1262-1267.
2. Extrait de sang de veau, âgé de quatre semaines au maximum, sans protéine, sans antigène, commercialisé en Suisse sous le nom de Solcoséryl® et cousin germain du futur Actovegin®.
3. En altitude, la pression partielle de l'oxygène contenu dans l'air s'abaisse, ce qui provoque une diminution de la quantité de ce gaz inhalé lors de la respiration et distribué aux tissus par le sang.

c'est ainsi que le produit va rapidement pénétrer les enceintes sportives.

Car le sang de veau déprotéiné présente plusieurs attraits pour le sportif : d'abord, il facilite le transport et la pénétration du glucose (un carburant à haute valeur énergétique) vers les muscles ; puis, associé à l'EPO, il permet de booster, grâce à son effet anticoagulant, la fluidité et la vélocité sanguine, tout en maintenant l'hématocrite en dessous du seuil autorisé (ce qui, en camouflant la prise d'EPO, évite ainsi d'être pris pour dopage !) ; enfin, il favorise une consommation d'oxigène maximale qui améliore grandement le rendement musculaire.

Son apport a été démontré scientifiquement, dès 1969, le sang de veau s'avérant plus bénéfique que les anabolisants en situation d'efforts poussés au maximum. Son champ d'action privilégié concerne les matches en altitude, à l'image de ceux de la Coupe du monde 1986 au Mexique et de 2010 en Afrique du Sud.

Le foot « à injections »

Dans son livre autobiographique *Positive* [1], paru en Australie, juste avant les Jeux olympiques de Sydney, le lanceur de disque d'origine autrichienne Werner Reiterer rappelle que lors de la Coupe du monde de football au Mexique en 1986, l'équipe de la République fédérale allemande avait suivi une préparation

1. W. Reiterer, *Positive*, Sydney, Macmillan, 2000, pp. 78-79.

médicale intensive. La chronique de l'époque parlait de trois mille injections effectuées par le docteur Heinz Liesen, responsable médical du onze germanique, qui allait atteindre la finale contre l'Argentine. Parmi les substances administrées, il était fait état d'extraits de sang de veau. En effet, dans son autobiographie *Coup de sifflet*, le célèbre gardien de but du FC Cologne Harald Schumacher y détaille les substances injectées : « Outre les médicaments, nous étions assaillis de piqûres. Le professeur Liesen lui-même en injecta quelque trois mille en six semaines. Elles contenaient toutes les substances possibles et imaginables : des extraits de plantes pour stimuler le système immunitaire, de la vitamine C et de la vitamine B12 en fortes concentrations, des extraits de miel d'abeille pour tonifier le cœur et les artères, des extraits de sang de veau pour les problèmes liés à l'altitude. »

À l'époque, les « vertus » de l'Actovegin® devaient être bien connues du milieu du ballon rond. Ainsi, Werner Reiterer rappelle qu'en 1987 « un médecin allemand a fait les gros titres et a été critiqué par Manfred Donike, spécialiste allemand de la lutte antidopage, parce qu'il avait injecté du sang de veau à des footballeurs allemands lors des finales de Coupe d'Europe ».

En 1998, toujours dans le milieu du ballon rond, on signale à deux reprises la présence d'Actovegin®. Début janvier, on apprend que « cinq joueurs de Tottenham se sont déplacés à Munich, où Hans-Wilhelm Müller-Wohlfahrt, un gourou de la médecine locale, est réputé obtenir des résultats en injectant aux malades des substances incluant du sang de veau. Wohlfahrt a prédit, à l'issue de l'examen, que Leslie "Les" Ferdinand et David Ginola seraient prêts pour le match contre Wets Ham United, le samedi 17 janvier, tandis que Steffen Iversen, Allan Nielsen et Chris Armstrong auraient besoin de plus de temps pour se soigner [1] ».

Quelques mois plus tard, à l'occasion de la Coupe du monde, on retrouve l'Actovegin® dans les valises de deux nations. C'est une note confidentielle de l'Agence du médicament, adressée au cabinet de la ministre de la Jeunesse et des Sports, Marie-George Buffet, qui lance le signal d'alarme : les autorisations d'importation de médicaments, délivrées à une vingtaine de sélections étrangères, démontrent la surmédicalisation des footballeurs avec, en prime, la présence, entre autres, de sang de veau déprotéiné dans les pharmacies des équipes autrichienne et belge.

Les cyclistes en raffolent

Depuis une dizaine d'années, on retrouve cette substance chez différents sportifs de haut niveau. Elle est notamment saisie, parmi trente-six autres produits, le 28 juillet 2002 par les douanes françaises à Chamonix, dans la voiture d'Edita Rumsas, l'épouse du coureur lituanien Raimondas Rumsas, arrivé troisième du Tour de France 2002. Le 9 mai

1. *L'Équipe*, 16 novembre 1998.

2003, elle est également présente dans la voiture – interceptée par les douanes à Menton – de la Roumaine Gabriela Szabo, championne olympique du 5 000 mètres, à Sydney, en 2000.

En janvier 2004, quand éclate l'affaire Cofidis, l'enquête judiciaire montre que l'Actovegin® fait partie de la pharmacie de certains cyclistes. Toujours en 2004, l'ex-coureur cycliste de la Kelme, l'Espagnol Jesus Manzano – dans une confession-vérité en cinq volets, publiée par le quotidien sportif *AS* du 24 au 28 mars 2004 –, détaille le menu pharmaceutique d'un forçat de la route. Le Castillan, âgé de vingt-cinq ans, explique qu'il est devenu, à grands coups de pédales, un spécialiste des cocktails à base de pilules, seringues et autres transfusions. Il énumère la panoplie médicamenteuse d'un cycliste professionnel ordinaire : trente et un produits y sont listés. Au milieu des classiques – EPO, hormone de croissance, corticoïdes, corticotrophine (ACTH), nandrolone et testostérone –, l'Actovegin® figure en bonne place. Dans le quotidien *AS*, Manzano révèle comment il lui était administré : « On me donnait de l'Actovegin® le matin des courses ou des étapes difficiles, en injection, avec du bicarbonate, de l'acide lactique (?) et de la caféine [1]. »

Le 23 mai 2006, les policiers de la Guardia civil investissent un appartement, situé 20, rue Caidos à Madrid, dont le propriétaire, un certain docteur Eufemiano Fuentes, est un ancien gynécologue reconverti dans les « soins » aux sportifs. Parmi les

1. *L'Équipe*, 9 octobre 2008.

quelques centaines de médicaments répertoriés par les fonctionnaires ibériques, on retrouve l'arsenal classique du dopage de haute voltige : poches de sang pour transfusions autologues, hormones de croissance, IGF-1, insuline, EPO, testostérone (patchs) et, comme par hasard, du sang de veau déprotéiné !

Dans l'armoire à pharmacie de ce médecin, il est présent sous deux formes commerciales : cent comprimés d'Actovegin® et vingt-cinq ampoules injectables de Solcoséryl®.

Le sang de veau en piste

Le sang de veau fréquente aussi les pistes d'athlétisme : le 22 août 2006, la police suédoise annonce qu'elle met fin à son enquête concernant les sacs retrouvés dans une poubelle à proximité de l'hôtel de Göteborg, lieu des Championnats d'Europe, où résidait, notamment, la délégation russe. Le 14 août, au lendemain de la cérémonie de clôture, un passant avait découvert deux sacs en plastique portant des inscriptions en caractères cyrilliques et contenant, entre autres, des seringues et du matériel de transfusion usagé. Les enquêteurs avaient très rapidement évoqué « des vitamines russes » plutôt que des produits dopants, les examens en laboratoire n'ayant décelé aucune substance interdite selon les règles antidopage suédoises. Des traces de sang de veau déprotéiné ont cependant été relevées. Mais, curieusement, l'Actovegin®, anciennement prohibé pendant l'année 2000 par le Comité international olympique (CIO), a disparu des listes rouges de référence et, à ce jour, ne figure toujours pas de façon lisible dans la nomenclature des produits interdits par l'Agence mondiale antidopage [1].

Lors du Tour de l'Avenir cycliste 2009, l'antichambre du Tour de France, on retrouve une fois de plus le sang de veau dans la pharmacie top niveau de coureurs ukrainiens. La présence non justifiée dans une voiture d'une véritable pharmacie ambulante de 196 éléments – dont des seringues neuves ou souillées de sang, des cathéters pour de l'Actovegin®, de l'EPO et de la somatropine (une hormone de croissance fabriquée par génie génétique) – oriente les enquêteurs vers trois coureurs de l'équipe ukrainienne, placés en garde à vue puis mis en examen sous contrôle judiciaire. Les cyclistes, lors des interrogatoires policiers, avouent des prises d'Actovegin® et d'EPO. Or, les tests antidopage se sont tous révélés négatifs. Ce qui était prévisible pour l'Actovegin®, car le produit n'est ni prohibé ni recherché par les laboratoires officiels. En revanche, cela l'était beaucoup moins pour l'érythropoïétine, l'hormone stimulant la production de globules rouges. Il était admis par les instances officielles qu'elle était décelable depuis juin 2000, grâce à une méthode mise au point par des chercheurs français et validée par sa publication dans une revue scientifique de référence.

1. Créée le 10 novembre 1999, dans les soubresauts de l'affaire Festina, l'AMA est une fondation indépendante chargée de la lutte contre le dopage au niveau international. Financée à parts égales par les gouvernements et le Comité international olympique (CIO), elle met à jour, depuis janvier 2004, les listes de produits dopants interdits. Auparavant cette mission était assumée par le CIO.

Visiblement, la technique possédait des failles, dans lesquelles les tricheurs se sont infiltrés avec succès.

À la bande à Blatter, qui s'appuie constamment sur les analyses négatives pour fanfaronner, nous conseillons de méditer l'interview de Pierre Bordry, grand manitou de l'Agence française de lutte contre le dopage (AFLD) parue dans le quotidien *L'Humanité*. Contrairement aux huiles de la FIFA, le responsable de cette agence indépendante n'est pas un adepte de la langue de bois et pointe la limite des investigations biologiques (sang et urine) : « Dans les dossiers que ces jeunes coureurs transportaient, nous avons mis la main sur les protocoles très sophistiqués qui permettent de se doper sans être inquiété [1]. »

Enquête sur un produit miracle

Toujours en 2009, la saga du sang de veau nous fait traverser l'Atlantique. C'est le quotidien *New York Times* qui annonce l'arrestation par le FBI [2] du docteur Anthony Galea, un médecin canadien soupçonné de vendre aux sportifs des produits interdits à la vente, tel l'Actovegin®.

Ce praticien s'était fait connaître pour avoir notamment aidé le golfeur Tiger Woods durant ses six mois de rééducation post-opératoire, consécutive à l'intervention réparatrice sur son genou gauche, au printemps 2008. Spécialiste de médecine sportive, il

1. *L'Humanité*, 10 avril 2010.
2. Federal Bureau of Investigation.

est soupçonné d'avoir prescrit des produits dopants, ou prohibés à l'importation, à des sportifs américains et canadiens de renom, l'enquête du Federal Bureau of Investigation (FBI) étant basée sur des données médicales découvertes dans l'ordinateur du médecin. M. Galea a été arrêté à Toronto le 15 octobre 2009, un mois après que son assistante, Mary Anne Catalano, avait été interceptée à la frontière américano-canadienne avec, dans sa valise, de l'hormone de croissance et de l'Actovegin®. Selon un communiqué de la Gendarmerie royale du Canada (GRC), l'importation et la vente de ce produit, un extrait de sang de veau, supposé agir sur la chaîne respiratoire des cellules et le métabolisme énergétique, sont interdites aux États-Unis et au Canada. « La GRC soutient que M. Galea avait l'intention de traiter certains de ses patients à l'extérieur du Canada avec l'Actovegin®[1] », a souligné la police fédérale. Le médecin aurait notamment participé à l'exportation de ce produit, potentiellement dopant, aux États-Unis. Outre Woods, M. Galea a soigné des centaines de sportifs professionnels et amateurs, parmi lesquels la nageuse américaine Dara Torres, trois fois médaillée d'argent aux Jeux de Pékin, le champion olympique canadien du 100 mètres à Atlanta, en 1996, Donovan Bailey, le patineur artistique canadien Patrick Chan, cinquième de l'épreuve individuelle aux Jeux de Vancouver en 2010, ainsi que de nombreux joueurs de football américain et des ligues majeures de baseball.

1. *La Presse Montréal*, 16 décembre 2009.

Le docteur Galea est également connu pour avoir mis au point une thérapie destinée à accélérer la récupération après une intervention chirurgicale. C'est Tiger Woods qui, entendu par la justice dans le cadre de l'affaire, a expliqué aux enquêteurs venus l'interroger à Orlando, en Floride, que Galea, afin de faciliter la guérison de son genou gauche – dans le cadre d'un traitement par « *blood spinning* » –, lui avait prescrit du plasma enrichi en plaquettes. La technique consiste à passer un échantillon de sang du patient dans une centrifugeuse pour en retirer les plaquettes, riches en facteurs de croissance, puis à les injecter, non pas dans le propre sang du sujet, mais directement dans les tissus blessés ou opérés afin d'en accélérer la cicatrisation. Le « *blood spinning* » a été mis au point dans les années 1970, mais s'est surtout développé au milieu des années 1990, grâce à un chirurgien maxillo-facial de la Mayo Clinic (Rochester, Minnesota), le docteur Robert Marx.

Carton jaune à Chelsea et au Bayern Munich

Rappelons qu'il y a cinq ans, l'Agence mondiale antidopage et son président emblématique, le Canadien Dick Pound, s'étaient émus de son utilisation dans le football et avaient mis en garde, début avril 2005, le club de Chelsea contre le recours au « *blood spinning* ». Selon différentes sources, la presse britannique et le directeur scientifique de l'AMA [1], ce procédé de cicatrisation accélérée aurait été utilisé par le docteur Bryan English, le médecin de Chelsea, récent champion d'Angleterre, et par le docteur Hans-Wilhelm Müller-Wohlfahrt, médecin du Bayern Munich et de l'équipe nationale d'Allemagne. Les deux praticiens suspectés affirmaient à l'époque qu'ils n'utilisaient pas la méthode pour administrer des facteurs de croissance. En septembre 2009, l'AMA clarifiait le statut des préparations dérivées des plaquettes (par exemple « *platelet-rich plasma* » ou « *blood-spinning* », deux manipulations sanguines d'enrichissement du sérum en plaquettes supposées favoriser la croissance des tissus). L'administration par voie intramusculaire fut clairement prohibée, alors que les autres voies d'administration nécessitent dorénavant une déclaration d'usage en vue d'une autorisation à des fins thérapeutiques. Or, un an plus tard, le 19 septembre 2010, l'AMA fait marche arrière en décidant de retirer de sa liste rouge ces préparations enrichies en plaquettes, notamment lorsqu'elles sont administrées par voie intramusculaire. Selon le directeur général de cette agence, David Howman, il n'y a pas de preuves scientifiques de la pertinence de cette technique à des fins d'amélioration de la performance : « Les cas observés concernaient habituellement des athlètes blessés, qui recevaient les injections dans les muscles ou tissus concernés. Nous avons jugé qu'il s'agissait d'une procédure médicale et que ce sont les autorités médicales qui devront évaluer sa valeur. En

1. *Le Monde*, 19 mai 2005.

l'état actuel des recherches, nous ne croyons pas qu'elle permet d'améliorer les performances [1]. »

Dans la même logique, l'AMA considère que l'Actovegin®, qui est parfois associé aux préparations à base de plaquettes, doit seulement être interdit lorsqu'il est injecté par voie intraveineuse. L'utilisation médicale de ce produit est toutefois prohibée tant au Canada qu'aux États-Unis, et son importation clandestine est au cœur des procédures entamées contre le docteur Galea par les justices américaine et canadienne [2].

La chasse à l'Actovegin®

En France, jusqu'en 1990, il existait également un produit à base de sang de veau déprotéiné injectable : le Solcoséryl® – sa commercialisation en pommade a été arrêtée en 1992. Depuis 1972, il était prescrit en gastroentérologie (ulcères, gastrites, hernies hiatales), mais aussi à titre d'appoint dans le traitement des grands brûlés et lors des troubles trophiques d'origine vasculaire. Ce médicament était même pris en charge par la Sécurité sociale à hauteur de 40 %.

En raison des risques de contamination liés à la maladie de la vache folle, les deux formes de sang de veau furent retirées du marché hexagonal, en 1991

1. www.cyberpresse.ca, 22 septembre 2010.

2. Le 15 octobre dernier, aux États-Unis, le docteur Anthony Galea a été officiellement inculpé pour trafic de produits dopants destinés à des sportifs de haut rang. Les noms du golfeur Tiger Woods, de la nageuse Dara Torres et du joueur de baseball Alex Rodriguez figurent dans l'enquête.

pour la suspension injectable, et un an plus tard pour la forme topique. Bien qu'à l'époque il n'existait aucune preuve scientifique que l'encéphalopathie spongiforme bovine (ESB) pouvait être transmise à l'homme, le ministère de la Santé décida de réglementer plus sévèrement les produits biologiques d'origine bovine.

Dans cette optique, il les avait classés en quatre catégories. En classe 1, se trouvaient les tissus neurologiques, au risque de transmission le plus important. Dix-neuf médicaments furent carrément interdits. En classe 2, les substances contenant des cellules de l'appareil digestif, des glandes ou du liquide céphalorachidien. Dans cette catégorie, où figuraient treize autres produits, on récupéra les anciens lots, et les formules de fabrication furent modifiées. Enfin, pour les médicaments d'origine animale qui étaient issus d'organes aux potentialités de transmission faible ou indécelable (classe 3 et 4 : caillots de sang, sérum, etc.), des études de sécurité furent effectuées. Le sang de veau déprotéiné avait été classé dans le groupe 4. Il n'était pas tenu de disparaître, mais devait passer devant une commission de réévaluation clinique et fournir un dossier de sécurité virale. Sur ce dernier point, l'un des responsables du laboratoire nous avait précisé qu'il était « béton », mais en l'absence d'études scientifiques validées sur les aptitudes cliniques du sang de veau, les laboratoires Sarget qui produisaient le Solcoséryl® avaient préféré stopper sa commercialisation.

Le sang de veau déprotéiné n'est aujourd'hui plus disponible dans les pharmacies françaises, mais peut être utilisé lors de compétitions hors-Hexagone, car il reste en vente dans d'autres pays de l'Union européenne, tels que la Norvège, l'Allemagne, la Suisse et l'Autriche. Ainsi le labo norvégien Nycomed, distributeur de l'Actovegin® dans différents pays, notamment en Allemagne, a réussi à démontrer que le sang de veau déprotéiné avait des vertus thérapeutiques pour améliorer l'irrigation sanguine des tissus privés partiellement d'oxygène, et fluidifier le sang. Depuis le début des années 1990, il est également bien implanté à l'est de la zone euro, notamment en Russie, en Ukraine et au Kazakhstan. En revanche, aux États-Unis comme en France, l'importation et la vente d'Actovegin® sont toujours prohibées.

En ne mentionnant pas tous les produits interdits de manière exhaustive, la liste de l'Agence mondiale antidopage crée une ambiguïté. Si l'Actovegin® n'a jamais été nommément proscrit, il entre en 1999 dans la classe des méthodes interdites : au dopage sanguin ont été ajoutés les « transporteurs artificiels d'oxygène et équivalents du plasma sanguin », expression qui englobe l'ensemble des substances de remplissage du volume sanguin. L'Actovegin® devrait donc *ipso facto* figurer dans cette catégorie. Signalons que, dans la pharmacie du docteur Michele Ferrari, l'ami du cycliste Lance Armstrong, mise en lumière par l'enquête de la justice italienne, figurait l'Emagel®, une substance obtenue à partir de gélatine de bovin, qui, en médecine dopante, sert à réhydrater par voie veineuse afin de faire baisser l'hématocrite[1]. En clair, un produit proche de l'Actovegin®. La médiatisation de l'affaire « des poubelles de l'US Postal » qui a débouché sur l'ouverture d'une information judiciaire contre X visant notamment l'équipe américaine US Postal, le 22 novembre 2000, a accéléré la chasse à l'Actovegin®.

Conséquence de cette hypermédiatisation de l'Actovegin®, le Comité international olympique, le 12 décembre 2000, a décidé de l'interdire en le désignant nommément dans la liste des substances prohibées à la section « Dopage sanguin ». « Nous devons être très précis sur le fait que la commission médicale estime que c'est une substance interdite. Il pouvait y avoir quelques hésitations voilà quelques mois. Aujourd'hui, cette hésitation n'existe plus », justifiait ainsi le président de la commission médicale du CIO, le prince Alexandre de Mérode[2]. Selon ce dernier, un certain nombre d'équipes présentes aux Jeux olympiques de Sydney auraient fait le déplacement avec pas moins de quatre cents capsules[3] de sang de veau dans leurs valises ! Le tout avec l'assentiment tacite des douanes australiennes qui ne considéraient pas le produit comme illégal…

Au final, la décision de la commission médicale ne sera jamais appliquée. La faute en incombe à l'Agence mondiale antidopage qui, depuis janvier 2004, édicte

1. Taux de globules rouges dans le sang qui, s'il dépasse le chiffre de 50, témoigne d'une probable prise d'érythropoïétine (EPO), une hormone prohibée par la réglementation sportive.
2. Associated Press, 12 décembre 2000.
3. L'Actovegin® est commercialisé sous différentes formes : ampoule injectable, flacon de 250 ml pour perfusion, comprimés enrobés, gel, crème et pommade.

et publie la seule liste de référence pour l'ensemble du mouvement sportif (FIFA comprise), et qui n'a pas suivi la résolution tranchée du CIO. L'Actovegin® reste donc interdit au titre des produits « apparentés » aux dopants sanguins, mais n'est toujours pas cité en toutes lettres. Et, cerise sur le gâteau, il est indécelable dans le cadre d'une analyse antidopage ! Toutefois, en septembre 2009, l'affaire Anthony Galea a poussé l'AMA à préciser sa position sur ce produit biologique : « Il ne doit être interdit que lorsqu'il est injecté par voie intraveineuse [1]. » C'est donc en raison de son assimilation avec les perfusions non thérapeutiques, prohibées depuis 2004, que le sang de veau se retrouve proscrit en sport.

Toutes ces tergiversations nous incitent à rappeler que l'Actovegin® répond à au moins deux critères de la liste rouge.

D'abord, c'est un produit qui accroît la performance et est consommé par les sportifs dans cette optique : son apport a été démontré scientifiquement, dès 1969, quand le sang de veau s'est avéré plus bénéfique que les anabolisants en situation d'efforts poussés au maximum avec dette d'oxygène. Son champ d'action privilégié ? Les matches en altitude tels que les footballeurs en ont rencontrés lors des Coupes du monde 1986 au Mexique et 2010 en Afrique du Sud. Il possède également des « vertus » reconnues et variées pour modifier les paramètres sanguins, en particulier pour faire baisser l'hématocrite, camouflant ainsi les conséquences de la prise d'EPO. Et il facilite la vélocité

1. *La Presse Montréal*, 22 septembre 2010.

sanguine et booste l'augmentation du glucose et de l'oxygène au niveau musculaire.

Le deuxième critère « contraire à l'éthique sportive » coule de source : ceux qui l'utilisent sont avantagés par rapport à leurs adversaires.

La zizanie chez les Bleus

Patrick Vieira, à l'époque capitaine emblématique de l'équipe de France, se blesse, le 30 mai 2008, lors d'un entraînement à Toulouse, à la veille de France-Paraguay (0-0), match amical en vue de l'Euro. Jean-Pierre Paclet, médecin des Tricolores depuis quatre ans, lui diagnostique dans la foulée une lésion musculaire avec saignement du biceps fémoral de la cuisse gauche, soit au minimum quatre semaines d'arrêt, ce qui, en clair, lui fera manquer tous les matchs de la première phase.

Curieusement, alors qu'en avril Raymond Domenech a eu une réunion préparatoire avec son staff, qui « écrit noir sur blanc qu'on n'emmènerait jamais un joueur blessé pour une longue durée à une grande compétition[1] », l'entraîneur décide, contre toute attente, de sélectionner Vieira pour l'Euro. À son arrivée en Suisse, « la pieuvre » – son surnom à l'Inter Milan – fait le forcing pour récupérer de son problème musculaire. Il veut absolument jouer, et pour cela sollicite ses coéquipiers afin de trouver la méthode la plus performante possible. Willy Sagnol, alors défenseur de l'équipe

1. J.-P. Paclet, *L'implosion*, Paris, Michel Lafon, 2010, p. 140.

de France et du Bayern Munich, lui propose de contacter le médecin du club bavarois, Hans-Wilhelm Müller-Wohlfahrt qui, pour ce type de pathologie, utilise un produit, l'Actovegin®, couramment prescrit en Allemagne[1]. Il s'en ouvre au docteur Paclet qui refuse de pratiquer des soins avec un produit interdit à la vente en France. Le praticien prend conseil auprès de confrères spécialisés dans les soins aux sportifs ; leurs avis le confortent dans son refus d'injecter directement dans la zone musculaire touchée de l'Actovegin®.

Au final, Vieira, qui a ciré le banc pendant tout l'Euro, garde une dent contre Jean-Pierre Paclet et, à la veille de France-Italie, le met en cause : « Il y a des incohérences au sujet de ma blessure et sur les soins qui m'ont été prodigués. À un moment donné, il faudra des explications[2]... » Bilan du conflit : Vieira n'a pas joué une seule minute pendant le tournoi européen, et le docteur Paclet a été prié, quelques semaines plus tard, d'aller exercer ses talents ailleurs.

Cette histoire a le mérite de replacer le fameux Actovegin® dans la lumière. Contrairement à la voie veineuse qui sert à injecter le sang de veau afin d'améliorer le rendement du sportif – cette pratique étant prohibée par l'AMA –, on administre aussi ce produit directement dans la blessure, en une ou plusieurs piqûres étalées dans le temps, dont la finalité

1. In *Le Parisien*, 17 novembre 2008 : « Sagnol confirme l'affaire Vieira ».
2. *L'Équipe*, 17 juin 2008.

est d'accélérer la cicatrisation. Ce type de traitement local n'est pas proscrit, puisqu'il intervient comme remède à une déficience musculaire. La forme en comprimés, elle, bien qu'autorisée par les instances antidopage, sert davantage, notamment dans les pays de l'Est, à « soigner » la performance qu'un pépin de santé.

En conclusion, seule la voie veineuse semble interdite par l'AMA. Cette réglementation n'a pas d'incidence sur son utilisation frauduleuse, car l'Actovegin® est indétectable par cette technique d'administration, directement dans un vaisseau sanguin. Sauf, bien entendu, si l'on récupère le matériel ayant servi à l'injection et que les instances antidopage possèdent déjà l'ADN du sportif suspecté. Le sang de veau déprotéiné passe ainsi entre les mailles du filet. Ce flou réglementaire (est-il volontaire ?) entre l'injection intravaineuse prohibée et l'administration du même produit par piqûre dans une liaison musculaire qui, elle, est autorisée, ne peut être que préjudiciable à l'efficacité de la lutte antidopage. Le commentaire de Willy Sagnol, à propos de Vieira, témoigne de ce manque de clarté : « Je ne comprends pas la polémique. Ce n'est pas du dopage, puisque c'est un produit autorisé. C'est un produit qui n'est pas interdit, qu'on n'utilise pas en France pour des raisons que personne ne sait [1]. »

Nul doute que la lutte antidopage gagnerait en efficacité si elle communiquait de façon précise, sans circonvolution, sur les produits dopants.

---

1. Agence France-Presse, 16 novembre 2008.

La saga sportive du sang de veau déprotéiné (SVD)

Année	Nom	Nationalité	Fait ou témoignage concernant le SVD	Spécialité sportive/ pays producteur
1967	Hans et Elizabeth Albrecht	Allemagne	Etude scientifique sur les effets du SVD (Solcoséryl®)	Alpinisme
1967	Solcoséryl® (sang de veau déprotéiné)	Suisse	Spécialité pharmaceutique du laboratoire Solco (Bâle)	Suisse
1972 - 1992	Solcoséryl® (sang de veau déprotéiné)	France	Spécialité pharmaceutique du laboratoire Sarget (injectable et pommade)	France
1986	Harald Schumacher	Allemagne	Témoignage. Lors du Mondial mexicain, La Nationalmannschaft l'utilisait pour combattre les effets de l'altitude.	Football
1990	Athlètes russes de haut niveau (demi-fond et marathon)	Russie	Témoignages	Athlétisme
1998	Coupe du monde de football	France	Autorisation d'importation des sélections autrichienne et belge	Football
1998	David Ginola	France	Témoignage	Football
2000	Jeux olympiques de Sydney	Australie	Témoignage d'Alexandre de Mérode (président de la commission médicale du CIO)	Omnisports
2000	US Postal (Tour de France)	Etats-Unis	Enquête policière	Cyclisme
2002	Raimondas Rumsas	Lituanie	Tour de France (douane de Chamonix)	Cyclisme
2003	Gabriela Szabo	Roumanie	Douanes de Menton	Athlétisme
2003 – 2008	José Landuyt	Belge	Enquête policière	Cyclisme

Année	Nom	Nationalité	Fait ou témoignage concernant le SVD	Spécialité sportive/ pays producteur
2004	Philippe Gaumont	France	Témoignage (affaire Cofidis)	Cyclisme
2004	Jesus Manzano	Espagne	Témoignage	Cyclisme
2004	Robert Sassonne	France	Perquisition (affaire Cofidis)	Cyclisme
2006	Championnats d'Europe d'athlétisme à Göteborg	Suède	Enquête judiciaire (poubelles hôtel des Russes)	Athlétisme
2006	Dr Eufemiano Fuentes	Espagne	Perquisition de la Guardia Civil (opération Puerto)	Cyclisme
2009	Paquillo (Francisco Javier dit) Fernandez	Espagne	Enquête de la Guardia Civil	Marche athlétique
2008	Bayern Munich	Allemagne	Témoignages	Football
2009	Dr Anthony Galera (médecin du sport de Tiger Woods)	Canada	Enquête FBI	• Golf • Athlétisme • Football américain
2009	Equipe nationale cycliste	Ukraine	Tour de l'Avenir (douane de Franche-Comté)	Cyclisme
2010	Deux cyclistes originaires du Kazaksthan et pigistes au club Charvieu-Chavagneux (Isère)	Kazaksthan	Tour de Franche-Comté cycliste (douane de Franche-Comté)	Cyclisme
2010	Nikolai Pankratov	Russie	Douane suisse	Ski de fond

8
Maradona, le shoot de trop

La poudre blanche rend-elle performant sur le gazon ? La cocaïne[1], considérée par beaucoup, au choix comme récréative, festive ou sociale, est-elle également efficace pour améliorer les prestations d'un footballeur sur le terrain ?

L'Argentin Diego Maradona, convaincu une première fois de dopage à la cocaïne après un contrôle positif à l'issue du match de championnat d'Italie Naples-Bari du 17 mars 1991, se défendait en affirmant qu'il n'avait « jamais rien pris pour gagner un match » et que « l'on ne peut parler de dopage[2] ». Depuis le 29 mars, date du communiqué de la Fédération italienne de football, Maradona n'avait cessé de clamer son innocence : « Je n'ai jamais pris

1. Consommée dans le sport depuis 1883, la cocaïne est interdite par la loi française n° 65-412 du 1er juin 1965 et le décret d'application n° 66-373 du 10 juin 1966 donnant la liste des substances prohibées ; l'Union cycliste internationale depuis 1967 ; le Comité international olympique depuis 1971. Depuis 2004, la cocaïne est prohibée seulement en compétition. Les tests hors compétition ne contrôlent ni ne sanctionnent la prise de cette drogue. Décelable dans le cadre d'un contrôle antidopage. Premiers cas positifs : boxe en 1988, football en 1988 et cyclisme en 1991. La fenêtre de détection de la cocaïne dans les urines d'un sportif, varie de quatre à soixante-douze heures.
2. Agence France-Presse, 2 avril 1991.

quelque chose qui aurait pu améliorer mes performances… Je n'ai jamais été sous les effets d'un stimulant… Je ne veux pas être suspendu [1]. »

Parole à la défonce

Cette plaidoirie de la star argentine était appuyée par Carlo Romano, le directeur de l'Institut médical de Rome, qui pensait que le joueur ne s'était pas spécialement « préparé » pour ce match puisque « les taux de cocaïne trouvés dans ses analyses dataient d'un certain temps [2] ». Effectivement, un contrôle antidopage urinaire ne peut faire la distinction entre consommation festive et utilisation pour améliorer les performances. Diego Maradona n'est pas le premier footballeur [3] à avoir franchi la « ligne blanche », mais cette drogue, considérée comme sociale par beaucoup, est également sniffée dans un but de rendement sur le terrain.

Depuis ce premier contrôle positif à la cocaïne, la star argentine a toujours nié l'influence positive de la poudre blanche sur ses prestations balle au pied. Dix ans après le faux pas du match Naples-Bari, *el Pibe de Oro* (« le gamin en or »), dans son autobiographie, va revenir à plusieurs reprises sur ce cas positif à la coke, affirmant à chaque fois qu'il n'était pas dopé. En début d'ouvrage, il explique que « la

1. *L'Équipe*, 1er avril 1991.
2. *Le Journal du dimanche*, 31 mars 1991.
3. L'international portugais Hernani Madruga Neves est le premier footballeur à avoir été contrôlé positif à la cocaïne, le 18 décembre 1988, lors du match Benfica-Sporting Lisbonne.

coke n'est pas un produit dopant puisque les performances ne sont pas bonifiées. Lors de ce match, un match fatal, j'étais propre[1]. » Pour enfoncer le clou, il ajoute plus loin : « Seuls les ignares peuvent penser que ce que je prenais avantageait mon jeu. Si je causais du tort, ce n'était qu'à moi, car mes habitudes ne m'aidaient pas à marquer des buts ou à faire des petits ponts[2]. »

Mais craignant sans doute de ne pas être cru, le génial gaucher en rajoute une troisième couche dans sa plaidoirie *pro domo* : « Mon unique drogue pour jouer a toujours été le ballon. Et qu'on le sache une fois pour toutes : la cocaïne ne fait pas un joueur de football. Elle le tue[3] ! »

La récidive

Mais Maradona va de nouveau tomber dans les mailles du filet. Son aventure avec Boca Juniors – un club argentin – s'achève sur un contrôle antidopage positif, dès le début de saison officielle, le 24 août 1997, date du match contre Argentinos Juniors. Pour sa défense, il va affirmer : « On m'a tendu un piège. On a dit que les résultats montraient des traces de cocaïne. Ce ne peut être vrai, car je prenais soin de moi[4] ». Maradona va se trahir lui-même sur la pseudo-inefficacité de la coke chez

1. D. Maradona, *Moi Diego*, *op. cit.*, p. 117.
2. *Idem*, p. 193.
3. *Idem*, p. 265.
4. *Idem*, p. 285.

les footeux en niant l'avoir introduite sur les gazons de son pays natal : « Je veux maintenant en finir avec cette histoire, selon laquelle j'aurais introduit la drogue dans le football argentin : on m'a pris avec de la cocaïne et ce flagrant délit ne joue pas en ma faveur, loin de là. Mais quand la drogue s'est propagée dans le football argentin, c'était afin de développer notre condition physique. Pour être à la hauteur des Allemands. Pour remporter la Coupe intercontinentale, la Copa Libertadores [1]. » Rien que ça !

Maradona reconnaît désormais que la cocaïne influence avantageusement la condition physique, notamment « pour être à la hauteur des Allemands ». Qu'il se rassure, il n'est pas le seul à savoir que cette drogue est compatible avec le sport de haut niveau.

Euphorie, toute-puissance et clairvoyance

C'est un expert français, Claude Olievenstein, grand spécialiste des addictions notamment à la poudre blanche, qui se colle à l'explication de texte : « La cocaïne a un effet excitant et défatigant. Lorsque l'intoxication n'est pas dans sa phase avancée, elle donne des réflexes mieux ajustés. Elle procure une euphorie qui se double d'un sentiment de toute-puissance et d'invulnérabilité. Elle augmente la clairvoyance. En cela, ses effets sont assez comparables à ceux des amphétamines [2]. »

---

1. *Idem*, p. 151.
2. *L'Équipe*, 29 août 1980.

Son confrère William Lowenstein, directeur de la clinique Montevideo à Boulogne (Hauts-de-Seine), spécialisé dans la recherche et le traitement des addictions, lui emboîte le pas : « La cocaïne permet d'être un champion dans sa tête, de “bouffer les autres”. Ce qui permet de se présenter sur scène devant deux mille personnes permet aussi de se trouver leader dans un groupe ou dans une vie. La cocaïne donne cette capacité à dominer l'autre, à se désinhiber dans la relation à autrui. Elle aide à rendre tolérable une situation mégalomaniaque [1]. » Pour résumer l'intérêt de la blanche, il précise : « La cocaïne répond chez le sportif à une triple addiction aux émotions, à la réussite et au mouvement [2]. »

En dehors des experts scientifiques de la coke, que disent les pratiquants sur l'influence sportive de la reniflette ?

C'est Paul Merson, un footballeur international anglais (vingt-trois sélections de 1991 à 1998) qui, au milieu des années 1990, avait avoué son addiction à la drogue : « Au début [janvier 1994], c'était par curiosité et pour oublier mes problèmes sur le terrain. Et puis, j'y ai pris goût parce que la cocaïne me permettait de me sentir plus sûr de moi [3]. »

Dans un autre sport d'équipe comme le hockey sur glace, où la lucidité, le temps de réaction et la gestuelle jouent un rôle majeur pour un gardien de but, Bernard Brisset, du *Journal de Montréal*, cite

1. *Le Monde*, 10 novembre 2004.
2. Idem.
3. *L'Équipe*, 26 novembre 1994.

l'exemple d'un portier de la Ligue majeure nord-américaine : « La dernière confession du gardien Grant Fuhr est l'épisode qui remet en question toutes les théories selon lesquelles le hockey sur glace est un sport trop dangereux pour qu'un de ses joueurs puisse évoluer correctement et sans danger sous l'influence de la cocaïne. Grant Fuhr a été le gardien par excellence du circuit du hockey sur glace au milieu des années 1980. Il a tout gagné. Et il a été à son mieux, selon sa confession, à une époque où il a été un actif consommateur de cocaïne [1] » !

À l'époque, l'usage de cette drogue est extrêmement répandu outre-Atlantique. « Si la cocaïne était de l'hélium, la NBA s'envolerait [2] », résume Art Rust Jr, lui-même ancien basketteur professionnel, devenu journaliste de radio et de télévision, mais aussi historien du sport.

Mais ces habitudes concernent aussi l'Europe. Le Français Dominique Sappia était préparateur physique dans l'équipe Arrows lorsque, au détour d'une interview, il lâche que les pilotes de F1 sont eux aussi de grands consommateurs [3]. Enfin, nous terminerons ce florilège d'avis positifs par cette célèbre confession du footballeur José Touré qui raconte sa découverte du produit : « L'effet fut immédiat, j'ai eu l'impression d'être un surhomme. Je me suis senti invincible [4]. »

---

1. *Journal de Montréal*, 10 septembre 1990.
2. D. Pickering, *Cassell'Sports Quotations*, Corydon (GBR), Bookmarque Ltd, 2002, p. 135.
3. *Le Soir*, 3 août 1998.
4. J. Touré, *Prolongations d'enfer*, Paris, Jean-Claude Lattès, 1994, p. 211.

Vertus antistress

Moins que de marquer un but, la drogue mexicaine permet aussi d'oublier le stress de la compétition, des *tifosi* et de la presse italienne.

Maradona confirme cette tension insupportable : « Votre champion Michel Platini a connu comme moi la pression du football italien. Je ne peux plus me promener dans la rue sans provoquer une émeute. On s'intéresse plus à ma vie privée qu'à mon activité professionnelle. Je ne veux plus que mes deux filles s'imaginent que leur père est un bandit [1]. »

En vérité, il existe beaucoup de points communs entre le dopage et une drogue telle que la cocaïne, à commencer par l'utilisation de cette dernière dans les deux cas – fête et joute sportive – et par des risques de dépendance qui facilitent le passage d'un genre à l'autre. Ce n'est pas tout. La cocaïne, elle aussi, a fini par frapper toutes les couches de la société.

Qui aurait parié il y a une quarantaine d'années que son usage deviendrait tristement banal, jusque dans les cours de lycées ? Voilà un premier thème de réflexion pour ceux qui sont tentés de minimiser le risque de dopage par les drogues. Certains, et même des médecins, ce qui est plus grave, tentent de faire accréditer la thèse que la cocaïne et les amphétamines n'ont rien à voir avec les performances ni avec l'éthique sportive. Ainsi, on peut lire dans la presse médico-sportive : « C'est un choix discutable dans la mesure où il est bien difficile d'établir un rapport

1. *Paris-Match*, 11 avril 1991.

entre l'absorption de drogue et l'exploit sportif. » Croire que la cocaïne est uniquement réservée aux non-sportifs, c'est faire preuve d'une méconnaissance totale de ses premières utilisations.

Dès le XVe siècle, les effets de la coca sont connus

En effet, si l'on en croit les historiens, les effets de la feuille de coca (cocaïne) sur l'aptitude du corps humain à accomplir des tâches difficiles avaient été signalés dès le XVe siècle : trente à cinquante feuilles de coca donnaient à un Indien du Nouveau Monde les forces nécessaires pour marcher toute une journée sans temps morts et sans besoin d'aliments[1]. « Tout un peuple, disait le médecin Beugnier-Corbeau, voyait dans la plante l'Esprit du Bien et l'entourait d'une vénération superstitieuse. Elle était la promesse de vie pour le moribond qui pouvait en boire la sève, un viatique incomparable pour le voyageur dont elle trompait la faim, un cordial pour réchauffer les sens engourdis par le froid des neiges et des glaces. » Cette citation est extraite d'une revue de thérapeutique publiée en... 1884[2] !

Quelques années plus tard, avec l'organisation des Six Jours cyclistes de Paris, la coco devient le stimu-

1. Les Indiens d'Amérique latine, qui s'en servaient à des fins religieuses, l'utilisaient également pour entreprendre de longs parcours au point d'en faire une unité de mesure, la cocada, distance parcourue pendant la durée d'un « mâcher ».
2. Cité par L. Saint-Ange, « La cocaïne », *Le Midi médical*, 15 juillet 1894, p. 438.

lant de base de « l'Écureuil » (surnom des coureurs de l'épreuve sur piste). En effet, le docteur Max Novich rapporte dans la revue *Abbotempo* que « les entraîneurs donnaient souvent à leurs poulains de la cocaïne qui était la plus largement utilisée comme stimulant par les cyclistes professionnels, mais son efficacité dépendait du dosage et de la façon dont elle était administrée [1]... »

La plupart des indications de la cocaïne, même de nos jours, sont orientées vers l'effort musculaire. Par exemple, Andrew T. Weil, un médecin américain qui a longtemps étudié l'utilisation de la coca au Pérou et en Colombie, la recommande comme stimulant, dans l'*American Journal of Drug and Alcohol Abuse*, aux personnes qui font de gros efforts physiques et à certains athlètes [2].

La cocaïne, qui a d'abord pénétré les sports d'endurance, a ensuite « contaminé » les sports de précision (comme le basket ou le baseball), car elle a un effet désinhibant reconnu et améliore la confiance en soi. Elle donne un sentiment de surpuissance, d'invulnérabilité. Le joueur se sent invincible et tente des gestes techniques tels que petits et grands ponts, aile de pigeon, bicyclette, claquette, roulette, qu'il n'oserait pas faire en temps normal. Donc, la cocaïne a un effet sur l'appréhension de la

---

1. M. Novich, « Sport et doping », *Abbotempo*, n° 2, 1964, p. 27. Sur ce sujet, voir également l'article de l'auteur, « Cocaïne : les joueurs de tennis se dopent-ils ou se droguent-ils ? », publié sur le site Rue89, le 7 novembre 2007.
2. *Journal américain des abus de la drogue et de l'alcool*, vol. 5, n° 1, 1978.

difficulté, sur la peur de mal faire, ce qui, dans le cadre d'une compétition sportive, est un avantage indéniable.

L'absorption de cocaïne en tant que dopant fait toujours partie en 2010 du soutien médicamenteux de l'athlète d'élite ou même de calibre inférieur.

« Normal qu'ils se laissent tenter, explique le docteur Jo Mulé, ancien directeur des services antidopage de l'État de New York, la coke déclenche et stimule l'agressivité. Un athlète qui en prend avant un effort sent sur le moment ses forces décuplées [1]. » Cet effet hypervitalisant est parfaitement connu des sportifs de compétition. Ainsi, le témoignage de Dale Berra, vedette du baseball américain des années 1980, en apporte la preuve : « Chaque fois que j'en prenais, je me sentais euphorique, mes sens étaient aiguisés. Je me sentais invincible. C'était comme une clé de contact pour le match [2]. »

Rappelons que les effets recherchés et espérés par les sportifs sont légion ! La cocaïne leur permet ainsi d'accentuer leur acuité cérébrale afin de mieux percevoir et plus vite le jeu, d'exalter leur vigilance et leur mémorisation, de stimuler l'humeur (l'euphorie), d'ajuster leurs réflexes, de jouer relâché pour libérer leurs coups le long des lignes (tennis), de tenter des coups (tennis) ou des tirs (football, basket) supposés « impossibles », de se sentir imbattable, invincible, pourvus de forces

1. *VSD*, 2 septembre 1982.
2. *Libération*, 13 septembre 1985.

décuplées, de franchir les barrières, les obstacles ou les parois qui, en temps normal, seraient jugés hors des limites humaines (alpinisme, escalade), d'augmenter leur endurance sans viatique nutritionnel surajouté, de mieux supporter en phase de musculation les sensations douloureuses au cours des dernières répétitions des séries très intenses (ce qui aide le sportif à se dépasser) et de sensibiliser les muscles à l'action du système nerveux (ce qui augmente la force). Tous ces « avantages » sont obtenus pour une durée de vingt à quarante minutes après avoir reniflé une dose de cocaïne.

Les contradictions des instances internationales

Au-delà de ses effets indéniables, un autre argument plaide sans détour en faveur de l'amalgame entre la cocaïne et le dopage. Alors que dès la première liste rouge établie en 1966 les amphétamines figuraient en tête des produits interdits dans le cadre des compétitions sportives humaines, cinq ans plus tard, en 1971, la commission médicale du Comité international olympique (CM-CIO), consciente de l'amalgame « came-charge », prohibait à son tour la cocaïne.

Depuis 2004, et la mainmise de l'Agence mondiale antidopage (AMA) sur l'établissement de la liste rouge des substances et méthodes prohibées, la cocaïne n'apparaît interdite qu'à l'occasion des compétitions et non en dehors. Ce qui revient à dire qu'elle est libre d'être sniffée pendant les périodes d'entraînement. On a du mal à comprendre quel esprit tordu a pu lancer une idée aussi saugrenue (le mot est faible) ! Cette règle, qui s'applique notamment pour les stimulants, tels que cocaïne, amphétamines, éphédrine, ainsi que pour les corticoïdes (à la fois euphorisants et anti-inflammatoires), est entrée en vigueur en 2004 et figure depuis dans le Code mondial antidopage.

Au final, la cocaïne étant à la fois une drogue et un produit présent sur la liste des substances dopantes, il est difficile de savoir dans quel cadre l'a inhalée tel sportif : volonté manifeste d'améliorer son rendement athlétique et ses prestations en match, ou usage festif ? D'un point de vue éthique, faut-il établir une distinction entre ces deux formes d'utilisation ? C'est bien sûr plus valorisant pour un athlète de plaider le dérapage festif – pour son entourage ou sa fédération aussi, d'ailleurs.

Mais un homme face à la compétition peut-il avoir une éthique réservée aux médicaments de la performance et s'en affranchir pour ses seuls loisirs ?

Pour notre part, nous n'établirons aucune distinction entre ces deux formes de consommation. Il y a des règles, connues du sportif, qui doivent être respectées. Il est de toute façon impossible pour les instances de déterminer à quelle occasion la consommation a eu lieu ; les urines ne vont pas nous dire si c'est festif ou si c'est dopant. Et on a trop tendance à minimiser les cas de dopage à des produits qui sont par ailleurs consommés dans la société comme produits festifs ou soutenant la suractivité professionnelle – voir les *golden boys*, animateurs TV, journalistes, médecins, artistes, etc. Par exemple, concernant l'alcool, si un sujet boit un litre de whisky, il est probable qu'il aura du mal à se déplacer et à être performant sur un rectangle vert. En revanche, s'il boit une gorgée de cognac ou une coupe de champagne comme le faisaient certains joueurs de foot des années 1950-1960, il va améliorer la précision de ses gestes techniques ! La dose est minime, mais la conduite est manifestement dopante. Comme toujours avec les médicaments, se vérifie l'aphorisme : « L'important c'est la dose. » Mais, malheureusement, le risque de surdose n'est pas loin, tout comme celui de l'addiction !

Libres-échanges (tacles et contre-pieds)

Le débat fait rage entre ceux qui reconnaissent l'utilité sportive de la cocaïne et ceux qui nient son efficacité sur le terrain. On pourra constater en lisant les avis listés ci-dessous que ce sont les sportifs suspectés de se doper à la coke qui, bien entendu, jurent leurs grands dieux que la « ligne blanche » est inapte à booster les performances…

Oui, c'est du dopage	Non, ce n'est pas du dopage
Professeur Michel Audran, pharmacologue à Montpellier : « Consommé à faible dose, la cocaïne permet d'augmenter la vigilance et la précision du geste. Elle permet d'oublier la fatigue et, tout comme le cannabis ou l'alcool, elle a des propriétés euphorisantes. » [*L'Équipe*, 3 novembre 2007] **Docteur Christian Bagate**, président de la Commission médicale de la FFR : « La cocaïne peut permettre de soulever des tonnes de fonte beaucoup plus facilement lors des séances de préparation physique. » [*Sport et Vie,* 2007, n° 104, septembre-octobre, p. 67] **Docteur Jean-Jacques Issermann**, médecin fédéral du sport automobile : « Le cannabis est considéré comme une matière interdite par les instances dirigeantes du sport ; néanmoins, il ne faut pas le comparer avec des drogues plus dures comme la cocaïne ou l'héroïne. Ces dernières entraînent souvent l'onirisme, un sentiment de surpuissance, de facilité, de calme. On prend donc de la cocaïne pour améliorer ses capacités, ce qui n'est pas forcément le cas du cannabis. » [*Caradisiac.com*, 18 avril 2007] **Docteur William Lowenstein**, directeur de la clinique Montevideo à Boulogne (92), spécialisé dans la recherche et le traitement des addictions : « Là où l'héroïne et même l'alcool	**Ottavio Bianchi** (ITA), entraîneur de Naples de 1985 à 1989 : « La coke ça marche peut-être dans une soirée ou dans un lit, mais pas sur un terrain de foot. » [*Le Nouvel Observateur,* 9 mai 1991] **Docteur Michel D'Hooghe** (BEL), président de la Commission médicale de la FIFA depuis 18 ans : « Nous sommes constamment en alerte. Je serais stupide de dire que le football et le dopage ne peuvent pas coexister. Mais les statistiques plaident en notre faveur. Nous faisons le plus grand nombre de contrôles antidopage, plus de 25 000 l'an passé. Et nous sommes en-deçà de 1 % de cas positifs, la grande majorité concernant des drogues sociales comme la marijuana et la cocaïne. Nous avons peu de cas de stéroïdes anabolisants ou d'ÉPO. » [*Le Journal du Dimanche*, 10 décembre 2006] **Martina Hingis** (SUI), joueuse de tennis professionnelle, ancienne n° 1 mondiale contrôlée positive à la cocaïne lors du tournoi de Wimbledon 2007 : « Les experts disent que la cocaïne augmente la confiance en soi et procure une certaine forme d'euphorie. Je ne sais pas. Je sais seulement que si j'avais essayé de frapper la balle dans cet état euphorique, ça n'aurait tout simplement pas marché. Je pense qu'il est impossible pour quiconque de maintenir une coordination suffisante pour jouer un tennis de

Oui, c'est du dopage	Non, ce n'est pas du dopage
ont des conséquences ralentissantes ou déséquilibrantes sur les mouvements, la cocaïne leur donne de l'amplitude. Pour des sportifs qui, par définition, font du mouvement au quotidien une des nécessités de leur vie, c'est une substance qui s'inscrit dans cette addiction. » [*Le Monde*, 10 novembre 2004] **Docteur Mona Shangold** (USA), directrice du centre de gynécologie sportive à l'hôpital universitaire de Georgetown : « Après avoir sniffé de la cocaïne, vous êtes stimulé pour vingt à quarante minutes. Cela signifie que vous devez en renifler plusieurs fois pendant une compétition pour être stimulé pendant toute l'épreuve. En revanche, si vous la prenez par la bouche, l'effet stimulant se prolonge quelques heures. Mais la plus grande partie de la cocaïne ingérée est détruite par votre foie avant de pénétrer dans la circulation, c'est pourquoi la voie orale nécessite de plus grandes quantités pour obtenir un résultat identique à celui de la voie nasale. » [*Le livre de la médecine des sports des femmes* (en anglais), New York, Simon et Schuster, 1985, p. 58]	qualité sous l'influence de drogue. » [*The Independant*, 2 novembre 2007] **Jérôme Potier** (FRA), sixième tennisman tricolore en 1985 : « Qu'on puisse imaginer une seconde qu'un type joue bien parce qu'il prend de la coke, ça me fait mourir de rire… La drogue, ça tue un individu, ça ne peut pas l'aider à bien jouer. » [*Tennis de France,* 1986, n° 393, janvier, p. 44] **Martial Saugy** (SUI), directeur du laboratoire suisse d'analyse du dopage à Lausanne : « L'aspect stimulant qui augmente le fighting spirit dépend de la personne et de la dose et n'apparaît qu'à un moment bien précis après la prise de la substance. S'il veut l'utiliser comme dopant, l'athlète doit être très doué en pharmacologie pour prévoir quand elle fera le bon effet. Mais, dans la majorité des contrôles positifs, il s'avère que le sportif a consommé cette drogue dans le cadre de sa vie privée et non dans le but de se doper. » [*Le Matin*, 2 novembre 2007]

9
Aux bons soins de l'éphédrine

Un médicament anodin peut cacher un dopant efficace permettant de jouer et de « gagner les doigts dans le nez ».

Lors du Mondial 1994, le capitaine de la sélection argentine, Diego Maradona, est de nouveau convaincu de dopage, avant d'être banni sur-le-champ de la compétition par les instances dirigeantes. À l'origine de ce scandale planétaire : l'éphédrine. Une drogue de la performance, particulièrement prisée des renards des surfaces.

Maradona, la rechute

Le mercredi 29 juillet 1994, la rumeur se propage, annonçant le pire. Et puis, le lendemain, en fin de matinée à Dallas, à quelques heures de la rencontre Argentine-Bulgarie, la confirmation tombe, tel un couperet : « Diego Maradona est exclu de la Coupe du monde pour dopage à l'éphédrine, constaté à l'issue du match Argentine-Nigeria[1]. »

1. Le 24 août 1994, après presque deux mois d'attente, le bureau de la Commission d'organisation du Mondial 1994 livra la sentence infligée à Maradona : suspension de toute activité footballistique, aux niveaux national et international, pour une période de quinze mois allant du 30 juin 1994 au 29 septembre 1995 inclus, et une amende de 20 000 francs suisses (un peu plus de 15 400 euros).

Fin du suspense et de carrière pour celui qui venait d'effectuer le plus incroyable des retours, sous le maillot de sa sélection nationale, après un premier voyage dans l'enfer de la drogue. Contrôlé positif à la cocaïne en mars 1991, l'idole des foules, croyait-on, s'en était sorti après ses deux brillantes prestations contre la Grèce et le Nigeria. Erreur gravissime : le joueur avait en fait bel et bien replongé, à l'insu des médecins de son équipe, prenant à contre-pied le peuple argentin et l'ensemble des amoureux du ballon rond. Ce scandale en pleine Coupe du monde a assurément laissé des traces qui, elles, n'auront pas besoin de contre-expertise pour salir le football aux États-Unis comme sur le reste de la planète. Il y avait eu Ben Johnson aux Jeux olympiques de Séoul en 1988. Six ans plus tard, Diego Maradona prend le relais du Canadien. Le premier s'était dopé au stanozolol, le second a préféré l'éphédrine.

Contrairement à l'opinion admise, ce médicament – considéré comme anodin, car pouvant être prescrit à des enfants, mais à de faibles doses adaptées à leur poids – peut, en réalité, cacher un vrai dopant, facilitant le souffle, l'endurance, la confiance en soi et l'agressivité du footballeur.

Le faux pas de Diego Maradona va nous permettre de démontrer qu'il est parfaitement possible de bien jouer… stimulé à l'éphédrine.

La star du dopage

Ce produit est une des « vedettes » du dopage pour plusieurs raisons : l'ancienneté de sa consommation, sa présence dans de nombreuses spécialités pharmaceutiques – à usage aussi banal que le traitement du rhume – et la quantité de ses dérivés, placés sur la liste des produits interdits.

Pour accroître la résistance cardiaque et la pression sanguine, la médecine chinoise, qui fait grand cas des plantes depuis des millénaires, se servait des substances extraites du *ma huang*, un arbrisseau qui est l'équivalent de notre éphédra. Elle avait, ce faisant, découvert l'éphédrine, qui ne fut chimiquement identifiée qu'en 1924. Un portrait remontant à l'aube des temps historiques chinois, il y a quelque cinq mille ans, représente l'empereur du moment mâchant des feuilles d'éphédra pour y puiser la force d'accomplir sa tâche. Car, comme l'explique le professeur Victor Demole, enseignant à la faculté de médecine de Lausanne : « L'empereur n'a pas le droit d'être fatigué. Il se voue entièrement à l'État, il reste constamment éveillé. »

Depuis, l'usage de cette drogue s'est répandu comme une traînée de poudre chez les sportifs.

L'éphédrine est un alcaloïde[1] stimulant tiré de l'éphédra, un arbuste qui croît dans les zones littorales. Elle possède à peu près les mêmes propriétés que l'adrénaline, médiateur chimique familier de certains sportifs de compétition anxieux qui, avant que le starter ne les libère, en reçoivent « une décharge » naturelle. Elle est vasoconstrictive (contracte les vaisseaux sanguins), hypertensive (augmente la tension

1. On appelle alcaloïdes les substances organiques basiques d'origine végétale. L'amphétamine, la morphine, la strychnine, etc. sont des alcaloïdes.

artérielle), bronchodilatatrice (dilate les bronches), hyperglycémiante (accroît le taux de glucose dans le sang) et enfin elle excite le tissu musculaire. Elle s'utilise sous forme de granulés, de comprimés, de gouttes nasales, en injections cutanées et intramusculaires. L'éphédrine est en vente libre sous certaines formes.

L'éphédrine permet notamment au footballeur de stimuler son système nerveux central, d'accroître sa confiance en lui, de booster sa volonté de « pousser » à fond (à l'entraînement et en compétition), de s'entraîner de façon plus intense et plus longtemps, d'atténuer sa sensation de fatigue, de faciliter sa mise en action, de « dégager » le nez et d'augmenter ainsi la respiration par cette voie, d'optimiser l'affûtage antigraisse grâce au cocktail : éphédrine-caféine-aspirine, de favoriser la contraction des muscles et d'abaisser son temps de réaction.

L'éphédrine est surtout prescrite en thérapeutique contre l'asthme, l'hypotension et certains troubles de la conduction cardiaque, mais donne également d'excellents résultats dans les réactions allergiques, les états de choc, la dyspnée, le coryza, la bronchite et l'emphysème. On l'utilise encore en collyre, car elle est mydriatique, c'est-à-dire qu'elle dilate la pupille. En contrepartie, elle peut entraîner des effets secondaires peu importants (anorexie, céphalées, hypertension artérielle légère, insomnie, irritabilité, nervosité, palpitations, tachycardie et vertiges) et des troubles sérieux qui justifient une surveillance médicale (accidents ischémiques transitoires, agitation, arythmies ventriculaires, hallucinations, hémorragie cérébrale, hypertension sévère, attaque cérébrale, ischémie myocardiaque, manie, paranoïa, rhabdomyolyse et vascularité cérébrale).

Rayée de la liste

À dose thérapeutique, l'action de l'éphédrine est stimulante, mais moins puissante et moins « efficace » que celle des amphétamines. Bien que moins toxique que ces dernières, elle le devient dans la mesure où certains footballeurs remplacent précisément les amphétamines par de l'éphédrine à haute dose. De 1966 à 1971, au début de la lutte antidopage, elle bénéficiait d'un « privilège » thérapeutique. Le règlement admettait en effet qu'un contrôle positif n'entraînait pas automatiquement une sanction, à la condition expresse que le sportif fournisse une prescription médicale justifiée. Ensuite, elle y a été réintégrée car, durant sa période de « non-interdiction », elle avait été signalée dans la majorité des analyses y compris en plein été, à une époque où l'on soigne plutôt les insolations que les rhumes de cerveau.

Il n'y a en réalité aucune ambiguïté sur le cas de l'éphédrine. Inoffensive à faible dose, elle peut être prescrite à tous, y compris à des enfants. C'est son abus qui la fait entrer dans la catégorie des produits dopants.

De 1966 à 1988, la moindre trace d'éphédrine entraînait *ipso facto* la sanction du positif. Afin de faire la différence entre le sportif malade qui se soigne et le sportif tricheur, il aurait fallu pouvoir pratiquer une analyse quantitative.

Analyse quantitative

Or, pendant les vingt premières années de lutte antidopage, les performances des techniques d'analyses étaient insuffisantes pour démasquer le fraudeur sous le malade. Cela était dû au fait que l'élimination rénale de l'éphédrine suit une courbe dite « en cloche » (pour sa ressemblance avec l'instrument sonore bien connu) qui fut mise en évidence par les travaux du spécialiste britannique, le professeur Arnold Beckett, membre de la commission médicale du Comité international olympique (CM-CIO).

On constate que la concentration du produit dans l'urine n'est pas constante, mais passe par un sommet arrondi. Si le prélèvement d'urine est effectué au début ou à la fin de la courbe d'élimination du produit, l'analyse en révélera une faible quantité, même si le sportif en a fait une overdose. Dans ce cas, on ne pourra distinguer le malade sincère soignant son rhume du fraudeur stimulé par une forte dose.

Pour les départager, il faudrait faire un prélèvement d'urine au moment précis où la courbe d'élimination de l'éphédrine se trouve en haut de la cloche et connaître, au préalable, l'heure à laquelle celle-ci a été absorbée… Inutile de demander à un sportif qui n'a pas la conscience tranquille de préciser à quel moment il s'est dopé !

Seuil de tolérance : 5 à 10 µg/ml

Pendant toute cette période, l'analyse quantitative de l'éphédrine se heurtait à cette impasse. Ainsi, toute personne prenant des gouttes nasales à base d'éphédrine était jugée « positive » si, bien sûr, on lui faisait subir un contrôle, mais c'était une erreur flagrante d'en conclure que cette personne était « dopée »... Seuls jouaient sur les mots ceux qui aimaient avoir les coudées franches en ce domaine.

Depuis 1988 et les formidables progrès des techniques analytiques, il est possible de différencier le joueur qui se soigne de celui qui prend une surdose stimulante. En effet, les experts du Comité international olympique ont établi un seuil de tolérance (5 µg/ml pour l'éphédrine et 10 µg/ml pour la pseudoéphédrine) au-delà duquel le dopage est établi [1].

Avant l'instauration du seuil de tolérance, les malades n'ayant pas à pratiquer un sport soumis à contrôle pouvaient bien sûr se soigner sans crainte. À

1. Au début de l'année 2010, la pseudoéphédrine, après être « sortie » de la liste rouge en 2004, a été réintégrée dans la nomenclature des substances dopantes. L'Agence mondiale antidopage justifie ce retour en arrière : « La pseudoéphédrine a été interdite dans le sport avec un seuil de 25 µg/ml jusqu'en 2003. Elle a ensuite été incluse dans le Programme de surveillance de l'AMA à partir de 2004. Des résultats très probants du Programme de surveillance de l'AMA établi depuis cinq ans montrent une augmentation soutenue des concentrations urinaires de pseudoéphédrine. En outre, il existe une nette évidence d'abus dans certains sports et certaines régions présentant des échantillons avec des concentrations anormalement élevées. Dans certains cas, on retrouve des concentrations plusieurs fois supérieures aux concentrations thérapeutiques. Enfin, la littérature présente des preuves scientifiques indiquant une amélioration de la performance à certaines doses. Par conséquent, le Comité Liste a réintroduit la pseudoéphédrine comme stimulant dans la Liste des interdictions

l'inverse, les sportifs qui devaient s'abstenir d'utiliser l'éphédrine à cause des excès de leurs pairs étaient assurés de trouver dans l'arsenal thérapeutique des produits non interdits.

À l'époque du contrôle positif de Maradona, nous avions relevé dans le dictionnaire Vidal, qui rassemble tous les produits disponibles en France et que certains sportifs ont comme livre de chevet, la liste des médicaments mentionnés en rhinologie, en distinguant les produits « interdits ». Les résultats de cette enquête se traduisent par le bilan suivant : 287 produits autorisés contre 36 interdits. Encore faut-il préciser que plusieurs produits autorisés n'ont pas été comptabilisés à cause de mentions pouvant prêter à confusion dans leur appellation de spécialité.

Sans commentaires… sinon pour rappeler que ces produits interdits ne le sont pas en raison de leur toxicité foncière, mais parce qu'ils contiennent des substances utilisées par ailleurs à des fins dopantes et dans des quantités sans commune mesure.

2010 avec un seuil de concentration dans l'urine de 150 µg/ml établi en fonction des résultats des études d'administration contrôlée réalisées et de la littérature scientifique publiée. Compte tenu de la grande disponibilité de médicaments contenant de la pseudoéphédrine, l'AMA recommande que la réintroduction de la pseudoéphédrine soit appuyée par une campagne active d'information et d'éducation par tous les partenaires. » (Document AMA, 19 septembre 2009.)
En 2010, les seuils de l'éphédrine et de ses deux autres dérivés sont les suivants :
– La cathine (norpseudoéphédrine) est interdite quand sa concentration dans l'urine dépasse 5 µg/ml.
– L'éphédrine et la méthyléphédrine sont interdites quand leurs concentrations respectives dans l'urine dépassent 10 µg/ml.

Les sportifs, et tous ceux qui les encadrent, doivent savoir que tout bon spécialiste ORL connaît un décongestionnant nasal puissant qui ne contient pas d'éphédrine. D'ailleurs, dès 1984, la commission médicale du CIO, dans son guide médical édité à l'occasion des JO de Los Angeles, qu'elle avait adressé à tous les médecins de fédérations, les informait des différents produits permis et pouvant être administrés dans le but d'obtenir une décongestion nasale sans avoir d'effet stimulant sur le système nerveux central.

Justification thérapeutique : mention « J »

À l'inverse, toutes les gouttes nasales contenant de l'éphédrine sont interdites. Pour prévenir toute erreur d'interprétation sur la composition des médicaments susceptibles d'être utilisés pendant les compétitions, le secrétariat d'État à la Jeunesse et aux Sports avait publié dans le courant de l'année 1987 une liste de spécialités pharmaceutiques contenant des principes actifs interdits par la réglementation antidopage. Ce document, mis à la disposition de tous les médecins, a d'ailleurs été largement diffusé dans la presse médicale. Depuis la loi française sur le dopage du 28 juin 1989 et l'arrêté du 3 janvier 1991 relatif à l'instauration de la « justification thérapeutique », les défenseurs de l'impossibilité de se soigner ont perdu leurs derniers arguments. Certains produits pourront être prescrits à des sportifs sans que ceux-ci encourent de sanction et ce à condition qu'il n'existe pas d'équivalent non dopant et que ces substances figurent sur la liste des substances prohibées avec la mention « J ». Attention ! Tous les produits portant la mention « J » restent interdits. Cette mention signifie qu'une procédure spécifique pourra être engagée par le sportif pour prouver qu'il a absorbé ces produits à des fins exclusivement thérapeutiques.

L'ancien entraîneur allemand, Peter Neururer rappelle que l'excuse thérapeutique a bon dos : « J'ai aussi connu cela à Schalke 04 en 1989-90. Les joueurs de l'époque venaient pratiquement tous de 1re division [1].

« Il y avait aussi d'autres produits : tous avec de l'éphédrine, qui était déjà utilisé par les coureurs cyclistes. Tous les produits étaient contre l'asthme. Soudain, tous les joueurs étaient asthmatiques et devaient en prendre, alors que les inhalateurs contiennent à 90 % de l'éphédrine [2]. »

Dans sa liste des classes de substances dopantes et méthodes de dopage, du 17 mars 1993, le Comité international olympique met en garde les sportifs et leur encadrement sur les médicaments destinés à lutter contre les refroidissements, le rhume des foins ou la grippe.

De son côté, la FIFA adoptait, au moment de la deuxième affaire Maradona, une formule un peu similaire. Dans son règlement du contrôle de dopage pour la quinzième édition de la Coupe du monde aux États-Unis, en 1994, elle détaillait les obligations des

1. Agence France-Presse, 13 juin 2007.
2. *Ibidem.*

associations participantes : « Avant le début de chaque match, le médecin d'équipe devra remplir la formule spéciale (formule 0-1) indiquant la liste de tous les médicaments utilisés par les joueurs avec les doses correspondantes. Il remettra la formule, personnellement ou par l'intermédiaire d'un représentant officiel, à l'officiel du contrôle de dopage. En outre, il mentionnera tout traitement suivi dans les soixante-douze heures précédant le match. » Dans le cas de Diego Maradona, l'enquête a démontré que ce dernier avait pratiqué l'automédication (médicaments à base d'éphédrine), sur les conseils de son ancien préparateur physique, le sulfureux Daniel Cerrini, en dehors d'une prescription du staff médical argentin, dirigé par le docteur Ernesto Ugalde. À l'inverse des Jeux olympiques où les sanctions sont automatiques et beaucoup plus lourdes, la FIFA se prononce au cas par cas. En l'occurrence, celle-ci a réagi très violemment au comportement du capitaine argentin : « Si le médecin de l'équipe d'Argentine avait indiqué avant le match que le joueur avait absorbé un médicament avec une substance interdite, l'approche n'aurait pas été pareille. Mais là, c'est différent, nous l'avons appris lorsque nous avons eu le résultat de la première analyse, mardi 28 juin (...). Nous en avons assez. Il n'y aura pas de pardon. Si la contre-expertise confirme la première analyse, Maradona ne sera pas suspendu pour un ou deux matchs, mais il sera exclu du Mondial[1]. »

1. *Le Monde*, 30 juin 1994.

Malheureusement pour le *Pibe de Oro*, l'analyse contradictoire a confirmé la présence d'un « cocktail d'éphédrine ».

Le cocktail « Maradona Drink »

C'est *France Football*, le 5 juillet 1994, qui décrit par le menu le cocktail de Maradona : « Le rapport transmis à la FIFA par le laboratoire d'UCLA à Los Angeles, après le contrôle antidopage effectué sur Diego Maradona, corroboré par les médecins zurichois, laisse apparaître que les urines de l'Argentin contenaient les traces de cinq substances différentes. Toutes à base d'éphédrine, produit formellement interdit par les règlements, au chapitre "Stimulants". »

« Il est vrai que l'éphédrine est utilisée dans les problèmes respiratoires, asthme ou sinusites, et qu'il n'est pas nocif à dose infime, explique le docteur Michel D'Hooghe, spécialiste des problèmes du dopage et président de la commission médico-sportive de la FIFA. Mais il s'agit là d'un cocktail de cinq substances [1], véritablement dangereux selon les doses, car il attaque le système nerveux central et a le même effet que l'amphétamine. »

Sepp Blatter, alors vice-président de la FIFA, avait apporté quelques précisions : « La contre-expertise a non seulement confirmé, mais accentué les résultats

1. Les cinq substances répertoriées étaient l'éphédrine, la phényl-propanolamine, la pseudoéphédrine, la noréphédrine et la mété-phédrine.

de la première. Le doute aurait pu profiter à l'Argentin, mais là, c'est clair, la radiation du Mondial doit être automatique. »

Effets sportifs de l'éphédrine

L'éphédrine dans le domaine sportif, le football y compris, a plusieurs effets recherchés par les pratiquants peu soucieux d'éthique sportive. Stimulant respiratoire et excitant du système nerveux central, elle accroît la confiance en soi, lutte contre la peur, le stress, permet de se débarrasser de la pression due à l'enjeu d'une rencontre, notamment de Coupe du monde, augmente la capacité respiratoire et la récupération, et améliore l'endurance et la résistance, qualités permettant de jouer quatre-vingt-dix minutes à cent à l'heure.

A posteriori, les déclarations de Maradona parues dans *L'Équipe* après la belle victoire de l'Argentine contre le Nigeria sont lourdes de sens : « Personnellement, il me manquait la satisfaction de démontrer que je pouvais courir jusqu'à la quatre-vingt-dixième minute. Cette fois, c'est fait. Je me suis senti plus en jambes que face à la Grèce et cela me rend heureux. Tout se passe comme je l'avais prévu. Je progresse de match en match. Je peux accélérer. Gagner des face-à-face. Garder le ballon, résister aux chocs et occuper l'adversaire [1]. »

1. *L'Équipe*, 27 juin 1994.

Dès le Mondial 1966

Mais, à la décharge de la star argentine, l'éphédrine était déjà couramment consommée par les hommes en crampons. Par exemple, à l'occasion de la Coupe du monde 1966, en Angleterre, le professeur Arnold Beckett, responsable des premiers contrôles antidopage lors de ce Mondial, révéla : « Il n'y eut au total que trois cas positifs dans le tournoi mondial, mais en reprenant les procès-verbaux on s'aperçut que ces personnes utilisaient des gouttes nasales pour soigner des rhumes. Car, dès cette époque, les techniques d'analyses pouvaient également détecter les médicaments absorbés sous forme de gouttes et contenant des substances prohibées. Pour des raisons mystérieuses, ils ne furent pas sanctionnés [1]. »

Onze ans plus tard, un entraîneur d'une équipe de l'Ouest dénonça dans l'hebdomadaire *Paris-Match* la présence d'éphédrine dans l'enceinte des stades : « Trois jours avant un match, on annonce que tel avant-centre – la star de son équipe – est incertain, "grippé", dit-on. Et puis le jour du match, le joueur est là. On nous raconte qu'il a surmonté sa grippe, qu'il va jouer "à la volonté" ! Mon cul ! Le gars n'a jamais été malade. Mais à la veille du match, il s'est éclairci la cage thoracique en se chargeant à l'éphédrine. Avec ça, il a développé ses facultés respiratoires. Et par là son pouvoir de récupération. S'il y a un pépin, s'il a un accident sur

1. A. Beckett, « L'utilisation de substances dopantes dans le sport » (en anglais), *Médicographia*, 2, n° 3, 1980, pp 36-38.

le terrain, s'il est contrôlé à l'hôpital, il aura une ordonnance avec ses médicaments "antigrippe". Donc si on trouve des trucs à l'éphédrine, ce sera normal. Ça faisait partie du traitement [1]. »

En 1987, Harald Schumacher, le célèbre gardien de but allemand, finaliste avec son équipe du Mondial 1982, affirmait avoir pris de fortes doses d'un sirop contre la toux contenant de l'éphédrine, à l'occasion d'un match de Coupe d'Europe en 1984 (Cologne-Spartak Moscou) : « Je ne suis pas le seul, ajoutait-il, cinq de mes coéquipiers du FC Cologne en ont fait autant [2]. »

Au total, ce n'est pas parce que l'éphédrine est prescrite à des enfants de trente mois et qu'elle est vendue sans ordonnance qu'elle est inoffensive et qu'elle n'a rien à voir avec l'amélioration des aptitudes du footballeur. Comme toujours, « l'important c'est la dose ». Apparemment, Diego Maradona avait dépassé le seuil des gouttes nasales.

1. *Paris-Match*, n° 1462, 3 juin 1977.
2. *Le Point*, 9 mars 1987.

Libres-échanges (tacles et contre-pieds)

L'éphédrine, en abaissant le temps de réaction, favorise les démarrages, d'où sa présence fréquente dans les urines des sprinters et des footballeurs. Bien qu'elle agisse de la même manière que les amphétamines sur les neurotransmetteurs, l'éphédrine n'est pas une amphétamine. Les deux substances, en reculant le seuil de la fatigue, favorisent également les efforts prolongés. Voici les arguments et contre-arguments qui agitent le landerneau médical et sportif. À vous de juger !

Oui, c'est du dopage	Non, ce n'est pas du dopage
Agence mondiale antidopage (AMA) : « Des résultats très probants du programme de surveillance de l'AMA, établi depuis cinq ans, montrent une augmentation soutenue des concentrations urinaires de pseudoéphédrine. En outre, il existe une nette évidence d'abus dans certains sports et certaines régions présentant des échantillons avec des concentrations anormalement élevées. Dans certains cas, on retrouve des concentrations plusieurs fois supérieures aux concentrations thérapeutiques. Enfin, la littérature présente des preuves scientifiques indiquant une amélioration de la performance à certaines doses. Par conséquent, le Comité Liste a réintroduit la pseudoéphédrine comme stimulant dans la Liste des interdictions 2010. » [Document AMA, *Code mondial antidopage – liste des interdictions 2010,* 19 septembre 2009] **Docteur Peter Harms** (RFA), médecin du club Eintrach Francfort, champion de Bundesliga 1967 : « Des produits comme ceux-ci (Captagon® et éphédrine : des stimulants) étaient utilisés ouvertement par les joueurs et je le savais. Je ne sais pas d'où ça venait, sans doute d'une filière clandestine. » [*The Associated Press*, 18.06.2007]	**Docteur Edmund Burke** (USA), physiologiste de l'exercice, spécialiste du cyclisme : « L'éphédrine est censée affecter le système nerveux sympathique qui contrôle les modifications de fréquence cardiaque et régularise la production d'adrénaline. Aucun effet favorable sur la performance sportive n'a jamais été démontré avec l'utilisation de l'éphédrine. » [in *Cycling Health and Physiology* – Brattleboro (USA), Vitesse Press, 1992, pp. 219-220] **Docteur Alain Ducardonnet**, cardiologue et médecin du sport : « Je ne vois pas pourquoi on aurait prescrit de l'éphédrine à Diego Maradona. Il y a sur le marché des psychostimulants beaucoup plus efficaces. On ne peut donc exclure la bonne foi. » [*Libération,* 1 juillet 1994] **Docteur Philippe Eveillard**, journaliste médical : « Le 29 juin 1994, la lutte contre le dopage a cessé d'être crédible. Le seuil de tolérance de ses exactions est désormais dépassé. Diego Maradona positif à l'éphédrine, c'est la plus belle ânerie de l'année. Existe-t-il aujourd'hui, au sein de la communauté médicale, un seul clinicien pour croire encore aux vertus dopantes des sympathomimétiques ? » *[Panorama du Médecin,* 4 juillet 1994]

Aux bons soins de l'éphédrine

Oui, c'est du dopage	Non, ce n'est pas du dopage
Jean-Pierre Lafarge, toxicologue du laboratoire antidopage français : 1. « Il est exact que l'éphédrine est en soi un produit anodin mais les coureurs l'ont utilisé à forte dose pour remplacer les amphétamines, ce qui devenait dangereux et a nécessité sa réintégration dans la liste interdite. » [*L'Équipe*, 9 novembre 1973] 2. « Sur les soixante-dix ou quatre-vingts principes actifs répertoriés sur la liste interdite, trois ou quatre seulement peuvent entrer dans la composition de ces "médicaments anodins". L'éphédrine, par exemple, pour les gouttes nasales qu'on peut effectivement acheter sans ordonnance. Mais si ce produit est sur les listes, c'est que les sportifs n'utilisaient pas son principe actif à des fins "normales". Ils en prenaient vingt ou trente fois plus, ce qui entraîne bien évidemment l'effet stimulant, puis toxique. » [*L'Équipe*, 13 août 1983] **Harald Schumacher** (ALL), gardien de but de Cologne et de l'équipe nationale : « Une fois de plus, la survie du club était, semble-t-il, en jeu. Plusieurs joueurs tâtèrent de différents stimulants. N'importe comment, sans aucun discernement. Ils avalèrent un sirop contenant une forte dose d'éphédrine. Gonflés à bloc, ils arpentèrent le terrain comme des lapins possédés par le démon. » [*Coups de sifflet*, Paris, Michel Lafon/Carrère, 1987, p. 147)] **Docteur Gerhard Raab** (RFA), médecin du sport à Duisbourg : « Au cours d'un séminaire en novembre 1979 à Dusseldorf, avec seize autres médecins de club exerçant dans la Bundesliga (championnat allemand), le docteur Gerharb Raab lança un cri d'alarme : "Le Bayern a utilisé le Captagon®, d'autres pratiquent l'inhalation d'éphédrine par voie nasale ou l'absorption de codéine par sirop." » [*Le Figaro*, 1 avril 1980]	**Diego Maradona** (ARG) : « L'éphédrine, un produit utilisé ici même aux Etats-Unis, par les basketteurs et les joueurs de baseball (…) Tous les footballeurs savent que l'éphédrine ne sert à rien pour courir sur un terrain. » [*Moi, Diego*, Paris, Calmann-Lévy, 2001, p.195] **Docteur Jacques Rogge** (BEL), actuel président du CIO : « C'est vrai que l'éphédrine a un effet stimulant et que les capacités à l'effort augmentent quand on en prend et c'est à ce titre-là qu'il se trouve sur la liste des produits interdits. Mais franchement, si Diego Maradona avait vraiment voulu se doper, il aurait pris autre chose. » [*Nice-Matin*, 2 juillet 1994] **Docteur Ernesto Ugalde** (ARG), médecin responsable de l'équipe d'Argentine au Mondial 1994 : « Bien que l'éphédrine soit interdite aux sportifs, cette substance ne leur permettrait pas d'améliorer sensiblement leurs performances. » [*Innocent. L'affaire Maradona* par Fernando Niembro et Julio Linas, Paris, Grasset, 1995, p. 246]

10
L'épidémie qui décime le foot italien

Ça dégage dur dans le Calcio !

Une étrange épidémie, la sclérose latérale amyotrophique (SLA), décime les rangs des ex-stars du championnat italien. Le dopage, principal accusé, n'explique pas pourquoi, de toute la planète football, seul le championnat italien semble surexposé. D'autres facteurs favorisants sont avancés : les coups, notamment à la tête, les désherbants et pesticides pour le traitement des pelouses, la surconsommation d'anti-inflammatoires, une prédisposition génétique…

Mais pour l'instant, aucun d'eux n'a fait la preuve irréfutable de son implication dans la genèse de la SLA.

La SLA n'aime pas le football transalpin

Le 8 octobre 2008, deux clubs « fondateurs » du Calcio, la Fiorentina et le Milan AC, se retrouvent à Florence devant vingt-cinq mille spectateurs et l'équipe nationale italienne en tribunes. Ce « match de bienfaisance » est organisé afin de lever les fonds nécessaires à la recherche sur cette maladie méconnue : la SLA. Elle concerne aujourd'hui plusieurs dizaines de footballeurs italiens, parmi eux Stefano Borgonovo, qui a donné son nom à la fondation organisatrice de la rencontre de florentine. L'ancien avant-centre international (trois sélections), aujourd'hui âgé de quarante-six ans qui a joué à la Fiorentina et au Milan AC, est paralysé, ne respire plus qu'à l'aide d'une machine et communique grâce à un ordinateur qui traduit le mouvement des yeux. En France, cette affection dégénérative du système nerveux est appelée « maladie de Charcot », du nom d'un célèbre neurologue de la Salpêtrière, à Paris, qui l'a décrite en 1865. Dans les pays anglo-saxons, cette même pathologie est nommée « maladie de Lou Gehrig », en référence à une star du baseball des années 1930 victime de la SLA en 1941, à l'âge de trente-huit ans.

De 1980 à 2008, quarante-huit joueurs en sont déjà morts, alors que d'autres sont également touchés par cette affection. Le premier de la liste fut Armando Segato, ex-milieu de terrain de la Fiorentina décédé en 1973, à l'âge de quarante-trois ans. Parmi ceux qui ont suivi, citons Guido Vincenzi, défenseur de la Sampdoria de 1958 à 1967, mort en 1997 à soixante-cinq ans ; Albano Canazza, ex-défenseur de Côme, décédé en 2000 à trente-huit ans ; Gianluca Signorini, ex-défenseur de Parme, du Genoa et de l'AS Roma, qui s'est éteint en novembre 2002 à l'âge de quarante-deux ans ; Lauro Minghelli, ancien joueur du Torino et d'Arezzo, victime, lui aussi, de la SLA en 2004 à l'âge de trente et un ans ; quant à Maurizio Gabbana, un ancien joueur de Côme, il s'est éteint en mars 2009 à cinquante-trois ans.

Cette sclérose latérale amyotrophique se caractérise par une dégénérescence des motoneurones situés dans la corne antérieure de la moelle épinière, dans le tronc cérébral, dans le cortex ainsi que dans les noyaux moteurs des derniers nerfs crâniens. La maladie se traduit par une atrophie progressive des muscles volontaires, jusqu'à ce que les malades ne puissent plus ni marcher, ni parler, ni manger, ni même respirer. Seuls les muscles qui commandent la mobilité des yeux sont épargnés. Le sujet victime de cette affection neurologique, qui frappe à tout âge, se trouve figé dans l'immobilité mais garde la faculté de voir, d'entendre, de sentir, de goûter. Ces capacités intellectuelles et sexuelles sont également intactes... Une fois le diagnostic posé, l'espérance de vie est en moyenne de trois ans. Fréquente dans certains pays du Pacifique (île de Guam, Nouvelle-Guinée), elle reste extrêmement rare, surtout en Europe.

Six fois plus de SLA chez les footballeurs

Selon Raffaele Guariniello, le procureur adjoint de Turin qui a mené, à partir de 1998, une énorme enquête dans le Calcio, sur les 30 000 dossiers de joueurs analysés de 1980 à 2008, 51 cas de SLA ont été découverts (pour 48 décès). « Nous n'imaginions pas atteindre un chiffre aussi inquiétant, a admis Guariniello. Il y a six fois plus de morts liées à cette maladie parmi les footballeurs professionnels que dans le reste de la population. » Il y a un an, en 2009, après avoir rencontré 7 325 joueurs italiens sur une période de vingt-quatre mois entre 2004 et 2006, des experts de l'Institut supérieur de la santé ont transmis leurs conclusions à la justice. « Au maximum, on aurait dû trouver un joueur victime de la SLA, voire aucun. Or, on a découvert que huit d'entre eux étaient atteints de cette pathologie. C'est beaucoup. C'est trop. » La majorité des joueurs frappés par la SLA étaient des défenseurs, une caractéristique en partie expliquée par la littérature médicale, qui précise que « le développement de la SLA est favorisé par les traumatismes et lésions aux membres inférieurs [1] ».

Plusieurs découvertes récentes ont conduit à différentes hypothèses sur les mécanismes pouvant être à l'origine de la SLA, qui touche en France huit mille personnes. En particulier, différents facteurs ont été mis en cause : le stress oxydatif, les acides aminés excitateurs notamment du glutamate, l'un des principaux neurotransmetteurs [2] excitateurs, les facteurs de croissance, des facteurs génétiques, une origine virale... Cependant ces hypothèses, plus ou moins validées par les neurologues, qui, toutes, possèdent des arguments recevables mais aussi des incohérences, n'expliquent pas pourquoi les footballeurs italiens sont surexposés. Le juge Guariniello interpelle ainsi les scientifiques : « Pourquoi les footballeurs, qui plus est très jeunes puisqu'ils ont en moyenne moins de trente-neuf ans [3], sont-ils tant victimes de cette sclérose latérale ? Est-ce parce qu'on les a obligés à jouer sous anti-inflammatoires et donc à

1. *Le Monde*, 16 janvier 2003.
2. Les neurotransmetteurs assurent chimiquement la transmission de l'influx nerveux.
3. « Le profil type du footballeur victime de la SLA est un homme de 42,4 ans. Il a joué au moins cinq ans à très haut niveau et arrêté sa carrière depuis dix ans. Ce risque s'accroît s'il est milieu de terrain. Il est nul s'il s'agit d'un gardien de but » (*Libération*, 29 octobre 2008).

prendre des coups alors qu'ils devaient être mis au repos ? Il faut éclaircir cette question, car la SLA s'apparente aujourd'hui pour les footballeurs à une maladie professionnelle[1]. » Guariniello résume aussi les axes de recherche des experts de la Péninsule : « Les hypothèses sur lesquelles nous travaillons le plus pour expliquer cette maladie chez les footballeurs sont au nombre de trois : l'usage de substances dopantes, les traumatismes liés au football (coups pris par les joueurs ainsi que les coups de tête) et l'usage de substances toxiques pour entretenir les pelouses (désherbants, pesticides[2]). »

Les footballeurs ne sont pas les seules victimes

Des « épidémies » de SLA ont déjà été enregistrées dans d'autres activités sportives. En septembre 2002, le docteur Nikolaos Scarmeas de l'université de New York présentait les résultats d'une enquête épidémiologique qui montrait que les patients touchés par la SLA étaient nombreux (+ 70 %) à avoir pratiqué, à un haut niveau de compétition, une activité sportive pendant leur scolarité. De même, ceux qui avaient un indice de masse corporelle inférieur à 25 (au-dessus de ce chiffre, on est dans la catégorie du surpoids) – individus que l'on rencontre en plus grand nombre dans les enceintes sportives – courraient quatre fois plus de risques de

1. *Libération*, 6 janvier 2003.
2. *L'Équipe*, 6 septembre 2008.

faire une SLA que les plus enrobés. Autre exemple, Tony Proudfoot, un ancien joueur des Alouettes de Montréal dans la Ligue canadienne de football (LCF), à qui on a diagnostiqué la SLA en mai 2007, a découvert au moyen de l'Association des joueurs de la LCF qu'au moins neuf joueurs sur les quinze mille qui ont joué dans ce circuit au fil des années ont souffert de cette maladie. Quand Proudfoot a fait part de sa découverte à son médecin, ce dernier a décidé d'examiner de plus près le lien qu'il pourrait y avoir entre la maladie et les athlètes de l'élite. Première constatation : les footballeurs italiens ne sont pas les seuls à être exposés à la SLA. Rappelons qu'avant l'enquête du juge Guariniello en 1998, les épidémiologistes de la Péninsule ne s'étaient pas beaucoup passionnés pour étudier la morbidité de ces sportifs. D'ailleurs, aucune institution sportive, en France ou ailleurs, n'avait cherché à savoir si une pratique sportive professionnelle soumise à des cadences infernales avait ou non une influence délétère sur la longévité des pratiquants !

La fréquence des traumatismes, notamment à la tête

Selon le docteur Nikolaos Scarmeas, une hypothèse souvent avancée « montrerait que les sports les plus visés seraient précisément ceux qui génèrent le plus de traumatismes : hématomes, déchirures ou simples courbatures à répétition. Or, on sait qu'à chaque fois qu'une cellule se déchire et se vide de sa substance, cela entraîne une flambée radiculaire (inflammation des racines nerveuses) qui pourrait à la longue se répercuter sur la bonne santé des nerfs [1]. »

Chez les cyclistes, où les traumatismes musculaires sont rares, cette cause de mortalité n'a pas été enregistrée par le juge Guariniello. En effet, parallèlement à l'enquête sur les footballeurs, le magistrat de la capitale piémontaise a effectué le même travail rétrospectif sur six mille cyclistes professionnels ayant évolué sur une période de quarante ans, et là, il n'a comptabilisé aucune forme de SLA.

Tout récemment, une étude américaine, parue en septembre 2010, semblerait accréditer la thèse de la répétition des coups à la tête comme cause probable d'une maladie proche de la SLA. En effet, Ann C. McKee et ses collaborateurs [2], après avoir pratiqué des autopsies sur douze anciens sportifs, notamment dix footballeurs américains, un boxeur et un hockeyeur sur glace, ont constaté – alors que dans un premier temps leur décès avait été attribué à la SLA – qu'en réalité ils souffraient d'une affection très proche au plan des symptômes cliniques, mais différente quant à la nature des lésions microscopiques constatées sur les neurones moteurs du cortex (partie superficielle du cerveau), du tronc cérébral et de la moelle épinière.

Rappelons que les motoneurones transmettent directement l'influx nerveux aux muscles et, par là

---

1. *Sport et Vie*, n° 77, mars-avril 2003.
2. Ann C. McKee et collaborateurs, « Pathologie des protéines et maladie du motoneurone dans l'encéphalopathie chronique traumatique » (en anglais), *Journal of neuropathology and Experimental Neurology*, 69, n° 9, septembre 2010, pp. 918-929.

même, assurent le fonctionnement des organes. Ce qui explique, lorsqu'ils sont touchés, le déclenchement plus ou moins rapide de paralysies multiples, notamment de l'appareil respiratoire.

Lors de l'étude anatomo-pathologique des lésions neurologiques de cette série de douze cas, les scientifiques anglo-saxons ont mis en évidence la présence d'amas de protéines anormales dont l'une intervient aussi dans la maladie d'Alzheimer. Une autre particularité intéressait le rôle agressif de la protéine TDP-43 qui, en dehors d'entraîner la dégénérescence du motoneurone comme on peut le constater dans la SLA, touchait de façon diffuse le cerveau et la moelle épinière.

Compte tenu de la spécialité sportive de cette mini-série de cas (football américain, boxe, hockey sur glace) classés dans les joutes athlétiques dites « de collision », les auteurs de l'étude estiment que les traumatismes crâniens répétés sont une cause probable pour une maladie semblable à la SLA.

Le Canadien Tony Proudfoot, l'un des neuf anciens joueurs de la Ligue canadienne de football à être atteint par la SLA, soupçonne lui aussi les nombreux « tampons » de casque à casque survenus pendant sa carrière d'être liés à la maladie. D'après Ann McKee, l'icône du baseball américain des années 1930, l'étoile des Yankees de New York, Lou Gehrig, qui a donné son nom à la SLA anglo-saxonne, n'aurait pas été terrassé par une sclérose latérale amyotrophique. En raison de ces nouvelles donnes pathogéniques, le dossier de The Iron Horse – « le cheval de fer », surnom donné à Gehrig pour sa longévité sportive – intéresse au plus haut point les chercheurs. Malheureusement pour la science, il a été incinéré et la célèbre Mayo Clinic, basée à Rochester dans l'État du Minnesota, n'est pas disposée pour l'instant à exhumer son dossier médical.

Le médecin de Tony Proudfoot, le docteur Angela Gene, directrice de la clinique SLA de l'Institut neurologique de Montréal, qui dirige une étude visant à recenser l'incidence de la maladie de Lou Gehrig auprès des athlètes de la LCF (football américain), LNH (hockey sur glace) et NBA (basket), estime à ce jour que les possibilités d'un joueur de football américain d'avoir la SLA sont d'environ sept fois plus élevées que dans le reste de la population [1].

Du côté du football italien, le taux de mortalité est de six à huit fois supérieur à la normale.

Là où le bât blesse dans l'hypothèse prépondérante du jeu de tête et de ses chocs violents dans le déclenchement d'une maladie neurologique semblable à la SLA, c'est qu'il y a absence d'« épidémie » dans les autres nations phares du football européen, notamment en Angleterre et en France, où le jeu de tête autant en défense qu'en attaque est particulièrement prisé. De même, dans la boxe et le rugby, où les contacts violents poing-tête ou crâne contre crâne sont fréquents et la maladie rarissime.

En boxe, on connaît depuis des décennies l'encéphalite traumatique ou *punch drunk* des Anglo-Saxons, une démence qui, à l'inverse de la SLA, s'installe très lentement. Les symptômes associent une

1. *La Presse canadienne*, 29 août 2010.

maladresse progressive avec incoordination des mouvements, tremblements, parfois rigidité, dysarthrie et déficit intellectuel plus ou moins prononcé. Répétons-le, dans l'encéphalopathie des pugilistes, l'évolution en est lente et progressive, alors que dans la SLA, le processus morbide, plus rapide, conduit fatalement à la mort trois ans plus tard en moyenne.

Facteurs environnementaux

Autre hypothèse : il a été constaté que les sportifs qui jouent souvent dans des enceintes sportives en plein air (stades de football) ont un risque plus élevé, ce qui pourrait signifier que les désherbants et les pesticides employés pour entretenir les pelouses sont potentiellement un facteur de risque. Mais à notre connaissance, et à l'inverse des footballeurs, les jardiniers des stades ne sont pas plus exposés que la moyenne de la population. Cependant, ils ne prennent pas de coups aux membres inférieurs et à la tête et ne consomment pas de drogues de la performance pour pousser plus vite leur tondeuse. Afin de lever le doute sur l'influence des substances chimiques, le magistrat s'est intéressé au rugby, car là aussi les joueurs fréquentent assidûment les gazons. « C'est un sport où il y a des coups, où l'effort physique est important et le contact avec l'herbe encore plus prégnant que dans le football, analyse Guariniello. Cette étude est encore en cours mais, à ce jour, sur 14 270 joueurs, pas un seul cas de SLA [1]. »

1. *Libération*, 29 octobre 2008.

L'incontournable dopage

L'absorption par les joueurs de substances dopantes, sous forme de cocktail et sur des périodes prolongées, reste donc l'une des pistes prioritaires. Si ce lien est fortement suspecté, c'est que l'Italie « sportive » a toujours été, de longue date, très pointue dans le domaine des drogues de la performance. Il y a cinquante ans, une enquête réalisée par le docteur Gerardo Ottani – un ancien footballeur de Bologne, devenu professeur à la faculté de médecine – révèle que 27 % des joueurs de première division utilisent des amphétamines avant la rencontre, 62 % des analeptiques (stimulants) cardiorespiratoires, 68 % des hormones (stéroïdes anabolisants) et des extraits glandulaires. Trois ans plus tard, les chiffres se sont amplifiés : 88 % des clubs de première division et 70 % des clubs de deuxième division utilisent des expédients médicaux en relation avcc les matchs ! Quarante ans plus tard, la culture du sport chimique est toujours très prégnante au sein du Calcio. Ainsi, en août 1998, lors d'une perquisition dans les vestiaires du Stadio comunale de Turin, l'enceinte où joue la Juventus, sont retrouvés 281 sortes de médicaments ! Le procès dit « de la Juve » s'ensuivra. Le professeur en pharmacologie de l'université de Pavie, Gian Martino Benzi, un expert cité par l'accusation, fera un constat alarmant devant cette hypermédicalisation d'hommes jeunes et sportifs *a priori* bien portants.

Parallèlement à la mise en évidence de l'épidémie de SLA, le juge Guariniello a constaté, dans la même enquête, que le taux de victimes du cancer était le double, chez les footballeurs de son étude, par rapport à celui de la population non sportive. « Pour les tumeurs, il est évident que l'absorption de substances dopantes est l'une des hypothèses avancées pour expliquer la mort de ces sportifs », précise le magistrat instructeur. Il existerait, notamment, un lien entre le cancer du foie et la prise d'anabolisants, ou encore entre les leucémies et l'absorption d'hormones de croissance. En revanche, aucune relation directe n'a été établie entre une substance dopante spécifique et la SLA. Mais, là encore, pourquoi les joueurs du Calcio en seraient-ils les seules victimes, alors que le dopage affecte l'ensemble de la planète sportive, notamment footballistique ?

D'où viens-tu, SLA ?

Les différentes pistes invoquées pour expliquer le mécanisme de la SLA butent sur des contradictions.

Pourquoi l'épidémie ne semble-t-elle toucher que le Calcio ? Les traumatismes de la tête se rencontrent dans d'autres sports, tel le rugby – par exemple, les coups de « tronche » lors de l'entrée en mêlée des deux premières lignes adverses. Les drogues de la performance sont souvent accusées mais, jusqu'à présent, aucun cordon sanitaire n'a été détecté aux frontières pour empêcher le dopage de contaminer l'ensemble de la planète du ballon rond. Au final, peut-être que plusieurs facteurs agissent de concert… Nous les avons listés ci-dessous sans que l'on puisse en distinguer un de façon formelle :

1. Maladie familiale (5 % des cas) : mutation d'un gène présent sur le chromosome 21 favorisant l'altération du métabolisme de l'oxygène (stress oxydatif).
2. Facteurs de croissance anormaux ou carencés pour les motoneurones.
3. Maladie virale : agent pathogène proche de celui de la méningite.
4. Surconsommation de drogues de la performance (dopage).
5. Traumatismes céphaliques (jeu de tête) ou des membres inférieurs.
6. Le sport de haut niveau.
7. Indice de masse corporelle inférieur à 25.
8. Facteurs environnementaux :

   – Acide aminé excitateur présent dans une farine utilisée dans l'alimentation traditionnelle des habitants de l'île de Guam (Pacifique) où la fréquence de la SLA est plus élevée qu'ailleurs.

   – Concentration importante d'aluminium et de plomb dans l'alimentation. Ces mêmes substances peuvent pénétrer dans l'organisme par voie médicamenteuse (vaccins). Une quarantaine de cas de SLA ont été enregistrés parmi les vétérans de la guerre du Golfe, vaccinés tous azimuts avant de rejoindre le théâtre des opérations au Proche-Orient.

   – Surconsommation d'anti-inflammatoires pour jouer malgré un pépin physique et, par ricochet, abus de protecteurs d'estomac contenant de l'aluminium.

   – Désherbants et pesticides employés pour entretenir les pelouses et potentiellement toxiques pour l'homme.

Quand Marcello Lippi, l'ancien footballeur italien et sélectionneur de la Squadra championne du monde 2006, donne son avis dans le *Corriere della Sera*, il assène : « La pratique du football n'est pas responsable et le dopage n'a rien à voir avec la SLA. » On ignorait que ce *dottore* était aussi médecin et scientifique ! Si ces joueurs malades avaient joué aux fléchettes au lieu de taper dans un ballon, on ne l'interrogerait pas, lui, sur ce fléau qui, pour l'instant, court toujours.

Des épidémies de décès sportifs

Par le passé, plusieurs séries de morts suspectes ont émaillé l'histoire du sport de haut niveau avec, la plupart du temps, le dopage au banc des accusés.

1950-1970 – Cyclisme et football : la mort en direct

Au début des années 1950 et lors des deux décennies suivantes, vont survenir plusieurs décès de sportifs en pleine compétition. Notamment des cyclistes et des footballeurs. La mort en direct à la télévision française du cycliste anglais Tom Simpson, pendant le Tour de France, sur les pentes du Mont Ventoux, en juillet 1967, a incité les pouvoirs publics à intensifier la lutte contre le dopage. Le dénominateur commun de ces morts subites sera rapidement identifié : c'est l'association de l'effort physique intense, de la chaleur et de l'absorption de stimulants à base d'amphétamines qui – tous les trois – multiplient leurs effets, provoquant une issue fatale.

1975-1977 – Cyclisme : les amphétamines

En se limitant à la période allant de 1975 à 1977, on constate que dix-sept jeunes coureurs sont morts de crise cardiaque.

Certes, il n'est pas possible dans tous les cas d'incriminer directement le dopage. Pourtant, dans la plupart des décès où une autopsie et des analyses ont été pratiquées, on a retrouvé le même coupable : les amphétamines.

[J.P. de Mondenard, *Le Quotidien du Médecin,* 31 juillet 1979]

1989-1999 – Cyclisme : mystérieuse série de maladies et de décès en Allemagne

« Plusieurs champions cyclistes allemands sont mystérieusement tombés malades ou sont morts », ont indiqué des médecins et entraîneurs dans une émission de la radio allemande à Cologne, le dimanche 17 octobre 1999.

Selon des statistiques, une vingtaine de coureurs cyclistes sont prématurément décédés au cours des dix dernières années – parmi eux Ernst Streng, médaille d'or par équipe en 1964 au Mexique, disparu en 1993 à l'âge de cinquante et un ans. Les principales causes de ces morts en cascade sont le cancer, la leucémie et l'arrêt cardiaque. « J'en connais beaucoup qui ne sont plus en vie ou qui souffrent de troubles mentaux, qui sont devenus toxicomanes ou alcooliques », a affirmé le coureur Hans Michalsky, qui avait participé aux Jeux olympiques de Munich en 1972 et de Montréal en 1976.

Le champion du monde de cyclisme sur piste des années 1960, Klemens Grossimlinghaus, est mort à l'âge de quarante-neuf ans. Heinz Mueller, champion du monde sur route en 1952, a succombé à une leucémie à l'âge de cinquante et un ans. Une autre vedette allemande de la route des années 60, Dieter Puschel, s'est suicidé à l'âge de cinquante-deux ans. Selon le docteur Gustav Raken, ancien médecin de sport de la Fédération de cyclisme de Rhénanie du Nord-Westphalie, « la mentalité qui pousse à recourir au dopage est particulièrement forte dans le cyclisme, puisqu'il s'agit d'un sport d'extrême endurance ». Lorsque les anabolisants étaient en vogue, des cyclistes ont eu entre les mois de février et mai des piqûres de l'anabolisant Décadurabolin® », a-t-il affirmé. Selon lui, « les ampoules ont été envoyées par caisses depuis la région de Fribourg-en-Brisgau (Bade-Wurtemberg) ».

[Agence France-Presse, 18 octobre 1999]

1990 – Cyclisme : l'émergence de l'EPO

À la fin des années 1980, cinq coureurs néerlandais, en 1987 un Belge et deux Néerlandais en 1988, cinq Néerlandais en 1989, trois Belges et deux autres Néerlandais en 1990 – tous coureurs cyclistes de haut niveau – disparurent dans des circonstances plus ou moins mystérieuses. L'hypothèse la plus probable pour expliquer certains de ces décès fit état d'une nouvelle forme de dopage à l'érythropoïétine (EPO).

1992 – Course d'orientation : l'hypothèse d'un produit dopant

Quinze décès, dont huit entre 1989 et 1992, ont été enregistrés parmi l'élite suédoise de la course d'orientation. Des sportifs littéralement foudroyés en pleine force de l'âge ! Devant cette hécatombe et en l'absence de diagnostic précis, les fédérations de sport d'orientation (cross et ski) de Suède et du Danemark avaient suspendu tous les entraînements et les compétitions jusqu'au 15 juin 1993.

« On avait accusé jusqu'ici un mystérieux virus qui hantait les forêts du Nord de l'Europe et avait été amené sur place par des oiseaux migrateurs venus d'Orient. Ledit virus, censé provoquer des maladies pulmonaires foudroyantes, serait imaginaire. La Fédération suédoise privilégie aujourd'hui l'hypothèse d'un produit dopant. »

[*L'Équipe*, 04 février 1994]

1993 – Football américain : un cocktail à haut risque

La durée moyenne de carrière d'un joueur de foot américain est passée de 7 ans en 1973 à 4,7 ans en 1983 et à 3,2 ans en 1993. En 1983, son espérance de vie était de 57 ans, contre 71 ans pour un citoyen américain moyen. Plus récemment, en 1993, d'autres chiffres tout aussi alarmants ont été fournis par le quotidien *USA Today* : « L'espérance de vie des anciens joueurs dépasse à peine les cinquante-cinq ans. Leur longévité est la plus basse de toutes les professions aux Etats-Unis : la moitié d'entre eux sont décédés à quarante-sept ans. » La violence et ses effets collatéraux, traumatismes et blessures graves, trouve son origine en grande partie dans la consommation de cocktails artificiels. Aux lignes de cocaïne euphorisantes et stimulantes qui passent par les narines d'environ 40 % des joueurs, il faut ajouter, pour ne pas sentir les coups, amphétamines et antalgiques et, pour perforer les défenses adverses, des kilos de muscles *made in* anabolisants. Lyle Alzado, l'un des footballeurs américains les plus performants et les plus violents, décédé en mai 1992 d'une tumeur au cerveau à quarante-trois ans, a avoué un usage massif de stéroïdes et d'hormones de croissance, affirmant que 90 % des joueurs qu'il côtoyait « touchaient au truc ».

[J.P. de Mondenard, *Le Figaro*, 21 février 2000]

1996 – Football européen : deux fois plus de leucémies et de tumeurs dans le Calcio

Texte du journaliste Stéphane Mandard : « Parallèlement à ses investigations autour des pratiques pharmacologiques de la Juventus Turin, le magistrat instructeur Raffaele Guariniello, mène depuis 1999 une vaste enquête épidémiologique sur les décès suspects parmi les footballeurs italiens. Les premiers résultats de l'enquête – effectuée sur 24 000 footballeurs professionnels ayant évolué dans le Calcio depuis les années 1960 jusqu'en 1996 – montrent un taux de mortalité supérieur à celui de la population normale. Sur environ 400 décès répertoriés, le magistrat en estime 70 suspects. L'étude montre que le taux de leucémie et de tumeurs de l'appareil digestif (cancers du côlon, du foie ou du pancréas) chez les footballeurs est le double de celui observé dans l'ensemble de la population. Selon certains experts, la fréquence des leucémies ou des cancers du foie peut s'expliquer respectivement par l'abus d'hormones de croissance et d'anabolisants. »

[*Le Monde*, 9 décembre 2003]

1999 – Cyclisme : le dopage facilite la course pour l'au-delà

Oui, le cyclisme professionnel est un sport à haut risque ! Plus qu'une simple observation, c'est désormais un fait prouvé scientifiquement. Parmi les concurrents engagés dans la grande boucle depuis 1970, deux Belges, un Espagnol, trois Français et quatre Néerlandais sont morts avant quarante-cinq ans d'une cause vasculaire (infarctus, ruptures d'anévrisme ou accident vasculaire cérébral). Soit un total de dix décès précoces. Selon les taux de la population européenne établis par l'OMS, on aurait dû en déplorer quatre au maximum. Le risque est donc multiplié par un facteur 2,5 ! La situation est encore plus grave dans la tranche d'âge des 25-34 ans : avec 6 décès, les jeunes coureurs du peloton affichent un risque vasculaire cinq fois supérieur à la moyenne européenne ! Telle est la conclusion majeure d'une étude épidémiologique réalisée sur l'initiative du *Nouvel Observateur* grâce au concours du docteur Jean-Pierre de Mondenard, médecin sportif et ancien responsable du contrôle antidopage sur le Tour, du docteur Bernard Asselain, responsable du service de biostatistiques de l'Institut Curie à Paris, et de Yann De Rycke, ingénieur dans le même service. La mutation des années 1960 a rendu plus dangereuse la pratique du cyclisme de compétition. On a couru de plus en plus, de plus en plus vite mais aussi de plus en plus chargé. Jusqu'à la guerre, le dopage ne concernait que les jours de compétition qui ne dépassaient pas, par saison, la soixantaine, alors que pendant la période Hinault de 1974 à 1987, certains stakhanovistes du coup de pédale s'alignaient dans plus de deux cents courses par an ! De même, d'un dopage folklorique au coup par coup, on est passé à une préparation scientifique, basée sur des cures de plusieurs semaines, influençant efficacement le rendement du moteur humain. »

[*Le Nouvel Observateur*, 1 juillet 1999]

11
La face « cachets » de la Juventus

Le procès dit « de la Juventus » a démarré en 2002, après une longue instruction du procureur de Turin, Raffaele Guariniello, à la suite de propos tenus en 1998 par l'entraîneur tchèque de l'AS Roma Zdenek Zeman. Celui-ci avait affirmé qu'il était « temps pour le football de sortir des pharmacies », en dénonçant « l'impressionnante masse musculaire » de certains joueurs de la Juventus.

En août 1998, lors d'une perquisition dans les vestiaires du Stadio comunale de Turin où s'entraînait la Vecchia Signora[1], étaient retrouvés 281 sortes de médicaments.

« Une quantité incompatible avec une structure non sanitaire mais plutôt la quantité dont devrait être doté un hôpital petit ou moyen », a assuré Gian Martino Benzi, expert cité par l'accusation. « Découvrir une telle quantité de médicaments nous a surpris et étonnés. Ou bien les joueurs étaient toujours malades ou bien ils prenaient des médicaments qui

1. La Vieille Dame : surnom de la Juventus Turin. Qualificatif qui serait apparu au cours des années 1930 en raison de la longévité de la Juve (le quatrième plus ancien club du Calcio) et de sa domination dans le championnat italien (cinq titres de 1931 à 1935) avec des joueurs cadres ayant dépassé la trentaine.

allaient au-delà du champ thérapeutique », a ajouté le scientifique. Il a précisé que « 75 % des médicaments trouvés devaient être prescrits par ordonnance, ce qui était incompatible avec une structure non sanitaire [1] ». Selon l'acte d'accusation qui concerne la période de juillet 1994 à septembre 1998 pendant laquelle la Juve a acquis de nombreux titres [2], les joueurs recevaient des médicaments sans justification médicale, mais pour améliorer leurs performances athlétiques. Cette surconsommation de drogues pour faciliter le rendement énergétique et musculaire a été confirmée par une autre experte de l'industrie pharmaceutique, citée elle aussi par l'accusation, Annalisa Lanterno, qui a révélé que les factures du club au titre des frais de santé avaient quadruplé entre 1994 et 1998 [3] ! De plus, aucun des traitements ne figurait sur les dossiers médicaux saisis lors des perquisitions…

Les principaux protagonistes du procès

En dehors de Raffaele Guariniello, le juge instructeur de l'enquête, les principaux protagonistes sont : Giuseppe Casalbore, président du tribunal de Turin

1. Agence France-Presse, 21 octobre 2002.
2. Une Ligue des Champions, une Supercoupe d'Europe, une Coupe intercontinentale, trois championnats d'Italie, une Coupe d'Italie et deux Supercoupes d'Italie. Selon le journaliste de la rubrique football de *L'Équipe*, Vincent Deluc, c'est « pendant cette période que l'Europe du football photocopiait ses programmes de préparation physique en demeurant stupéfaite par les charges de travail ». Voir *Football. Quel est le plus grand club du monde ?*, Paris, éd. du Stade, 1999, p. 100.
3. www.le monde.fr, 5 mars 2002.

en charge du procès de la Juve ; le docteur Riccardo Agricola, médecin chef du club (qui sera condamné le 26 novembre 2004 à un an et dix mois de prison et d'interdiction d'exercer sa profession pour fraude sportive, utilisation abusive et dangereuse pour la santé de médicaments en dehors de toute justification thérapeutique et administration systématique et intensive d'EPO) ; Giovanni Rossano, pharmacien et fournisseur du docteur Agricola en produits qui, pour avoir violé les règles en préparant les prescriptions médicales, sera condamné à cinq mois de prison, après un accord à l'amiable avec le tribunal ; Antonio Giraudo, administrateur délégué, qui sera acquitté par le juge Giuseppe Casalbore alors que le procureur adjoint de Turin, Raffaele Guariniello, avait requis vingt-cinq mois de prison ; Acqua Acetosa, le laboratoire antidopage de Rome, agréé jusque-là par le Comité international olympique (CIO), qui sera suspendu six mois pour manipulations, dissimulations et irrégularités en faveur des sportifs contrôlés (décision du 6 octobre 1998). Le 6 septembre 1998, le président de la Fédération de médecine sportive, Giorgio Santilli, avait révélé que seulement 30 à 40 % des échantillons d'urine des footballeurs étaient contrôlés par le laboratoire antidopage, avant de dénoncer de nombreuses irrégularités dans son fonctionnement. Le parquet de Turin a réussi à mettre au jour des contrôles passoires et des disparitions de dossiers de footballeurs dans les archives du laboratoire. Ces affaires coûteront notamment leur place au président de la Fédération de médecine sportive, le professeur Giorgio Santilli, et au président du Comité olympique italien (CONI), Mario Pescante ; et bien sûr les joueurs de la Juve, dont Didier Deschamps et Zinedine Zidane.

Au moment du verdict du premier procès, qui s'achève en novembre 2004, le procureur adjoint de Turin, Raffaele Guariniello, exprime sa grande satisfaction : « Le jugement démontre que les produits dopants ne se résument pas à la liste des substances interdites du Comité olympique international ou d'une autre organisation, telles que l'EPO ou l'hormone de croissance, mais qu'il existe également un dopage dit "intelligent" ou "scientifique" qui utilise des substances ou des médicaments qui ne figurent pas dans ces listes. Des produits qui, utilisés en dehors de leur cadre thérapeutique, permettent d'influer sur le déroulement des compétitions sportives en améliorant les performances [1]. »

Nous partageons complètement l'analyse du magistrat, qui assimile au dopage tous les traitements médicamenteux destinés à « soigner » la performance.

Mais, en appel, le 14 décembre 2005, le juge Gustavo Witzel considère que la loi 401 de 1989, concernant le délit de fraude sportive, n'est pas applicable en cas de dopage. Cette loi n'évoque que les paris clandestins et la corruption, à la différence de la législation suivante, entrée en vigueur le 14 décembre 2000 et qui pénalise les pratiques dopantes. Enfin, le 29 mars 2007, la Cour de cassation de Rome, clôture définitivement l'affaire, estimant que le délit de fraude

1. *Le Monde*, 28 novembre 2004.

sportive est couvert par la prescription. Aujourd'hui, en octobre 2010, Antonio Giraudo n'est plus dirigeant du club piémontais, en raison de son implication dans le scandale des matchs truqués du Calcio, révélé en mai 2006. De son côté, le docteur Agricola, qui était resté responsable de l'équipe médicale des Bianconeri jusqu'à sa retraite, le 30 juin 2009, a été remplacé par le docteur Bartolomeo Goitre[1].

En outre, le Tribunal arbitral du sport (TAS) fera également machine arrière. À l'issue du premier jugement du 26 novembre 2004, la Fédération italienne de football (FIGC) et le Comité olympique italien (CONI) engagent une procédure auprès du TAS afin de savoir s'ils peuvent retirer ses titres à la Vieille Dame. Le tribunal, qui siège à Lausanne, en Suisse, répondra : « L'utilisation de substances pharmaceutiques, qui ne sont pas expressément interdites par la loi sportive et qui ne peuvent pas être assimilées à des substances illégales, ne peut pas être punie par une action disciplinaire[2]. » La Juventus a donc conservé tous ses trophées, remportés pendant la période visée par le jugement…

La pharmacie de Zidane

Lors de ses différentes auditions devant la justice italienne, Zinedine Zidane, le héros du Mondial 1998, va se justifier sur ses prises de médicaments et de compléments nutritionnels, type créatine.

1. Agence italienne Ansa, 31 mai 2010.
2. *L'Équipe*, 29 avril 2005.

C'est pendant l'enquête préliminaire, mais plus particulièrement le 26 janvier 2004, à l'occasion du procès de la Juventus, qu'il pourra, face au juge Giuseppe Casalbore, détailler avec plus ou moins de précision la nature des soins prodigués par le staff médical de la Vieille Dame.

Tout d'abord, Zidane affirme avoir consommé de la créatine quand il jouait à la Juventus Turin : « J'ai pris de la créatine seulement quand je jouais à la Juventus [NDLA : de 1996 à 2001]. Cela ne m'était jamais arrivé auparavant en France, ni maintenant en Espagne [NDLA : en janvier 2004, il exerçait son talent au Real Madrid]. » Lors de l'enquête préliminaire, il avait déjà souligné qu'il « prenait 3 grammes de créatine deux ou trois fois par semaine durant la préparation et, de temps en temps, durant le championnat entre la première et la deuxième mi-temps [1] »

Interdite en France [2], mais en vente libre dans plusieurs pays européens comme l'Italie et la Grande-Bretagne, cette substance, composée de trois acides aminés, qui est présente dans les muscles de tout un chacun – où sa combinaison avec le phosphore constitue une importante réserve d'énergie –, mais aussi dans la viande, est proposée aux sportifs pour accroître leur masse musculaire. En réalité, cet effet ne peut être obtenu qu'en l'associant à des stéroïdes anabolisants ou à du clenbutérol. Ajoutons, détail important, que la créatine ne figure pas sur la nomenclature des produits prohibés par le CIO, dont la

1. *Libération*, 19 décembre 2003.
2. En réalité, disponible en France dans certaines maisons diététiques de compléments alimentaires.

liste, à l'époque, fait autorité sur le plan international. En 2004, c'est l'Agence mondiale antidopage (AMA) qui a pris la relève et assure depuis cette fonction.

Or la créatine sert en priorité de paravent ou de « masquant médiatique ». En clair, cette substance-alibi permet d'expliquer « naturellement » des transformations musculaires surnaturelles. Les sportifs peuvent ainsi avouer sans risque qu'ils consomment ce complément alimentaire puisqu'il n'est pas référencé sur la liste rouge ; en revanche, en adeptes de la langue de bois, ils restent le plus souvent muets sur les produits lourds, tels que les anabolisants, les hormones et les stimulants, affirmant qu'ils ne les connaissent pas...

Zidane déclare également qu'il prenait des vitamines par intraveineuse, sur les bons conseils de son médecin, le docteur Riccardo Agricola. « J'en avais besoin pour disputer soixante-dix matchs par an [1] », précise le champion du monde et d'Europe. Dans une interview parue dans France-Soir à l'automne 1998, il s'était déjà exprimé sur cette culture du foot à injections : « Il est courant en Italie qu'on t'injecte des piqûres de vitamines. Moi, si je me sens fatigué, avec des matchs tous les trois jours, je sais que je peux en disposer avant un match. C'est proposé, pas imposé[2]. » Et Zidane, apparemment, se laisse tenter. En tout cas, c'est ce qu'il exprime à la même époque dans un autre quotidien : « Le médecin ouvre l'ampoule devant moi et l'aspire dans la seringue. C'est écrit dessus que c'est de la vitamine, assure le joueur. C'est impossible

1. www.nouvelobs.com, 26 janvier 2004.
2. *France-Soir*, 7 octobre 1998.

que ce soit autre chose[1]. » Le journaliste du Figaro, qui rapporte les propos du chouchou des Français, ajoute : « Une dernière phrase lancée d'une voix où perce l'hésitation comme pour éloigner le spectre d'une tromperie. "Impossible", répète-t-il. »

Malgré tout, il faudrait quand même s'assurer que ce sont bien des vitamines, qui sont présentes dans la seringue et non du « kérosène pour footballeur ». L'expression « dopé à l'insu de mon plein gré » n'est pas réservée qu'aux cyclistes ! De plus, alors que le surmenage physique guette et que les blessures se multiplient, le joueur risque rapidement de basculer dans un cercle vicieux où « la fin justifie les moyens ».

Le corps est un partenaire et non un adversaire. Lorsque ce dernier renâcle en manifestant son désaccord par des douleurs et qu'on le « piquouze » à tout crin afin qu'il continue à avancer, cela revient à le mépriser en le considérant comme un empêcheur de dribbler en rond.

Combattre le mal par le mal

Pourtant Zidane a une curieuse conception du remède aux cadences infernales : « Quand tu es fatigué et que les matchs s'accumulent, tu peux croire qu'il faut se reposer ; mais non, c'est justement là qu'il faut travailler plus. Travailler encore ! Il faut que je travaille pour m'adapter[2]. » Dans un tel fonctionne-

1. *Le Figaro*, 7 octobre 1998.
2. Patrick Fort et Jean Philippe, *Zidane de Yazid à Zizou*, Paris, L'Archipel, 2006, p. 175.

ment, le recours à des substances de soutien, pas forcément prohibées, constitue souvent une alternative.

Il aurait mieux fait de se ranger à l'avis rendu le 18 mai 1993 par le Comité national d'éthique pour les sciences de la vie et de la santé, présidé par le professeur Jean-Pierre Changeux. Considérant que les déficits constatés, notamment biologiques, sont la conséquence du caractère excessif d'une pratique intensive, il a indiqué qu'il convenait « de porter remède aux causes des déficits et non pas de les compenser tout en maintenant les causes qui les ont provoqués ». Il a ajouté avec force qu'il incombait au milieu sportif et à son environnement « la responsabilité de faire en sorte que la poursuite de la performance ne revienne pas à sacrifier la santé des athlètes [1] ».

Et bien sûr, au final, afin de contrer les effets collatéraux du harcèlement physique imposé à « la tête et aux jambes », le footballeur se tourne vers un antidépresseur tel que le Samyr®. Interrogé sur ce médicament non commercialisé en France, Zidane avait indiqué : « J'en prends par intraveineuse. Cela me sert pour éliminer la fatigue [2]. »

Malheureusement, Zidane n'est pas un cas isolé. En effet, pour tout le monde, les footballeurs de série A (première division italienne) sont riches, conduisent des voitures de sport, sortent avec des mannequins, des présentatrices télé ou des actrices, mais, à en croire une étude publiée le 8 juillet 2005 par *La Gazzetta dello Sport*, ils semblent aussi très malheureux.

1. Agence France-Presse, 4 août 1998.
2. *Libération*, 19 décembre 2003.

Les deux tiers des cent vingt-quatre joueurs italiens, interrogés par l'institut de recherches Eta Meta, se déclarent stressés par leur travail, notamment parce qu'ils craignent de se blesser ou de ne pas être assez performants sur le terrain. Un autre tiers des sportifs reconnaît qu'il reporte ses frustrations sur ses proches. Pire ! 10 % d'entre eux pensent ne pas avoir un seul véritable ami !

Cette enquête confirme les raisons pour lesquelles le milieu du ballon rond carbure aux antidépresseurs. Dans d'autres sports, des témoignages – en particulier ceux des cyclistes Jérôme Chiotti ou Philippe Gaumont – ont confirmé que les antidépresseurs tels que le Prozac® faisaient également partie du soutien psychologique des « cornues pédalantes ».

Le « savoir-fer » de Zizou

Zidane concède également un autre produit au magistrat instructeur : « J'ai des carences de fer importantes. Il m'arrivait d'en prendre quatre à cinq fois par an [1]. »

Or la présence de fer s'avère très suspecte dans la trousse à pharmacie d'un sportif, dans la mesure où il est régulièrement associé à la prise d'érythropoïétine (EPO [2]).

1. *Idem.*
2. EPO : hormone produite par le rein permettant de stimuler la fabrication de globules rouges, porteurs d'un surplus d'oxygène aux muscles toujours plus avides des arpenteurs de pelouses rectangulaires.

Selon l'expert mandaté par le tribunal de Turin, Giuseppe D'Onofrio – hématologue et enseignant à Rome –, le footballeur français « a reconnu s'être fait des injections intraveineuses avant les matchs dans sa chambre d'hôtel. Parmi les produits injectés, il y avait de l'Esafosfina® (thérapeutique de l'éthylisme chronique et des atteintes des coronaires) et du Neoton® (utilisé dans le cadre de problèmes cardiaques sévères). Zidane justifiait ces prises de produits par un déficit en fer dû à sa maladie[1]. » Le spécialiste des affections sanguines concentre son commentaire sur cette thalassémie bénigne[2], une pathologie qui, la plupart du temps, n'entrave pas la carrière des sportifs de compétition : « Le problème est qu'il n'a pas de carence en fer selon ses examens médicaux. Il y a là une anomalie. Surtout, ceux qui ont une thalassémie comme lui, ont trop de fer. Donc ce n'est pas une explication valable[3]. »

Cette mise au point interpelle car, en vérité, il n'y a ni fer ni vitamine B9 (une substance favorisant l'absorption digestive du fer) dans la composition des deux spécialités pharmaceutiques révélées par le Ballon d'Or 1998. À la suite de ses rares passages devant la justice italienne, Zidane est devenu totalement réfractaire à toute interview qui évoquerait ce sujet tabou. Aujourd'hui, il a fait sienne la trilogie des trois

1. Besma Lahouri, *Zidane, une vie secrète*, Paris, Flammarion, 2008, pp. 243-244.
2. Une thalassémie bénigne : affection héréditaire altérant légèrement la synthèse de l'hémoglobine et relativement répandue avec une fréquence de l'ordre de 2 à 3 % parmi les populations du pourtour méditerranéen.
3. B. Lahouri, *op. cit.*

« S », une règle largement répandue dans le football, qui associe le secret, le silence et la solidarité [1].

Les secrets de Deschamps

Concernant Didier Deschamps, le deuxième Français à avoir exercé ses talents chez les *Bianconeri* de 1994 à 1999 – soit pendant la période incriminée par la justice italienne –, ses dénégations sont trop floues pour être réellement convaincantes.

Ainsi, en 1992, il se retrouve au cœur d'une troublante distribution de pilules, orchestrée par Bernard Tapie et innocemment racontée par son ami Marcel Desailly, un joueur resté très proche de lui depuis leur formation commune au FC Nantes [2]. Peut-être qu'aujourd'hui Didier Deschamps, qui a pris sa retraite de joueur, pourrait jouer la transparence et nous expliquer enfin la nature exacte du produit consommé ce jour-là et qui portait la mention suivante : « L'attention des sportifs sera attirée sur le fait que cette spécialité contient un principe actif pouvant induire une réaction positive des tests pratiqués lors des contrôles antidopage. »

Mais l'ère du soupçon ne s'arrête pas là. Lors du procès de la Juventus, les experts mandatés par l'accusation constatent que plusieurs joueurs présentent des hématocrites (taux de globules rouges dans le sang)

1. Patrick Mendelwitch et Jérôme Jessel, *La Face cachée du foot business*, Paris, Flammarion, 2007, p. 12.
2. M. Desailly, *Capitaine* (avec la collaboration de Philippe Broussard), Paris, Stock, 2002.

très élevés. Selon eux, Didier Deschamps et son partenaire italien, Angelo Di Livio, auraient dépassé la limite de 50 %, considérée comme à risque sur plan de la santé. L'ancien capitaine de l'équipe de France serait même monté jusqu'à 51,2 % !

L'hématologue Giuseppe D'Onofrio, dans son rapport, parvient à la conclusion que l'EPO a été utilisée de façon « systématique et intensive », précisant que Didier Deschamps présente des variations physiologiques inexplicables, notamment de son taux d'hémoglobine qui passait de 9 à 16, soit une variation hallucinante proche de 80 % !

Le dernier épisode des relations entre « Blanchard » (surnommé ainsi par Marcel Desailly) et les breuvages magiques remonte à une interview devant les caméras de France 3 pour l'émission *Pièces à conviction*, « Dopage, les briseurs de rêve », diffusée le 22 septembre 2006.

On y voit Didier Deschamps, questionné sur le sujet tabou, refusant d'y répondre, malgré l'insistance du journaliste. Il y a quelques années[1], j'avais établi le portrait-robot du tricheur pathologique. Dans le comportement de ce dernier, j'avais distingué plusieurs signes distinctifs : refuser systématiquement d'aborder le sujet (« pour ne pas salir le sport ») et renvoyer son interlocuteur aux résultats de ses tests (« tous mes contrôles sont négatifs, cela prouve bien que je ne suis pas un dopé »). À chaque fois qu'on vous sert ce type d'argument, méfiance !

1. *Sport et Vie*, n° 70, janvier-février 2002, p. 61.

Suspicion légitime

Aujourd'hui, les carences du contrôle antidopage et, paradoxalement, la multiplicité des affaires de dopage, mises en lumière par la police, démontrent que les suspects dans leurs discours et leur comportement ne peuvent plus s'abriter derrière la « présomption d'innocence » mais doivent, au contraire, admettre la « suspicion légitime ». On aimerait ainsi que la commission éthique de la Fédération française de football (FFF) s'intéresse activement à tous ceux qui véhiculent des messages alambiqués. Car, au plan éthique, Didier Deschamps est loin d'être convaincant, même s'il nous fredonne toujours le même refrain : « Le dopage, c'est contre ma nature. Je ne suis pas là pour me bousiller la santé [1]. »

Rappelons la fameuse histoire de corruption orchestrée par Bernard Tapie, président de l'OM, et Jean-Pierre Bernès, son directeur général, à l'encontre de l'équipe de Valenciennes, le 20 mai 1993. Didier Deschamps fait alors partie du onze phocéen, il en est même le capitaine. À la lumière de ce que la justice va mettre au jour, le discours de « la Dèche » va démontrer l'ambiguïté du personnage : « Tout ça me fait rire. Pourtant, quelque part, je suis énervé. Dans un premier temps, les dirigeants de VA ont voulu porter réclamation parce que, soi-disant, le but de Boksic avait été marqué de la main. Quand ils ont vu qu'il n'en était rien, ils ont cherché autre chose et ils ont balancé les accusations de corruption.

1. Agence France-Presse, 27 septembre 2002.

Comme ça, en plein milieu de la rencontre. On a l'habitude que l'on raconte régulièrement de drôles de choses au sujet de l'OM. On est suffisamment costaud pour ne pas nous laisser troubler par ces accusations. Nous, notre boulot, c'est de jouer et de gagner sur le terrain et on saura faire abstraction de ce qui se raconte dans les jours à venir[1]. » Dans une interview durant cette période mouvementée du football français, le futur entraîneur de l'OM avait osé répondre à une question sur Jacques Glassmann, le joueur valenciennois qui avait révélé l'affaire de corruption :

« Si vous le rencontriez, serreriez-vous la main de Jacques Glassmann ?

– NON[2] ! »

Il n'est pas utile d'épiloguer sur cette réponse. On comprend facilement dans quel camp évolue Deschamps. D'ailleurs, Glassmann l'avait bien compris. Que des gens de la « famille » lui tournent le dos, ça fait mal : « Je n'ai pas à juger, ni à commenter. Mais ils ont terni l'image des footballeurs. C'est comme ça du moins que je le ressens[3]. »

1. *L'Équipe*, 22 mai 1993.
2. *L'Équipe*, 14 janvier 1994.
3. *L'Équipe*, 20 avril 1994.

La pharmacie « dope niveau » de la Juventus

Voici la liste des produits retrouvés dans la pharmacie de l'équipe italienne.

Nom commercial (nom chimique)	Liste rouge	Indications	Présentation
BENTELAN[1]® (bétaméthasone) spécialité française : Betnésol®	⊕	• asthme • dermatose inflammatoire • arthrite rhumatoïde • collagénose, etc.	• comprimés
CRÉATINE (poudre)	(-)	• complément alimentaire destiné à compenser les carences provoquées par une intense activité sportive • selon l'accusation, « à des dosages quotidiens supérieurs à 6 g (jusqu'à 20 g et plus), y compris durant la mi-temps des matchs, avec l'intention de renforcer la musculature des athlètes[2] »	• poudre
DEFLAN® (deflazacort)	⊕	• corticoïde : maladies inflammatoires	• comprimés ou gouttes
DELTACORTENE® (?)		• probablement un corticoïde	
DEPO-MEDROL® (méthylprédnisolone + lidocaïne)	⊕	• affections inflammatoires : ORL, dermatologiques, rhumatologiques	• solution injectable
ÉRYTHROPOÏÉTINE (EPO)	⊕	• oxygénateur du sang et des tissus • augmente le nombre de globules rouges et l'oxygénation musculaire	• substance non retrouvée lors des perquisitions mais dont l'utilisation par la Juventus est affirmée par l'expertise de l'hématologue Giuseppe D'Onofrio, directeur du service d'hémotransfusion de la polyclinique universitaire A.-Gemelli de Rome qui, dans son rapport, a conclu à l'utilisation « systématique et intensive » d'EPO.

1. Substance figurant sur la liste rouge des substances interdites.
2. *Le Monde*, 16 janvier 2003.

Nom commercial (nom chimique)	Liste rouge	Indications	Présentation
ESAFOSFINA[1]® (fructose, diphosphate, sel sodique)		• circulation extra-corporelle • insuffisance respiratoire • myocardiopathie ischémique	• perfusion (0,5 g, 5 g, 7,5 g)
FLANTADIN® (déflazacort)	⊕	• corticoïde : maladies inflammatoires	• comprimés • suspension orale
GUTRON® (midodrine)	⊕	• traitement de l'hypotension orthostatique sévère survenant notamment dans le cadre des maladies neurologiques dégénératives (maladie de Parkinson…) • éjaculation rétrograde	• comprimés • solution injectable
Lasix® (furosémide) spécialité française : Lasilix®	⊕	• diurétique • masquant : notamment les stéroïdes anabolisants	• comprimés • solution injectable
LIPOSOM-LIPOSOM FORTE® (phospholipides hypothalamiques)	(-)	• altération du métabolisme cérébral consécutif à des troubles neuro-endocriniens	• solution injectable (2 ml, 5 ml)
MEPRAL® (oméprazol) spécialité française : Mopral® (uniquement en gélules)	(-)	• ulcère gastro-duodénal • œsophagites • prévention des lésions gastro-duodénales induites par des anti-inflammatoires	• solution injectable
Neoton® (phospho-créatine)	(-)	• chirurgie cardiaque (souffrance du myocarde, états ischémiques)	• solution injectable (0,5 mg, 1 g, 5 g)
ORUDIS® (kétoprofène) Spécialité française : Ketum®, Profenid®	(-)	• anti-inflammatoire	• comprimés • suppositoires • solution injectable • application locale

1. Pas d'équivalent français. Médicament trouvé dans le sac-poubelle de l'équipe US Postal, TDF 2000 ; médicament cité par le cycliste Erwann Menthéour dans *Secret défonce*, Paris, Jean-Claude Lattès, 1999.

Nom commercial (nom chimique)	Liste rouge	Indications	Présentation
SAMYR® 100, 200, 400 (ademetionina solfato p-toluensolfonato)	(-)	• anxiolytique	• comprimés • suppositoires • solution injectable • application locale
TRICORTIN 1000® (phospholipides du cortex cérébral + vitamines B_{12})	(-)	• métabolisme cérébral perturbé (post-traumatique, intoxication endogène et exogène). Selon l'accusation lors du procès dit de la Juve, « avec la claire finalité d'activer un efficace processus neurochimique pour modifier les propriétés psychophysiques et biologiques des joueurs et augmenter leurs prestations ».	• solution injectable (IM)
VOLTAREN® (dicoflénac) spécialité française : Voltarène®	(-)	• anti-inflammatoire	• comprimés • suppositoires • solution injectable
XYLOCAÏNE® (lidocaïne)	⊕	• anesthésique local	• solution injectable

12
L'étrange clinique de Zidane

En octobre 2003, dans l'émission de Canal+ *Merci pour l'info*, Johnny Hallyday, « l'idole des jeunes », amateur de toutes les cuisines revigorantes, révèle avoir subi une transfusion sanguine afin de retrouver une pêche d'enfer et d'offrir le meilleur de lui-même à son public.

Mais Johnny va plus loin, brisant en une seconde le silence assourdissant du foot-business : c'est son ami Zinedine Zidane, qui « y va deux fois par an et je le comprends », qui lui aurait indiqué la clinique suisse. C'est en réalité à Merano, une station thermale au cœur du Tyrol transalpin, qu'aurait eu lieu la présumée manipulation sanguine.

Merci pour l'info

On doit à Diego Maradona, le mythique gaucher argentin, d'avoir fait connaître en 1987 au monde entier l'existence de cette clinique aux traitements revigorants, dirigée par Henri Chenot, un Français, devenu le gourou du bien-être, grâce à ses lectures sur la médecine chinoise, la phytothérapie et la nutrition.

Parmi ses clients, on retrouve, entre autres, des animateurs télé, des artistes, d'anciens hommes politiques, des personnages du monde sportif, d'anciens boxeurs, des entraîneurs, et évidemment des footballeurs.

La technique de la transfusion sanguine autologue (avec son propre sang) sert à augmenter le taux de globules rouges, donc la quantité d'oxygène, juste avant une compétition ou un effort physique plus ou moins prolongé. Le procédé a été mis au point par le Suédois Björn Ekblom au début des années 1970. Le principe est basé sur les faits suivants : d'une part, les globules rouges, par l'intermédiaire de l'hémoglobine, transportent l'oxygène aux muscles ; d'autre part, la performance dans les sports, dont la durée avoisine ou dépasse les quatre-vingt-dix minutes, est liée aux possibilités pour l'organisme de capter, transporter et diffuser l'oxygène aux muscles. Plus un muscle est capable de consommer de l'oxygène, plus il peut réaliser un effort intense et prolongé, d'où l'utilité d'améliorer l'oxygénation, par une augmentation notable du nombre de globules rouges.

La méthode princeps d'Ekblom consiste à prélever sur un athlète en période de préparation, environ un mois avant la compétition choisie, une certaine quantité de sang : 800 à 1 200 millilitres [1]. Le sang prélevé est conservé durant un mois, en

1. Aujourd'hui, en 2010, le volume sanguin injecté ne dépasse pas 400 ml et se fait en plusieurs séquences, étalées dans le temps, afin de ne pas se faire repérer par les radars de l'antidopage.

milieu réfrigéré. Pendant ce temps, le sujet traité poursuit sa préparation, en diminuant l'intensité de son entraînement. Il reconstitue peu à peu son capital de globules rouges. Au bout d'un mois, soit en principe sept jours avant la compétition – mais cela peut aussi se pratiquer pendant un Mondial entre deux rencontres –, les globules rouges prélevés sont réinjectés sous forme de « purée globulaire ». Cette technique accroît la concentration des hématies bien au-delà de la normale et, théoriquement, augmente de ce fait la capacité d'apport en oxygène du sang, chez l'athlète soumis à un tel traitement, rendant ainsi plus difficile l'utilisation de cette hormone par les tricheurs.

L'homotransfusion est une variante de la technique précédente, appelée autotransfusion. Le principe est le même, mais le sang est fourni par un donneur de même groupe sanguin que l'athlète. Cependant, les risques d'incompatibilité entre l'athlète et le donneur sont réels. D'après les Suédois, les effets de cette autotransfusion augmenteraient de 23 % les capacités physiques du sujet et se prolongeraient pendant une quinzaine de jours. Après avoir été évincée par l'érythropoïétine au début des années 1990, la transfusion sanguine dopante est revenue sur le devant de la scène sportive une décennie plus tard, notamment aux Jeux olympiques d'hiver en 2002 à Salt Lake City, en raison de la mise au point de tests antidopage détectant l'EPO.

À la santé de Beckenbauer

En football, Franz Beckenbauer, capitaine de l'équipe de football d'Allemagne championne du monde en 1974, vainqueur à trois reprises consécutives de 1974 à 1976 de la Coupe d'Europe des clubs champions avec le Bayern Munich et près de vingt ans plus tard le patron allemand du Mondial 2006, a été le premier à révéler en 1977 dans le magazine ouest-allemand *Stern* qu'il utilisait son propre sang pour se stimuler : « À Munich, nous nous limitons pour l'essentiel à des moyens qui relèvent de la biologie. Toutefois, en ce qui me concerne personnellement, j'ai une méthode particulière pour demeurer au top niveau : l'injection de mon propre sang. Ainsi, plusieurs fois par mois, mon ami Manfred Koehnlechner me fait une prise de sang à un bras pour injecter ce même sang dans une fesse. Il en résulte une inflammation artificielle. Le nombre des globules blancs, et surtout celui des globules rouges, se multiplie alors et des forces de résistance sont ainsi mobilisées dans l'organisme[1]. »

Dans la foulée, le professeur Hans Schoberth, médecin de la Nationalmannschaft de 1966 à 1974, minimise les propos de l'ex-capitaine de la RFA en ripostant tous azimuts : « Le doping ne joue aucun rôle dans le football et il n'y a au monde aucun produit susceptible d'intensifier le rendement d'une équipe. Quant aux autotransfusions pratiquées sur Beckenbauer, elles ont été utilisées pour des motifs

1. *L'Équipe*, 18 mai 1977 ; et *Stern*, 19 mai 1977.

thérapeutiques et non comme moyen de dopage[1]. » Le bon professeur n'est pas très didactique ; on aimerait bien connaître le motif thérapeutique qui oblige « Kaiser Frank » à recourir, plusieurs fois par mois, à cette autotransfusion très spéciale.

En réponse aux révélations de Beckenbauer, Hans-Josef Kapellmann, l'ex-vedette de Cologne et du Bayern Munich, lui aussi triple vainqueur de la Coupe d'Europe des clubs champions qui, en 1977, venait d'entrer dans sa quatrième année de médecine, déclarait : « Je n'aurais jamais admis de tels procédés dans mon entourage direct et si j'avais eu connaissance de telles pratiques, je les aurais promptement dénoncées[2]. »

Dix ans plus tard, devenu médecin orthopédiste, Kapellmann fait volte-face en confirmant les dires du « libéro de charme », autre surnom de Beckenbauer, sur la spécificité du dopage sanguin utilisé par les footballeurs allemands : « J'ai pratiqué sur moi ce que l'on appelle le dopage sanguin. Qui, pour moi, n'est pas un dopage. C'était mon sang, seulement mon sang, sans le moindre apport extérieur. De surcroît, en tant que médecin, je fais de mon corps ce que je veux ! C'est le joueur qui avait appelé le médecin à l'aide. J'étais souvent blessé, grippé au début de l'hiver. Avec l'aide d'un ami, médecin comme moi, qui avait déjà tenté cette expérience, j'ai alors voulu augmenter ma résistance. Et c'était vrai, je l'ai ressenti comme tel… je n'étais plus faible comme avant[3] ! »

1. *Idem*.
2. *L'Équipe*, 19 mai 1977.
3. *But*, 3 novembre 1987.

Bien que le procédé utilisé par les ex-joueurs du Bayern et par Zidane concerne leur propre sang, la voie d'injection et les effets sur la performance sont très différents, et le gain sur l'endurance est réellement à l'avantage du Français.

Une technique sans risque… de contrôle

En 1977, le dopage sanguin n'est prohibé par aucune réglementation internationale. Ainsi, il ne figure pas sur la liste FIFA, qui ne comporte que quatre sections englobant différents stimulants ainsi que les analgésiques narcotiques. C'est le CIO et sa commission médicale qui va donner le coup d'envoi de la traque. Le déclenchement de ce processus sera induit par les révélations concernant l'épidémie de transfusions sanguines parmi les cyclistes américains, pointée par un médecin de leur propre délégation. En juin 1985, cette méthode d'apport d'un surplus de globules rouges sera officiellement prohibée par le Comité international olympique : « La commission médicale estime qu'au vu de ce qui s'est passé à Los Angeles, le dopage sanguin, c'est-à-dire la transfusion ou la réinfusion de sang ou de globules rouges, doit être officiellement interdit par le CIO. Bien qu'aucun moyen de détection ne soit disponible à l'heure actuelle, la commission estime qu'il s'agit là d'une question d'éthique. La commission recommande au président du CIO de soutenir les recherches expérimentales conduites par les scientifiques suédois à cet égard sur la possibilité d'un test de dépistage du dopage sanguin qui peut en outre être une pratique dangereuse [1]. »

Pour en revenir au « traitement de réoxygénation du sang » qu'aurait subi Zidane aux dires de Johnny, on doit s'interroger sur la pertinence de la technique utilisée. Celle-ci est décrite comme une sorte de dialyse qui aurait pour but de saturer l'hémoglobine : on détourne le sang, on l'oxygène et on le réinjecte. Rien de plus facile. Seulement, cela n'a aucun sens ! Physiologiquement, l'efficacité d'un tel traitement sur l'oxygénation cellulaire durerait au mieux quelques minutes et certainement pas plusieurs mois, comme le sous-entendait le rocker. Sans doute une réinjection de globules rouges, telle qu'elle est pratiquée effectivement dans ce genre d'établissement depuis au moins trente ans.

Pour Johnny Hallyday, pas de souci. Il est libre de ses choix thérapeutiques. Mais ce n'est pas le cas de Zinedine Zidane qui doit répondre de la législation antidopage. Or, ce procédé tombe en plein dedans. Le procès du dopage de la Juventus Turin – club dans lequel jouait Zidane de 1996 à 2001 – confirme bien que les footballeurs ont la même pharmacie de la performance que les cyclistes. Or, curieusement, cela ne semble offusquer personne : ni la FIFA, ni l'UEFA, ni la Fédération française de football, ni le ministère des Sports, ni le CPLD (l'organisme de lutte antidopage français en place à l'époque de la diffusion de ce *Merci pour l'info*) n'ont engagé la

1. *L'Équipe*, 10 juin 1985.

moindre enquête après les révélations de Johnny sur les séjours italiens de son ami Zidane… Ils ne doivent pas regarder Canal+. Tous ces organismes ou instances dirigeantes, qui prônent à longueur de communiqué la « tolérance zéro » en matière de dopage, prêchent en réalité la « tolérance triple zéro » !

Quoi qu'il en soit, le Ballon d'Or 1998 ne prenait aucun risque par rapport aux règles antidopage puisque, jusqu'en 2004, la transfusion sanguine homologue (avec un sang compatible) était indétectable. Et encore aujourd'hui, en octobre 2010, la transfusion autologue (avec son propre sang) n'est pas identifiable par prise de sang. Pour sa défense, l'ancien stratège des Bleus, dans une interview parue en janvier 2008 dans *L'Équipe Magazine*, admet qu'il fréquente la clinique du docteur Chenot, mais réfute qu'il s'y rende accompagné de Johnny : « Je ne sais pas s'il l'a vraiment dit, Johnny. On s'est déjà croisés deux, trois fois, mais quand il dit qu'il va changer son sang avec Zizou… À aucun moment, je ne me suis rendu dans une clinique avec Johnny. Jamais de ma vie ! Le seul truc que je fais depuis douze ans maintenant, c'est de me rendre à Merano chez Henri Chenot. C'est un genre de spa amélioré. Une cure de soins qui permet d'éliminer les toxines du corps. Pendant une semaine, tu es pris en charge nutritionnellement, avec des massages [1]. » Devant cette réponse incomplète, qui laisse de côté la question de la transfusion, Karim Ben Ismaïl, reporter à *L'Équipe Magazine*, poursuit son

1. *L'Équipe Magazine*, n° 1331, 12 janvier 2008, p. 31.

interview en s'étonnant du silence de Zidane : « Pourquoi, à l'époque, n'avez-vous pas répondu à cet article qui a engendré de la suspicion ? » La star du ballon rond lui rétorque : « Mais je ne peux pas passer mon temps à répondre à ce qui se dit sur moi. Beaucoup de choses dites me dérangent et ça m'encourage encore moins à parler [1]. »

En définitive, Zidane nous explique que les traitements dispensés dans la fameuse clinique transalpine ne sont rien d'autres que des soins type thalassothérapie, bains à remous, massages, repas diététiques, espace détente… Or, que faut-il penser du témoignage du journaliste italien indépendant Michel Di Tria, collaborateur du service des sports de la télévision qui a écrit une biographie sur Diego Maradona, à l'époque où celui-ci jouait à Naples ? Di Tria en dit un peu plus sur la cure miraculeuse de Merano : « Or Diego Maradona, à chacun de ses retours de vacances, a pris l'habitude d'aller se "retaper" physiquement à Merano pendant une semaine. Là, son médecin lui prescrit un traitement tenu secret, qui métamorphose le vacancier en athlète. Le priver de ce séjour en clinique, c'est retarder son retour à la forme. Involontairement, les Napolitains l'ont donc en quelque sorte pénalisé. Car, faute de temps pour aller à Merano, Maradona a été obligé de suivre un régime à la maison parallèlement à son entraînement. La remise en forme s'est faite plus lentement que d'habitude, plus progressivement aussi [2]. »

1. *Idem.*
2. M. Di Tria, *Maradona*, Lausanne, Favre, 1990, pp. 78-79.

« Un genre de spa amélioré », selon l'ancien minot de la Castellane, ou un « traitement qui métamorphose le vacancier en athlète » ? La réponse paraît évidente pour les footballeurs…

13
Cannavaro, piqué sur le vif

La créatine injectable secoue le Calcio.

À la veille de la finale de la Coupe de l'UEFA 1999, que Parme a survolée face à Marseille, Fabio Cannavaro s'injecte du Neoton®, un stimulant cardiovasculaire réservé aux services de réanimation hospitaliers, mais que les sportifs, notamment footballeurs et cyclistes, ajoutent à leur menu de drogues de la performance.

L'image choc

C'est l'histoire d'une vidéo, diffusée par la RAI, la télévision publique italienne, le 28 avril 2005, qui fait scandale. On y voit le futur capitaine de l'équipe italienne de football, championne du monde, Fabio Cannavaro, en train de s'injecter un produit stimulant, la veille de la finale de la Coupe d'Europe de l'UEFA 1999. La séquence a été tournée, le 11 mai, dans la chambre de l'hôtel Marriott à Moscou, vingt-quatre heures avant la victoire de son équipe, Parme, contre l'Olympique de Marseille 3 à 0. La substance injectée était du Neoton® – de la créatine phosphate – qui ne figure pas sur la liste des produits interdits par l'AMA, la FIFA et l'UEFA.

« Regarde ce que nous devons faire avant la finale de la Coupe de l'UEFA », entend-on dire le joueur, alors qu'un médecin lui injecte le produit. « J'ai vingt-cinq ans et ils sont en train de me tuer[1]. »

Fabio Cannavaro avait demandé l'annulation de la diffusion de la vidéo un peu plus tôt dans la journée. Mais la RAI a persisté et invité l'avocat du joueur, Paolo Trofino, à réagir en studio après la diffusion. L'avocat a souligné que prendre du Neoton® n'était pas du dopage et a insisté sur le ton enjoué de l'enregistrement, au cours duquel le joueur se moque souvent de lui-même. « Cette cassette date de plusieurs années. C'était une blague et Cannavaro plaisante lui-même[2]. »

« On veut le détruire »

Fabio Cannavaro a joué pour le club de Parme de 1995 à 2002, ensuite il est passé par toute une série de formations très huppées telles que l'Inter Milan (2002-2004), la Juventus Turin (2004-2006), le Real Madrid (2006-2009) et, à la fin du Mondial 2010 en Afrique du Sud, il a rejoint le club Al-Ahli FC Dubaï aux Émirats arabes unis. « Cannavaro a juste donné une image positive du football, l'objectif de ceci est de détruire quelqu'un, a déclaré Lilian Thuram[3], selon des propos cités par l'agence ita-

1. Associated Press, 29 avril 2005.
2. *Ibid.*
3. Coéquipier de Cannavaro à Parme, en 1999, lors du fameux match contre Marseille, mais aussi à la Juventus en 2005, au moment de la diffusion de la vidéo.

lienne Ansa. Tout le monde sait que le produit n'était pas interdit mais désormais les gens vont douter. Cela est fait seulement pour l'audience[1]. »

Afin de décoder cet énième épisode de la présence de plus en plus envahissante de la pharmacie dans le soutien médical à la performance du sportif, il faut tout d'abord préciser que le Neoton® en question est de la créatine phosphate dont la seule voie d'administration est injectable (intramusculaire pour le Neoton 500® et intraveineux pour le Neoton® 1 g et 5 g). Cette substance n'a rien à voir avec le monohydrate de créatine (en poudre ou en gélules) qui défraye la chronique depuis le milieu des années 1990, notamment dans le rugby, l'athlétisme, le football, le tennis et surtout le body-building. Bien que la créatine ne soit pas interdite, un rapport de la Food and Drug Administration publié au début de l'année 2000 aux États-Unis a révélé que 70 % des produits commercialisés sous le nom de créatine contiennent, en plus, sans que ce soit précisé dans la composition figurant sur la notice, des substances anabolisantes prohibées. Car, en réalité, la créatine (en poudre) seule n'est que peu efficace, alors que si elle est associée à des stéroïdes anabolisants, la prise de masse musculaire sera accélérée. Ainsi, lorsqu'ils sont interrogés, les sportifs estiment que la créatine (en poudre) augmente l'énergie, la détente, la puissance et la force musculaire.

1. Associated Press, 29 avril 2005.

Un stimulant du cœur

En revanche, le Neoton® (créatine phosphate injectable) n'agit pas sur les muscles de l'appareil locomoteur, mais sur le muscle cardiaque. Si on consulte la fiche du Vidal italien, à la rubrique « Indications », on peut lire : « Indiqué en chirurgie cardiaque (pour soutenir le cœur) et dans les souffrances du myocarde ou états ischémiques d'origine métabolique (angine de poitrine, infarctus). » Au total, on le range dans la catégorie des tonicardiaques. On ne peut l'acquérir en pharmacie que sur prescription médicale. Donc, vraiment, rien à voir avec de l'eau distillée, comme le racontait – pour la défense de la Juventus Turin, club impliqué dans un procès pour dopage – Luigi Chiappero, l'avocat du club piémontais : « C'est un médicament légal qui existe depuis trente ans [NDLA : en réalité vingt ans pour le 500 mg et le 1 g et dix ans pour le 5 g], a-t-il rappelé. Il agit contre l'asthénie et la fatigue musculaire mais il n'a pas beaucoup plus d'effet que de l'eau distillée [1]. » Formidable, non ? En somme, on explique que des centaines de sportifs – parmi les plus célèbres de la planète – recourent en masse à un produit qui ne sert à rien ! Quel prodigieux sens de l'humour.

L'utilisation des cardiotoniques (stimulants du cœur) dans le football italien n'est pas nouvelle. Il y a plus d'un demi-siècle, en 1958, un ancien footballeur professionnel de Bologne, Gerardo Ottani, devenu par la suite président de la Fédération ita-

1. Lemonde.fr, 29 avril 2005.

lienne de médecine sportive, a effectué une étude sur les joueurs de série A (première division) dont il ressort que 27 % carburaient aux amphétamines, 62 % aux toniques du cœur et de la respiration et déjà 68 % aux hormones (stéroïdes anabolisants). À cette époque, il y avait beaucoup moins d'argent dans ce sport. Alors comment croire qu'aujourd'hui, avec des enjeux économiques et financiers démesurés, les joueurs du Calcio et des autres championnats professionnels n'enchaînent la répétition des matchs que grâce au soutien de l'eau de source ou du Vittel cassis ?

Un produit bien connu des cyclistes

Le Neoton® est présent dans le sport de haut niveau depuis le milieu des années 1990. Rappelons que le cycliste Erwann Menthéour – alors qu'il disputait le Tour de l'Avenir 1997 et qu'il avait pris dès la première étape le maillot de leader –, bien préparé par le *dottore* (EPO, hormone de croissance...), s'injectait de temps en temps, le matin, du Neoton®[1]. En 1999, un an après l'affaire Festina du Tour de France 1998 qui avait vu l'éviction de Richard Virenque et de tous ses équipiers, un soigneur de la même équipe, Rick Keyaerts, se fait prendre à la frontière franco-belge avec, entre autres, du Neoton®. Il est renvoyé dans la foulée par la direction de Festina. L'affaire Cofidis du début de l'année 2004 – une

1. E. Menthéour, *Secret défonce. Ma vérité sur le dopage*, Paris, éd. J.C. Lattès, 1999, p.159.

escouade de l'équipe nordiste a été épinglée par la patrouille policière – a permis de constater que le Neoton® faisait également partie de la pharmacie de plusieurs coureurs mis en examen par le juge de Nanterre.

Sur le Neoton® de la plaisanterie

Le procès de la Juventus Turin a démontré que le Neoton® tenait une bonne place dans la pharmacie de l'équipe qui accueillit Zinedine Zidane. Ce dernier, lors de l'enquête préliminaire par le juge d'instruction Raffaele Guariniello, avait admis subir des perfusions d'un produit dont « [il] ne conna[issait] pas le nom » : « Je crois qu'il s'agit de vitamines et de sucres. Je ne sais pas si le produit s'appelle Neoton® ou Esafosfina®. »

Afin de minimiser la portée de l'acte (une perfusion dans une chambre d'hôtel la veille d'un match), tout le milieu y va de son couplet : « Le produit n'est pas un dopant et il est inoffensif. » Ainsi, le président de la Fédération italienne de football (FIGC), Franco Carraro, a apporté son soutien à Fabio Cannavaro et assuré qu'il resterait le capitaine de l'équipe nationale : « Avec l'Italie, Cannavaro s'est toujours comporté correctement et il a toujours donné le maximum. Sous le maillot bleu, il reste un exemple [1] *(sic !)* », a déclaré le premier dirigeant du Calcio lors d'un conseil fédéral le vendredi 29 avril 2005 à Rome.

1. Tsr.ch, 29 avril 2005.

D'autres, des joueurs que ce soit de Parme (son ancien club) ou même de la Juventus Turin (son équipe lors de la diffusion de la vidéo en avril 2005), ont réfuté l'accusation de dopage. Lilian Thuram prend ainsi vigoureusement la défense du futur Ballon d'Or 2006 [1] : « Voir un joueur se faire injecter un produit qui n'est pas interdit, avec d'autres joueurs qui rigolent autour de lui, peut être mal interprété par l'opinion publique. L'amalgame est vite fait. Entre eux, les joueurs plaisantent souvent dans les vestiaires ou dans les chambres d'hôtel. En sortant ces images de leur contexte, elles seront forcément mal interprétées. Franchement, vous imaginez, vous, un joueur faire quelque chose d'illégal et se laisser filmer ainsi dans une chambre par sa propre caméra ? [2] »

Rappelons que la créatine, notamment injectable, n'est pas interdite, car il est extrêmement difficile de prouver que quelqu'un « se soigne » avec ce produit puisque tout le monde a naturellement de la créatine dans le sang et dans les urines. Ajoutons que depuis 2005, toute perfusion non justifiée médicalement – c'était le cas pour Cannavaro – est prohibée. Ce qui revient *de facto* à interdire aussi l'usage du Neoton® (sauf si, bien sûr, l'athlète peut apporter la preuve

1. Car, dans le sport de haut niveau, les soupçons de dopage nuisent rarement aux sportifs incriminés. Pire ! la triche est même récompensée, à l'image de Ben Johnsson, positif au stanozolol (un stéroïde anabolisant) lors des JO 1988, qui en fin de saison sera élu « athlète de l'année pour ses qualités et ses défauts » par le service des Sports de *La Presse*, le plus important quotidien de la province canadienne du Québec…
2. *L'Équipe*, 29 avril 2005.

qu'il a subi une intervention de cardiochirurgie la veille au soir !).

Heureusement pour le futur champion du monde 2006, cette disposition réglementaire n'était pas encore en place le 11 mai 1999, la veille de la finale de la Coupe UEFA. Depuis les premières réglementations antidopage qui datent de 1965, la compétition sportive se complaît parfaitement dans le jeu « des gendarmes contre les voleurs ». La tactique pour déjouer les gardiens de la morale sportive est de consommer des produits qui ne sont pas encore sur la liste rouge mais dont personne n'ignore leur appartenance à des conduites dopantes, ou alors d'absorber des molécules illicites mais indécelables. L'affaire Festina l'a bien démontré : Richard Virenque ne se considérait pas dopé puisqu'il n'était pas positif aux contrôles. Avec ce genre d'arrangement avec l'éthique, on peut aller très loin dans le discours langue de bois.

14
Qui a tué Ronaldo ?

Certes, Ronaldo Luiz Nazário de Lima, dit Ronaldo, est toujours vivant. Mais le footballeur s'apprête à terminer sa carrière en queue-de-poisson [1], victime d'une série de blessures aussi rares que graves. Face à la répétition de ces « faux pas », la suspicion de dopage ne peut être complètement écartée.

Le 13 février 2008, le Milan AC joue contre Livourne. Ronaldo entame le match sur le banc des remplaçants. Il rentre en cours de partie pour s'écrouler, trois minutes plus tard, à la réception d'un saut parfaitement anodin, comme il en a réalisé des milliers au cours de sa vie de footballeur. Le tendon rotulien du genou gauche a cédé d'un seul coup. Le Brésilien ne se fait aucune illusion sur la nature de la douleur. C'est la troisième fois de sa carrière qu'il est victime du même accident. Bizarre, vous avez dit bizarre ? Car la rupture du tendon rotulien est une affection rarissime en sport. Nous avons recherché sa

1. Début octobre, l'actuel attaquant des Corinthians, qui est retourné au Brésil, a annoncé à la télévision de son pays, TV Globo, qu'il raccrocherait les crampons à la fin de l'année 2011. Il envisage de devenir un jour président des Corinthians.

fréquence dans la littérature scientifique consacrée à la traumatologie du footballeur. La plupart des articles ne la signalent même pas : « Un spécialiste du genou en voit au maximum une par an », commente Pascal Christel, chirurgien orthopédiste français [1]. Et d'après son collègue, Michel Zimmerman, elle touchera plus volontiers des sportifs comme les haltérophiles. Les tendons du genou subissent effectivement une tension énorme surtout dans la seconde phase du mouvement de l'épaulé jeté qui consiste à se relever de la position accroupie pour se remettre d'aplomb sur les jambes. Mais en football, répétons-le, ce genre de lésion est pratiquement inconnu. C'est bien simple, ces dernières années, on n'a trouvé qu'un seul précédent : il s'agit du défenseur portugais de la Juventus Turin, Jorge Andrade, victime lui aussi d'une rupture du tendon rotulien du genou gauche, lors d'un match contre l'AS Rome, en septembre 2007. Mais ce qui est tout à fait extraordinaire dans le cas de Ronaldo, c'est évidemment le caractère répétitif de la blessure. Par définition, le tendon est constitué d'une matière extrêmement solide. Qu'il se brise à trois reprises, deux fois à droite et une fois à gauche, c'est tout simplement du jamais vu ! Alors, bien sûr, les chantres d'un sport sans défaut auront beau jeu d'évoquer la loi des séries. En 1998 déjà, lorsque le joueur brésilien avait été victime d'un gros malaise dans sa chambre d'hôtel, à quelques heures seulement de la finale de la Coupe du monde contre la France, on avait mis cela sur le compte d'une over-

1. *Le Parisien*, 23 mai 2000.

dose de jeux vidéo. Vous voyez. Rien ne les arrête ! À leurs yeux, ces défaillances improbables seraient des preuves supplémentaires que le personnage, surnommé *Il Fenomeno* (le Phénomène), échappe aux contingences classiques de la physiologie. Très bien.

Cependant il existe une autre explication qui ne nécessite pas de faire appel au surnaturel. Les malheurs actuels de Ronaldo seraient tout simplement le résultat de choix thérapeutiques aberrants, établis tout au long de sa carrière.

La véritable histoire du Phénomène

En 1994, Ronaldo débarque en Europe, dès l'âge de dix-sept ans. Il rallie le club hollandais du PSV Eindhoven, où on le trouve un peu léger. De fait, il pèse 75 kg pour 1,83 m. Comment les médecins s'y prennent-ils pour lui faire gagner des kilos ? On ne le sait pas avec certitude. Toujours est-il que le jeune joueur s'épaissit rapidement. « Aux Pays-Bas, Ronaldo a intégré une académie de gymnastique », croit savoir le docteur brésilien Omar de Oliveira. « On l'a alors soumis à un régime alimentaire particulier avec des cures de créatine [1]. »

S'agissait-il seulement de créatine ? « Non, rétorque son collègue Bernardino Santi [2]. J'ai discuté avec des

1. *Le Monde*, 24 décembre 1999.
2. Il réitère ses accusations dans un livre qui vient de paraître en Italie : *Paura del buio* (« *La Peur de l'obscurité* », éditions Indiscreto), une biographie consacrée à la face cachée de Ronaldo et écrite par le journaliste milanais Enzo Palladini.

collègues néerlandais, qui connaissent les gens du PSV Eindhoven. Ronaldo était vraiment maigre et ils lui administraient des compléments, dont quelques substances anabolisantes pour l'aider à se développer (...) Un des facteurs aggravants vient du fait qu'il a acquis une forte structure musculaire très jeune et très rapidement. L'addition à payer pour l'usage de stéroïdes anabolisants est à long terme : dix, quinze, vingt ans plus tard. Les stéroïdes provoquent des lésions structurelles des organes, de la musculature. En principe, il existe un gain en qualité, en force et en puissance, mais après, ça se détériore [1]. »

Dans la foulée de ces révélations pour le moins gênantes, le docteur Santi sera licencié par la Confédération brésilienne de football (CBF), au sein de laquelle il était chargé de coordonner la lutte antidopage ! On l'accuse de n'avoir aucune preuve de ce qu'il avance. « La stature de Ronaldo mérite plus de respect », s'insurgent sans rire les dirigeants de l'institution. Un commentaire surréaliste ! Ainsi, on épargne ceux qui ont réservé au joueur un traitement que l'on ne tolère pas même envers les animaux de boucherie, plutôt que celui qui dénonce courageusement ces pratiques ! Quant à Ronaldo lui-même, il reste remarquablement discret sur cette partie de sa vie.

Or il faut rappeler à tous les amnésiques que les produits dopants sont monnaie courante dans le football, notamment néerlandais, et que cela ne date pas d'aujourd'hui. Par exemple, Jimmy Van Rompou, médecin du club batave AZ'67, affirme

1. Dans les colonnes de la *Folha* de Sao Paulo, 15 février 2008.

dans *L'Équipe* du 28 octobre 1976 que « le dopage est largement répandu parmi les footballeurs de [s]on pays ». Même son de cloche chez son confrère, le docteur John Rolnik, médecin de l'Ajax d'Amsterdam dans les années 1980 : « À la suite d'une enquête s'étalant sur seize ans, auprès d'environ mille joueurs professionnels évoluant aux Pays-Bas, un footballeur sur onze du championnat néerlandais utilise des stimulants. »

Pour en savoir plus, il faut s'en remettre à la lecture du dossier médical de Ronaldo. On apprend ainsi qu'en 1995, déjà, il souffrait d'une tendinite chronique du genou gauche, le droit n'allant guère mieux. L'année suivante, il passe une première fois sur le billard pour l'ablation d'une excroissance osseuse : séquelle classique d'une maladie d'Osgood-Schlatter. Cette intervention a-t-elle servi à quelque chose ? Pas sûr. Quelques images volées dans sa vie civile montrent un Ronaldo qui boite de plus en plus bas. Les jours de matchs, il prend sa dose de Voltarène® (comprimés anti-inflammatoires) pour gommer sa douleur. Sa dépendance aux médicaments est telle qu'à l'occasion de son transfert à l'Inter Milan, en 1997, elle inquiète le médecin du club, le docteur Piero Volpi, qui préconise le sevrage : « Le Voltarène® servait seulement à endormir la douleur pendant le match [1]. » Ses conseils ont-ils été suivis ? On peut en douter. Ronaldo joue une cinquantaine de matchs cette année-là et semble

1. *L'Équipe*, 16 avril 2000, en réponse à un article de l'auteur, paru dans *Le Figaro* la veille.

incapable de dire non à un entourage qui le veut absolument sur le terrain. Bref on le suspecte, comme beaucoup d'autres sportifs professionnels, de tenir le coup grâce aux médicaments. Cela lui permet d'enchaîner les matchs et les équipes : Eindhoven, Barcelone, Inter Milan, Real Madrid, Milan AC. Ce faisant, il s'expose aussi à une aggravation de ses lésions. Une étude publiée par le Centre européen de rééducation du sportif (CERS) de Capbreton – établissement dans lequel a séjourné Ronaldo après sa récidive de rupture du tendon droit – a confirmé récemment la proportion importante (37 %) d'antécédents de tendinites chroniques avant une rupture tendineuse. Cette observation semble s'appliquer au cas de Ronaldo. Après sa dernière opération, un communiqué à la presse, en provenance de l'hôpital Pitié-Salpêtrière, soulignait le mauvais état antérieur de son genou : « Une rupture complète du tendon au ras de la rotule a été retrouvée avec des lésions préexistantes de tendinite qui étaient responsables de douleurs du tendon depuis quelques mois », écrivent ses médecins. Une question demeure : depuis « quelques mois » ou quelques années ?

La Fiat devenue Ferrari

L'histoire de Ronaldo se trouve résumée dans cette déclaration d'un journaliste italien féru de course automobile : « Quand il est arrivé au PSV Eindhoven, Ronaldo était très maigre. Quand il en est reparti, il était devenu très musclé. Mais son tendon était toujours le même. Si vous avez une Fiat, elle aura beau être une petite voiture fantastique, si vous mettez un moteur de Ferrari à l'intérieur, elle vous lâchera[1]. » La petite voiture en question lâchera d'autant plus vite que l'on continuera à faire n'importe quoi. Or, dans le cas de Ronaldo, la liste des incuries est encore longue. Après ses éventuelles cures hollandaises de stéroïdes anabolisants et sa dépendance quasiment certaine aux anti-inflammatoires, il nous faut évoquer un troisième facteur qui pourrait expliquer cette fragilité tendineuse : la cortisone !

Rappelez-vous l'importance du joueur dans le dispositif de l'équipe brésilienne à l'approche du Mondial de 1998. Il devait jouer coûte que coûte ! Son malaise, quelques heures avant la finale du Mondial, semble pour le moins mystérieux. En réalité, cette défaillance s'explique mieux, si l'on analyse les faits, rapportés avant le France-Brésil du 12 juillet.

Pris de convulsions dans les heures précédant le match, il fut incertain jusqu'au coup d'envoi de la rencontre qu'il disputa sous la pression du pouvoir sportif brésilien. Mais dans quel état ? En réalité, il souffrait des genoux depuis le début du Mondial et le staff médical lui faisait des infiltrations pour qu'il puisse jouer malgré son handicap. De plus, ce genre de produit contient un anesthésique qui peut, s'il est injecté en partie dans un vaisseau sanguin, provoquer un choc avec perte de connaissance pouvant passer

1. Luca Curino, journaliste qui couvre les exploits de l'Inter Milan pour *La Gazzetta dello Sport*, 27 août 2000.

pour une crise d'épilepsie. Ce genre d'accident n'est pas rare et peut faire craindre le pire. D'ailleurs, l'un de ses coéquipiers a raconté qu'il avait cru que l'attaquant de l'Inter Milan allait mourir ! Signalons qu'il y a quelques années, un jeune militaire de vingt-cinq ans est décédé à la suite d'une telle injection destinée à calmer, comme dans le cas de Ronaldo, une douleur au genou.

En ce qui concerne Ronaldo, nous considérons que la pratique des infiltrations doit s'assimiler sans contestation possible à du dopage. Son genou ne voulait pas jouer, mais son entourage le voulait ! Alors, on injecte et peu importe l'avenir immédiat ou à long terme de l'articulation… Pour que le Brésilien tienne le coup, on lui a probablement fait des infiltrations à base de corticoïdes. Une chose que nient mollement les responsables de l'équipe, mais qui est confirmé en revanche par son entourage proche. Dans un livre consacré à la carrière du joueur, l'ancien journaliste de *Libération* puis du *Monde*, Jean-Jacques Sévilla [1], fait intervenir le docteur Marco Amatuzzi, qui opère dans une clinique à Sao Paulo (Brésil) et a plus de cinq mille interventions chirurgicales à son actif. Il ne se souvient que de deux cas comparables à celui de Ronaldo : « Les deux patients avaient en commun d'avoir subi des traitements antérieurs aux corticoïdes [2]. »

1. Il est décédé en août 2009.
2. Cité par J.-J. Sévilla, *Le Phénomène Ronaldo*, Paris, Plon, 2002, p. 166.

Ce traitement expliquerait aussi d'autres singularités, notamment la difficulté du joueur à maîtriser son poids. Entre son arrivée en Europe en 1994 et la Coupe du monde en France de 2008, « Gronaldo » serait passé de 75 à 98 kg ! L'association de ce cocktail médicamenteux et d'une prise de poids importante aurait finalement eu raison de la solidité de ses genoux. Un petit rappel des faits : son premier accident survient, le 21 novembre 1999, à la 58e minute d'Inter-Lecce, en championnat d'Italie. Ronaldo est opéré dix jours plus tard par le professeur Gérard Saillant, à la Pitié-Salpêtrière, à Paris. On lui rabiboche le genou, mais celui-ci cède de nouveau, après six minutes de jeu, lors du match de reprise contre la Lazio de Rome, en avril 2000. Passons en vitesse sur ses claquages à répétition qui rythment désormais ses apparitions [1]. Jusqu'à l'accident grave du début d'année 2008.

Cette fois, c'est le genou gauche qui lâche et doit être recousu à son tour. Face à une telle série noire, tous les amateurs de foot se poseront évidemment la question de savoir si le joueur rejouera un jour. Oui, il est bien revenu. Mais il n'a jamais plus retrouvé son niveau d'antan, quittant le Milan

1. Voici la liste approximative de ses malheurs : septembre 2001, élongation de la cuisse droite lors du match de la Coupe UEFA contre les Roumains de Brasov ; novembre 2001, déchirure du biceps fémoral de la cuisse gauche lors d'un match contre Lecce ; décembre 2001, récidive de la même déchirure lors du déplacement à Piacenza ; janvier 2002, nouvelle déchirure à la cuisse lors d'un l'entraînement ; juillet 2006, opération pour un problème de calcification du tendon rotulien ; juillet 2007, claquage des ischio-jambiers de la cuisse droite ; novembre 2007, élongation au mollet gauche alors qu'il s'apprêtait à monter au jeu contre Benfica à Lisbonne, etc.

AC dans l'anonymat. Malgré ses belles déclarations d'intention – « J'ai trop souvent joué diminué, je veux qu'on me laisse le temps de retrouver mon intégrité physique » –, l'homme n'est pas avare de contradictions. En 2007, il avait été suspecté de s'être proposé comme cobaye pour un traitement à base de facteurs de croissance [1], afin de récupérer au plus vite d'un claquage musculaire. Or ces injections présentent le double désavantage d'être mal documentées dans la littérature scientifique et, accessoirement, d'être interdites, en tout cas il y a trois ans, par la législation antidopage [2]...

1. Voir au chapitre 7 les lignes consacrées au « *blood spinning* », p. 130-131.
2. Mais comme souvent avec l'AMA, la volte-face est érigée en règle. Ainsi, la technique du « *blood spinning* » prohibée depuis 2005, sera à nouveau autorisée en 2011. Car, selon le directeur général de l'Agence, David Howman, il n'y a pas de preuves scientifiques de la pertinence de cette technique à des fins d'amélioration de la performance. [*La Presse Montréal*, 22 septembre 2010]

15
Le foot français en pétard contre le THC[1]

Le cannabis rend-il performant dans le football ?

C'est bien un produit dopant puisqu'il agit sur le système nerveux central en modifiant le comportement du fumeur par rapport à l'environnement (enceintes sportives, spectateurs, adversaires, etc.).

Il crée un état d'euphorie et lutte contre l'inhibition. Si le chanvre indien est une drogue euphorisante fumée sur tous les continents, c'est aussi un produit dopant utilisé dans le but d'améliorer les prestations sportives. Parallèlement, de plus en plus de voix, notamment celles des journalistes, se manifestent pour dénoncer l'interdiction du cannabis chez les sportifs, prétextant l'absence d'effet sur la performance. Or, à partir du moment où une substance agit sur le système nerveux central, soit dans le sens de stimulation mentale (confiance en soi) ou, à l'inverse, comme le cannabis, de désinhibition, elle est *ipso facto* une substance dopante.

1. THC : tétrahydrocannabinol, principal composant du cannabis (chanvre indien).

Des joints sur toutes les lignes

Recherché depuis 1991 par le laboratoire français du contrôle du dopage, le cannabis est de plus en plus présent dans les tests urinaires post-compétitions. En 1995, plusieurs dizaines de sportifs ont été contrôlés positifs au cannabis, parmi lesquels cinq footballeurs professionnels français : Fabien Barthez (AS Monaco), Oumar Dieng (PSG), Franck Fontan (Girondins de Bordeaux), Gilles Hampartzoumian (AS Cannes) et Stéphane Paille (FC Mulhouse). L'année suivante, s'ajoutent à la liste : Jimmy Maillard (AS Nancy) et Franck Soler (FC Martigues). En 1997, c'est au tour de Bernard Lama (PSG) de tomber dans l'éprouvette.

Pour sa défense, chaque fois qu'un sportif est positif parce qu'il a fumé un joint, il rétorque : « Vous savez, je ne l'ai pas pris dans le but d'améliorer mes performances. » De même, afin de minimiser la faute du ou des contrevenants, les dirigeants, les entraîneurs, et même les médecins, ajoutent : « L'important, c'est qu'il ne s'agit pas de produits dopants destinés à améliorer la performance physique. »

Ainsi Fabien Barthez, qui maîtrise bien le sujet, prend-il la défense de son collègue gardien, Bernard Lama, qui vient d'être contrôlé positif : « C'est une connerie de suspendre un joueur pour une raison pareille quand on sait que le cannabis n'améliore pas les performances [1]. »

1. *Le Parisien*, 5 avril 1997.

Le médecin de l'équipe de France de football, le docteur Jean-Marcel Ferret, qui exerçait à l'époque de cette épidémie, fait « étonnamment » la même analyse : « Le cannabis est plus un dépressoperturbateur qu'autre chose. Franchement, je vois mal un joueur fumer un joint dans les vestiaires pour être meilleur sur le terrain. À mon avis, l'effet serait plutôt inverse [1]. »

Aimé Jacquet, qui est à ce moment-là sélectionneur de l'équipe de France de football depuis 1994, prend la défense de son joueur : « Bernard Lama est suspendu pour avoir fumé du cannabis. Il a été fautif mais pas tricheur [2]. » Michel Platini, alors co-président du Comité français d'organisation de la Coupe du monde de football 1998, renchérit : « Je ne sais pas ce qu'est le cannabis, j'en ai jamais vu ou fumé. Dans mon entourage, personne n'a touché à ça. Bien sûr, ce n'est pas un produit dopant. Ce n'est pas parce qu'on fume du cannabis qu'on va être meilleur. Néanmoins, je suis pour des sanctions, car ça permet de mettre en garde les joueurs, ça évite de faire de la publicité [3]. » Sans vouloir tacler perfidement l'actuel président de l'UEFA, j'ai du mal à comprendre comment on peut à la fois avouer que l'on ne sait pas ce qu'est le cannabis, que l'on en a jamais vu ni fumé, tout en affirmant dans le même temps que ce n'est pas un produit dopant !

1. *Le Quotidien du Médecin*, 30 janvier 1996.
2. *VSD*, 1er juin 1997.
3. *Le Parisien libéré*, 12 février 1996.

Définir le dopage

Quand, en 1989, Philippe Anziani, le premier footballeur français officiellement testé positif et sanctionné, avait pris un antidouleur figurant sur la liste rouge, son entraîneur de l'époque, Rolland Courbis, avait récusé lui aussi l'accusation de dopage et de tricherie : « Ce médicament ne donne pas un coup de fouet. Au contraire, il fait dormir : ce n'est donc pas un *doping.* »

Pourtant, le même Rolland Courbis avoue quelques années plus tard : « On dit au départ : "L'intention n'était pas d'augmenter les capacités", peut-être, mais ce n'est pas complètement vrai... Car quand on prend quelque chose qui élimine une part de stress et de crispation – les deux ennemis du sportif –, on augmente obligatoirement ses capacités. Et il est vrai aussi que le dopage, ce n'est pas seulement des anabolisants[1]. »

Ainsi, on s'aperçoit que le problème du dopage concerne sa définition. Si les règlements fédéraux interdisent aux sportifs d'absorber ou d'utiliser des moyens destinés à augmenter artificiellement leur rendement au cours des compétitions, il ne stipule à aucun moment que seuls les anabolisants (augmentation de la résistance à l'effort, gain de masse, de force et de puissance musculaire) ou les stimulants tels que les amphétamines (suppression de la sensation de fatigue) sont capables d'influencer les prestations athlétiques. En effet, face à la compétition, le sportif se trouve confronté à des

1. *France-Soir*, 23 janvier 1996.

contraintes d'ordre psychologique, telles que le trac, avec, pour corollaire, son blocage nerveux empêchant la libération de l'énergie nécessaire à l'effort physique ; et à des entraves d'ordre physiologique comme la fatigue et des douleurs de toute nature.

Pour lutter contre ces différentes difficultés, le dopage pourra être stimulant, antalgique mais aussi euphorisant et calmant, aboutissant à une plus grande confiance en soi. Ainsi la prise d'un euphorisant comme le cannabis qui s'accompagne d'excitation motrice avec suppression de l'inhibition (trac) pourra-t-elle gommer, voire effacer momentanément le handicap et permettre au corps de s'exprimer à un niveau supérieur à celui qu'il pourrait atteindre naturellement sans cette « béquille chimique ».

En dehors de la définition du dopage, le deuxième blocage des sphères dirigeantes concerne la réalité de l'utilisation du cannabis en tant que substance dopante. De même, à chaque fois qu'un sportif est positif parce qu'il a fumé un joint, il rétorque pour sa défense : « Vous savez, je l'ai pris une seule fois, pour ne pas mourir idiot et savoir ce que cela faisait et non pour courir plus vite. »

Or, contrairement à cette affirmation, il faut savoir que le cannabis, qui porte aussi le nom de marijuana ou de haschisch, est depuis plus de trente ans dans le collimateur des pouvoirs sportifs. Ainsi, dès 1971, la ligue professionnelle de baseball, la plus importante des États-Unis, mettait sur pied un programme antidopage. Son porte-parole, Bowie

Kuhn, avait déclaré à l'époque : « Ce n'est un secret pour personne : les joueurs de baseball américains font un usage immodéré de produits dopants et, plus particulièrement, de marijuana et d'amphétamines. » En 1985, plusieurs États américains sanctionnent la présence de cannabis au contrôle antidopage. La commission de l'État de New Jersey a suspendu pour quatre-vingt-dix jours trente-neuf boxeurs, dont le Portoricain Hector « Macho » Camacho, champion du monde des légers (WBC), pour contrôle positif au cannabis (ainsi qu'à la cocaïne et à l'héroïne). Trois ans plus tard, à l'occasion des Jeux de Séoul, une recherche sur les 730 médaillés est entreprise. Dix cas vont se révéler positifs.

Témoignages favorables

À la suite de cette étude et en se fondant sur le rapport du docteur Puello, du Comité international olympique, qui a cité le cas de basketteurs fumant régulièrement de la marijuana pour connaître une certaine euphorie, et de tireurs à la carabine pour calmer leurs nerfs, la commission médicale du CIO a intégré en 1989 le cannabis dans une classification spéciale intitulée « Substances soumises à certaines restrictions ».

En dehors de ces prises de position officielles, plusieurs témoignages confirment que le cannabis, drogue récréative, est également utilisé à la fois dans le but d'évacuer le stress qui pénalise les réflexes, mais aussi afin « d'éliminer » la glorieuse incertitude de la compétition. Dès le début des années 1960, alors qu'il n'existait pas encore de lobby antidopage, le mot « *doping* » était déjà associé à celui de « marijuana ».

Miguel Guerra de Cea, dans son ouvrage *Des toros et des hommes*, raconte : « Le matador sommeille jusqu'à une heure de l'après-midi, lorsqu'il n'arrive pas à la dernière minute, pour partir à la *plaza* après un bain de trente secondes et une bonne dose de marijuana (haschisch, *doping*[1]). »

De son côté, Michel Rougerie, champion motocycliste français des années 1970, décédé en 1981, mettait en garde les pouvoirs sportifs sur la consommation d'herbe lors des Grands Prix. Selon lui, elle servait à améliorer la « présence » des pilotes dans les passages stratégiques.

Quelques années plus tard, Michel Siracusa, champion de France 1983 des super-plume, expliquait dans son livre autobiographique les bienfaits que le cannabis avait sur son niveau de pratique sportive : « Le haschisch, à dose raisonnable, procure un bien-être fantastique. Moi-même, j'y ai fréquemment recours, il me permet de voir moins tristement la vie. Lorsque j'étais jeune, je suis rarement monté sur un ring sans avoir fumé au préalable deux ou trois joints ; ça facilite la concentration. On oublie tous les soucis extérieurs et il n'y a plus qu'une chose qui compte : gagner, écraser l'adversaire ![2]. »

---

1. M. Guerra de Cea, *Des toros et des hommes*, Paris, La Table Ronde, 1960, pp. 41-42.
2. M. Siracusa, *Crochet au cœur*, *op. cit.*, pp. 18 et 151.

Enquête américaine

Dans la même décennie, en 1986, une enquête américaine menée chez les athlètes féminines d'élite révèle que 17 % des sportives qui avaient répondu auraient consommé de la marijuana pendant les douze mois précédant l'enquête et 3 % des athlètes de niveau olympique, juste avant une compétition. Et, contrairement aux idées reçues affirmant que le cannabis affecterait négativement les performances athlétiques, aucune étude spécifique n'a jamais étayé l'hypothèse d'une diminution de la puissance musculaire après la consommation de cannabis.

Pour ces différentes raisons, le médecin américain Robert Voy, qui a été le responsable médical du Comité olympique américain (USOC) de 1984 à 1989, estime dans son ouvrage *Substances dopantes, sport et règlements* que la marijuana est bien un produit dopant et qu'elle devrait être interdite par l'ensemble des fédérations : « La marijuana est un problème majeur dans le sport, car c'est la porte ouverte à la dépendance à d'autres drogues, pas uniquement à la cocaïne. Elle est aussi utilisée pour améliorer la performance. Le CIO et l'USOC ne semblent pas bien apprécier le fait qu'en cas d'usage répété, la marijuana peut efficacement apaiser l'appréhension et l'état nerveux dans certains sports, comme le feraient l'alcool, les tranquillisants et les bêtabloquants. De même, lors d'une consommation répétitive, les effets influençant négativement le mental sont supportables alors que les propriétés calmantes ou améliorant la confiance en soi peuvent influencer favorablement le résultat sportif.

Pour moi, il est malheureux que cette drogue ne figure pas sur la liste des produits interdits [1]. »

Anabolisants = vitamines

Au début des années 1960, dans la revue *Médecine, éducation physique et sport*, l'organe officiel de la médecine du sport française, on pouvait trouver dès la deuxième page une publicité qui incitait les médecins à prescrire à leurs patients-sportifs du Durabolin®, un stéroïde anabolisant.

Depuis une quarantaine d'années, jusqu'à son retrait du marché en 1997, ce dérivé de l'hormone mâle était l'un des deux ou trois dopants les plus consommés par la gent athlétique. À cette époque, les experts de la chose médicale pensaient tout simplement que les hormones en général et les anabolisants en particulier s'apparentaient à de simples vitamines. De même, pendant la grande période des amphétamines, de la fin de la Seconde Guerre mondiale jusqu'au début des années 1970, les sportifs – notamment les cyclistes – en consommaient régulièrement et pourtant de nombreux scientifiques d'alors en niaient l'effet positif sur la performance. On a su plus

---

1. R. Voy et K. D. Deeter, *Substances dopantes, sport et règlements* (en anglais), Champaign (États-Unis), Leisure Press, 1991, pp. 115-116. Depuis janvier 2004, l'Agence mondiale antidopage édicte et publie au plan international la seule liste faisant désormais référence pour l'ensemble du mouvement sportif. Les cannabinoïdes appartiennent à la section S3 et sont prohibés seulement pendant les compétitions. De plus, ils font partie d'un paragraphe spécifique où il est précisé que si l'athlète démontre qu'il ne les a pas utilisés dans un but dopant, la sanction doit être atténuée.

tard, avec des travaux plus rigoureux, qu'elles étaient réellement des dopants et provoquaient des lésions cérébrales graves.

Les écrits de ce médecin spécialiste du dopage, le docteur Jean-Jacques S'Jongers, démontrent que le corps médical a souvent eu plusieurs longueurs de retard par rapport à la réalité des vestiaires et du terrain : « La prévention apparaît comme la seule voie possible de lutter contre le dopage : chacun doit savoir que les dopants actuels sont inefficaces et qu'ils présentent un danger majeur pour la santé de ceux qui les utilisent[1]. » Mais les médecins ne sont pas les seuls à nier l'évidence. Dans le but de défendre l'image de sport sain, non contaminé par la société ambiante, l'affirmation globale de l'inefficacité du dopage est souvent mise en avant par les dirigeants de la majorité des fédérations. Par exemple, le monde du football certifie sans sourciller : « La multiplicité et la complexité des habiletés psychomotrices mises en jeu dans notre discipline sont incompatibles avec le dopage. » Souvent, pour asseoir ce jugement péremptoire, il met en avant certains travaux scientifiques qui nient la pertinence de telle ou telle substance dopante.

Afin de permettre à chacun d'aiguiser sa réflexion sur la fiabilité des études scientifiques, nous leur soumettons les résultats d'un cas exemplaire. Douze volontaires, conducteurs d'automobiles expérimentés, se sont prêtés à une intéressante expérience : ils ont reçu soit un placebo, soit un antihistaminique à

1. *Tonus* (hebdomadaire médical), 25 avril 1979.

des doses de 25, 50 et 100 mg. En fait, ils ont fait tout cela deux fois, soit dans des conditions de laboratoire où on les a soumis à divers tests de performance et de vigilance, soit dans des conditions normales où ils devaient conduire sur un circuit. Leurs performances ont été beaucoup plus altérées au laboratoire que dans les conditions réelles de conduite !

Cela signifie qu'en choisissant bien ses tests, plus ou moins sensibles, on peut prouver ce que l'on veut... Méfiance donc, avant d'interpréter des résultats de laboratoire, positifs ou négatifs, concernant les effets d'une substance sur la performance sportive.

Trois types d'effets

Précisons qu'il faut attendre huit jours, voire plus, pour éliminer un seul joint lors des tests urinaires.

Au total, les athlètes consommateurs de cannabis recherchent trois types d'effets : une euphorie accompagnée d'excitation motrice, avec une plus grande vivacité dans la perception de sensations visuelles et auditives ; une augmentation de l'agressivité ; une stimulation de l'imagination et une suppression de l'inhibition, telle que la peur de l'échec peut l'engendrer.

Comme toutes les drogues agissant sur le cerveau, les effets favorables du cannabis varient avec l'état psychique de chaque individu mais aussi avec la dose. Les Marocains ont un adage : « Le kif[1] est comme le

1. Nom local du cannabis.

feu : un peu réchauffe, beaucoup brûle. » Même si les sportifs contrôlés positifs ont réellement fumé quelques joints dans un contexte récréatif, il faut savoir que le cannabis peut être aussi consommé comme dopant. Rappelons aux instances dirigeantes que lorsqu'on connaît bien « l'adversaire », il est plus facile à contrer.

En dehors de pouvoir influencer positivement le comportement des sportifs, le cannabis induit des risques pour la santé. Sur les trois critères d'incorporation d'une substance à la liste rouge, le « joint » en possède deux sur trois, ce qui est nécessaire et suffisant pour intégrer la nomenclature des drogues prohibées en compétition.

Libres-échanges (tacles et contre-pieds)

Le cannabis est-il un produit festif ou dopant ? Deux camps s'affrontent sur les prouesses sportives (ou pas) du joint. « Curieusement » les défenseurs de l'inefficacité sportive du cannabis se rangent pour la plupart parmi ceux qui fréquentent les enceintes athlétiques. À vous de juger !

Oui, c'est du dopage	Non, ce n'est pas du dopage
Docteur Christian Bagate, président de la Commission médicale de la FFR : « Le cannabis est un vrai produit dopant. En compétition, le principal facteur d'échec demeure le stress. Or, deux des effets immédiats du cannabis sont de faire disparaître la peur physique et morale. » [*Sport et Vie*, 2007, n° 104, septembre-octobre, p. 65] **Docteur Claire Carrier**, médecin du sport et psychiatre à l'INSEP : « La peur peut être paralysante. Et l'usage du cannabis peut aider à la dépasser, à être plus euphorique, plus disponible au jeu. Il n'est pas idiot du tout d'assimiler l'usage du cannabis à du dopage en ce sens qu'il peut ôter le stress et pas seulement avant un match mais aussi pendant. » [*L'Équipe Magazine*, 27 septembre 1997, p. 18] **Rolland Courbis**, entraîneur de football : « On dit au départ, l'intention n'était pas d'augmenter les capacités, peut-être, mais ce n'est pas complètement vrai… Car quand on prend quelque chose qui élimine une part de stress et de crispation – les deux ennemis du sportif – on augmente obligatoirement ses capacités. Et il est vrai aussi que le dopage, ce n'est pas seulement des anabolisants. » [*France-Soir*, 23 janvier 1996]	**Fabien Barthez** : « Le goal monégasque s'exprime à propos du contrôle antidopage positif de Bernard Lama : "C'est une connerie de suspendre un joueur pour une raison pareille quand on sait que le cannabis n'améliore pas les performances." [*Le Parisien*, 5 avril 1997] **Docteur Jean-Marcel Ferret**, médecin de l'équipe de France de football : « Le cannabis est plus un dépressoperturbateur qu'autre chose. Franchement, je vois mal un joueur fumer un joint dans les vestiaires pour être meilleur sur le terrain. À mon avis, l'effet serait plutôt inverse. » [*Le Quotidien du Médecin*, 30 janvier 1996] **Aimé Jacquet** : « Bernard Lama est suspendu pour avoir fumé du cannabis. Il a été fautif mais pas tricheur. » [*VSD*, 11 juin 1997, p 28] **Yannick Noah** : « Les footballeurs n'ont jamais fumé pour arrêter plus de ballons, merde, c'est simple à comprendre. » [*Libération*, 5 avril 1997]

Dopage dans le football

Oui, c'est du dopage	Non, ce n'est pas du dopage
Professeur Jean-Paul Escande, ex-président de la Commission nationale de lutte contre le dopage (1990-1996) : **1.** « Sur certains sujets, le cannabis peut avoir un double effet : calme et hyperactivité, qui correspond parfaitement aux besoins d'un gardien de but. » [*L'Équipe Magazine*, 27 septembre 1997, p 17] **2.** « L'affaire du cannabis a aussi beaucoup agité les esprits parce que s'est posée la question de savoir si le cannabis pouvait être un dopant : “Il faut n'avoir jamais fumé un joint pour pouvoir prétendre cela”, ont fait valoir beaucoup. Ils auraient mieux fait de se taire. Toutes les préparations à visée psychotrope sont utilisées, seules ou en cocktail, pour modifier la “performance”. » [*Des cobayes, des médailles, des ministres*, Paris, Max Milo, 2003, p. 119] **Docteur Robert Voy** (USA), médecin chef du Comité olympique américain de 1984 à 1989 : « Le CIO et l'USOC (comité américain olympique) ne semblent pas bien apprécier le fait qu'en cas d'usage répété, la marijuana peut efficacement apaiser l'appréhension et l'état nerveux dans certains sports, comme le feraient l'alcool, les tranquillisants et les bêtabloquants. Lors d'une consommation répétitive, les effets influençant négativement le mental sont supportables alors que les propriétés calmantes ou améliorant la confiance en soi peuvent influencer favorablement le résultat sportif. Pour moi, il est malheureux que cette drogue ne figure pas sur la liste des produits interdits. » [*Drugs, sport and politics* (avec Kirk Deeter), Champaign (USA), Leisure Press, 1991, pp. 115-116]	**Michel Platini** : « Je ne sais pas ce qu'est le cannabis, j'en ai jamais vu ou fumé. Dans mon entourage, personne n'a touché à ça. Il est nécessaire de sanctionner les footballeurs qui fument des joints. Bien sûr, ce n'est pas un produit dopant. Ce n'est pas parce qu'on fume du cannabis qu'on va être meilleur. Néanmoins, je suis pour des sanctions car ça permet de mettre en garde les joueurs, ça évite de faire de la publicité. » [*Le Parisien Libéré*, 12 février 1996] **Jean Poczobut**, président de la Fédération française d'athlétisme : « Le cannabis n'a aucun intérêt pour l'amélioration des performances. » [*Le Parisien*, 23 janvier 1996] **Docteur Jacques Provost**, médecin de la Fédération française d'athlétisme : « Le cannabis n'a rien d'un dopant, c'est parfaitement ridicule d'affirmer le contraire. Cela permet peut-être d'évacuer le stress, mais, si on en prend pour améliorer ses performances, on ne peut qu'aller vers les ennuis. » [*Le Quotidien du Médecin*, 30 janvier 1996]

16
Les drôles de méthodes des arbitres

Dans la mesure où la compétition est sans doute la cause numéro un du dopage, il n'existe aucune raison que les « juges des pelouses » soient épargnés par le fléau.

D'ailleurs, l'Agence française de lutte contre le dopage (AFLD), consciente de ce risque de dérapage, a décidé au début de l'année 2009 de soumettre les arbitres des sports collectifs à des contrôles après un match, ou de façon inopinée en période de stage de formation ou lors des regroupements. À partir de trois exemples, nous allons aborder l'ignorance de ce qu'est réellement le dopage.

Lorsque l'on consomme un médicament ou une drogue quelconque pour « soigner » la performance, on est *ipso facto* dans une conduite dopante, même si le produit ne figure pas sur la liste des substances prohibées.

Robert Wurtz et sa rasade de cognac

Après avoir arbitré 450 matchs de Division 1 (ancienne appellation de la Ligue 1) entre 1969 et 1990, et participé à une Coupe du monde en

Argentine en 1978, Robert Wurtz a changé de terrain pour officier – en raison de son goût pour le spectacle – comme arbitre de l'émission estivale *Intervilles* en 1998 pour TF1 puis de 2004 à 2007 pour France 2 et France 3. En dehors de l'Hexagone et des fidèles d'*Intervilles*, sa renommée sur les terrains de foot, il la doit surtout à sa façon spectaculaire d'exercer sa fonction. La presse brésilienne, qui n'avait jamais vu un arbitre sprinter, glisser, faire des pirouettes, des sauts de cabri, des esquives de torero, l'avait surnommé « le Nijinski du sifflet ».

En revanche, les officiels le trouvaient trop théâtral, trop danseur. Ces réserves ne l'ont pas empêché d'être élu cinq fois arbitre français de l'année en 1971, 1974, 1975, 1977 et 1978 et de diriger deux finales de Coupe de France en 1973 et 1976. Et, à l'étranger, il était particulièrement respecté : Ivan Curkovic, l'ancien portier de Saint-Étienne, lui rappela un jour que dans son pays, la Yougoslavie, il était surnommé « le Professionnel ».

L'arbitrage moderne s'apparente à un sport de compétition où il faut être le meilleur pour espérer diriger les matchs emblématiques. L'ego, autrement dit l'unité transcendantale du moi, pousse chacun à rechercher l'adjuvant qui va lui permettre d'être plus performant que le concurrent ou, tout simplement, parce que « l'homme en noir » (mais aujourd'hui ce n'est plus la couleur dominante), comme le sportif qu'il est, redoute de ne pas exprimer tout son potentiel au jour J. Robert Wurtz ne déroge pas à la règle et témoigne du soutien d'une petite rasade de cognac avant certains matchs : « Garder la tête froide, savoir répondre quand on discute vos décisions, se montrer ferme et sûr de soi, c'est à cela qu'il me fallait désormais m'employer. Je devais réussir pour ne pas être catalogué comme arbitre intellectuel mais trop mou. J'avoue aujourd'hui qu'à l'idée d'être confronté à de vieux renards, je n'en menais pas large. Il m'est même arrivé avant certains matchs de promotion d'honneur d'avaler une petite rasade de cognac, d'en imbiber deux sucres que je croquais, tout simplement parce que j'avais peur des joueurs et que je craignais de ne pas être à la hauteur. J'avais besoin de m'émoustiller pour trouver le courage d'aller au combat. C'était comme ça, je me sentais encore un peu trop tendre pour me faire respecter. Plus tard, pour les matchs nationaux ou internationaux, je gardai cette habitude[1]. »

Signalons qu'entre les années 1920 et 1950, cette eau-de-vie était au service de la performance sportive. La « Divine » Suzanne Lenglen – la star des stars du tennis féminin, six Roland-Garros et six Wimbledon à elle seule qui, durant toute sa carrière, ne perdit que deux sets – consommait régulièrement du cognac pendant ses matches[2]. Cette pratique était également courante dans le football. Raymond Kopa, l'ancien avant-centre de l'équipe de France et du Real Madrid, rappelle que les joueurs du célèbre club

1. R. Wurtz, *Au cœur du football. 25 ans d'arbitrage*, Robert Laffont, 1990, p. 75.
2. C'est ainsi que lors de sa première finale sur le célèbre gazon londonien en 1919, au deuxième set notamment, elle reçut de son père, sur le court même, une petite flasque d'argent qu'elle but à la régalade, puis reprit la rencontre pour vaincre en trois sets la championne sortant l'Anglaise Dorothea Lambert.

espagnol « avalaient un petit verre de cognac à la mi-temps[1] ».

L'alcool de cognac bénéficie d'une légende tenace, qui le voit considéré comme un remontant aux effets miraculeux. Certains travailleurs – de force ou pas – ne s'en privent guère et des sportifs sont parfois tentés d'y puiser d'hypothétiques ressources. L'alcool favorise-t-il réellement la force musculaire ? Sur ce point, les physiologistes apportent une réponse claire et nette : c'est un non catégorique. L'action euphorisante de l'alcool pris à faible dose est certaine et, dans ce cas, permet de lutter contre le stress pré-compétitif. C'est pourquoi, en 1968, à la demande de deux fédérations internationales, le Comité international olympique prévoyait aux Jeux olympiques un contrôle d'alcoolémie pendant les compétitions d'escrime et au cours de l'épreuve de tir du pentathlon moderne.

En 2004, la FIFA avait inscrit l'alcool sur sa liste. Depuis, il ne figure plus sur la réglementation antidopage. Outre l'abus ponctuel, la dépendance est le principal danger de l'alcool. Il semble que les sportifs d'endurance soient rarement attirés par ce type d'« hydratation ». L'inégalité devant la performance est certaine, surtout lorsque l'alcool est utilisé comme « antistress », comme le faisait Wurtz avant de rentrer sur la pelouse.

1. *L'Équipe,* 16 novembre 1982

L'ego, principale motivation du dopage

Diriger un match de football international impose une condition physique de haut niveau. Depuis longtemps, afin d'obtenir leur licence ou grimper dans la hiérarchie, les arbitres sont soumis à des tests physiques. L'ancienne arbitre de touche, la Française Nelly Viennot raconte ainsi que certains lui avaient conseillé de se doper si elle voulait réussir les tests pour la Coupe du monde 2006 ! Comme elle le raconte au magazine *So Foot*[1] : « On m'a dit : "Nelly, tu n'as pas le droit de rater ces tests." On me l'a dit comme ça, en français, comme si cet échec nuisait à la France… » Mais elle refuse la proposition… et manque le Mondial allemand.

Les arbitres sont avant tout des humains, exposés aux multiples tentations de notre société, basée sur le profit ultrarapide. L'anecdote suivante, qui, *a priori*, n'a rien à voir avec le dopage – sauf qu'il y est question de cocaïne, un puissant stimulant de l'activité motrice –, concerne un arbitre sélectionné pour la Coupe du monde 1990, en Italie. C'est l'hebdomadaire *Le Sport* qui s'en fait l'écho : « En partance pour le Mondial, un arbitre brésilien a récemment été arrêté à l'aéroport de Rio de Janeiro. Les douaniers, étonnés par l'énorme pointure de ses chaussures de foot, ont regardé attentivement l'intérieur desdites godasses : ils y ont trouvé un kilo et demi de cocaïne[2]. »

---

1. *So Foot*, n° 74, mars 2010.
2. *Le Sport*, 18-24 mai 1990.

Les habitudes de l'homme en noir

Arbitre international pendant treize ans, de septembre 1981 à décembre 1994, Joël Quiniou a le palmarès le plus riche des *referees* français. Sur tous les continents, pendant trois Coupes du monde successives (1986, 1990, 1994 – huit matchs dirigés au total, un record), cinquante rencontres de Coupe d'Europe, soixante-quinze matchs internationaux, sans oublier le match d'ouverture des Jeux olympiques de Los Angeles en 1984, la Supercoupe en 1990 (Barcelone-Milan AC), la finale retour de l'UEFA en 1991 (AS Roma-Inter Milan) ou encore la Coupe intercontinentale en 1993 à Tokyo (Sao Paulo-Milan AC), Joël Quiniou aura été un parfait ambassadeur de l'arbitrage hexagonal. Même s'il a été, et continue d'être, un très bon serviteur du ballon rond, il nous paraît intéressant, dans le cadre d'une information sur le dopage, de commenter un passage de son autobiographie dans laquelle l'éthique médico-sportive nous apparaît pour le moins foulée aux pieds.

À l'occasion d'une finale de Coupe d'Europe, il pratiqua une piqûre anesthésique sur l'un de ses assistants qui n'était pas en état d'assurer sa fonction. Quiniou décrit l'épisode : « Le plus pénible, ce ne sont pas les conditions atmosphériques, mais la hantise de se blesser. Ne pas pouvoir répondre présent au tout dernier moment, ce serait insupportable. Voire de masquer la vérité, comme lors de cette finale retour de l'UEFA, au Stadio Olímpico romain opposant l'AS Roma à l'Inter Milan (1-0), pour laquelle Michel Girard, mon juge de touche, et moi-même étions diminués physiquement. Mon ami Michel ne pouvait courir, le long de la touche, que sur une jambe. Son état m'obligea à jouer aux infirmiers en lui faisant secrètement une piqûre avant et à la mi-temps du match dans les toilettes du vestiaire[1] » !

Essayons de comprendre la dérive de ces infiltrations anesthésiques qui ne soignent pas mais, afin de pouvoir jouer, effacent la douleur. L'organisme non consentant va donc être obligé de subir les courses-navettes le long de la ligne de touche, pendant au moins quatre-vingt-dix minutes, bien qu'il ne soit pas en état de le faire.

Rappelons que ces médicaments doivent être rangés parmi les substances dopantes dans la mesure où ils sont principalement utilisés en milieu sportif de compétition afin d'éliminer une douleur entravant le niveau de performance, mais sans pour autant en soigner la cause. Dans cette situation, l'effet recherché s'apparente à un leurre, car l'effort physique maximal, surtout au cours d'un match ou d'une épreuve, ne peut qu'accroître l'étendue de la blessure. L'entraîneur de football de l'AJ Auxerre Guy Roux, au bon sens proverbial, confirme en décembre 1990 dans *L'Équipe* que la pratique des infiltrations anesthésiques ne pardonne pas : « Éric Cantona a été blessé sur agression, sans commentaires. Mais Philippe Vercruysse, Abedi Pelé, Dragan Stojkovic, ils ont payé, eux, les piqûres qui leur ont été faites

1. J. Quiniou, *Libre-arbitre* (avec la collaboration de Gérard Etcheverry), Paris, TF1 Éditions, 1996, p. 92.

pour pouvoir jouer en Coupe d'Europe. Ça ne pardonne pas. »

Masquer la douleur pour continuer à jouer

Ces deux caractéristiques des anesthésiques locaux, notamment injectables – facilitation du geste sportif et blessure aggravée – définissent bien le dopage. Alors que, jusqu'en 1980, les anesthésiques locaux ne faisaient l'objet d'aucune restriction particulière, notamment sur les deux principales listes de référence (CIO, UCI), il faut noter que, dès 1968, un organe de presse spécialisée, *Le Cycle* considérait ces mêmes anesthésiques locaux, Xylocaïne® en tête, comme des substances ayant toutes les caractéristiques des produits dopants. Pour ce mensuel, Xylocaïne® (anesthésique local) et Maxiton® (amphétamine), c'étaient « bonnet blanc et blanc bonnet » : « Un mot encore sur certaines pratiques dans les sports, mises en évidence par notre confrère *Le Cycle,* désirant montrer que le cyclisme n'était pas seul en cause. Il s'agit de joueurs de rugby, par exemple, plaqués sur le terrain avec une "forte entorse", dit-on souvent. Une piqûre de Novocaïne® ou d'un succédané et les intéressés reviennent dans le jeu, plus en forme que jamais le plus souvent. Or, la Novocaïne®, la Xylocaïne® ne figurent pas parmi les produits considérés comme dopants, dopants dont il n'existe pas d'ailleurs de définition valable. Les deux produits précités répondent à tous les critères comme le produit type : le Maxiton®[1]. »

À la même époque, en 1972, certains auteurs ont accusé les médecins américains d'abuser d'antalgiques. Ainsi, administrer de la Novocaïne® à un sportif blessé serait une forme de dopage. Le docteur James Nicholas, chirurgien orthopédique et professeur au Cornell University Medical College, s'est défendu énergiquement en affirmant : « Ces déclarations sont inexactes. Je n'ai injecté de la Novocaïne® que trois fois en onze ans de pratique médicale sportive. » Tout cela démontre bien que plusieurs membres du milieu sportif, journalistes et médecins, sont parfaitement conscients que la Novocaïne® et plus tard la Xylocaïne® faisaient partie intégrante des produits dopants. Or, jusqu'en 1980, pas de restriction d'utilisation et, depuis les JO de Moscou, il suffit d'une justification médicale dite thérapeutique pour doper légalement l'athlète.

Un détail significatif, à propos des anesthésiques locaux, figure en toutes lettres, en 1980, dans la liste du Comité international olympique : « Et seulement dans le but de permettre à l'athlète de poursuivre la compétition. »

Le milieu hippique les prohibe depuis des décennies

Apparemment, la santé des hommes est beaucoup moins estimée que celle des chevaux par les pouvoirs

1. *Le Cycliste*, n° 760, septembre-octobre 1968, p. 239.

sportifs. En effet, la Société d'encouragement et la Fédération française des sports équestres interdisent en compétition les anesthésiques locaux. Selon Daniel Courtot, l'ancien responsable du laboratoire de toxicologie de l'École nationale vétérinaire de Lyon, la justification d'interdiction est la suivante : « Faire effectuer à un cheval une épreuve alors qu'il serait dans l'impossibilité de concourir sans l'aide d'anesthésiques locaux pour masquer une boiterie, est un procédé dangereux. En effet, l'origine de cette boiterie peut être une lésion, dont la gravité ne peut que s'accroître à la suite d'un effort physique. »

À partir de 1991, et selon la législation française, les anesthésiques locaux bénéficiaient de la justification thérapeutique. C'est-à-dire que ces substances pouvaient être prescrites par le médecin à condition qu'il n'existe pour ce dernier aucune autre alternative thérapeutique. On peut s'interroger sur l'efficacité antidopage de cette disposition, dans la mesure où les anesthésiques locaux sont presque toujours prescrits pour qu'un athlète handicapé par une douleur mécanique poursuive la compétition. En revanche, aux États-Unis, la commission sportive de l'État du Nevada, où se déroulent de nombreux championnats du monde, interdit totalement l'usage des anesthésiques locaux. En effet, cette dernière les considère, à juste titre, comme des dopants authentiques. Pour la santé des athlètes, nombreux sont ceux qui partagent cette conception et souhaitent qu'elle soit étendue à l'ensemble des spécialités sportives. Les statistiques du Laboratoire français de dépistage du dopage et de la commission médicale du Comité international olympique, colligées depuis 1966 pour le premier et 1968 pour la seconde, ne mentionnent aucun test positif aux anesthésiques locaux. Compte tenu de la fréquence d'utilisation de ces produits, même si le dextropropoxyphène (Di-Antalvic®) les a en partie détrônés [1], on peut s'interroger sur la recherche effective de ces substances par les laboratoires agréés. Une explication nous est fournie par le livre blanc du CNOSF (Comité national olympique et sportif français) sur la lutte contre le dopage : « Certains laboratoires ne rendent pas systématiquement de résultats “positifs” pour les substances dont l'utilisation est autorisée sous certaines formes d'administration (bêta-2-agonistes, corticoïdes, anesthésiques locaux par exemple), car les analyses ne permettent que rarement de déterminer sous quelle forme elles ont été utilisées. »

En 2003, les anesthésiques locaux figurent sur les listes rouges du CIO et du ministère de la Jeunesse et des Sports (arrêté du 31 juillet 2003). Ils font partie des « classes de substances soumises à certaines restrictions ». L'injection systémique des anesthésiques locaux est interdite pendant les compétitions et tolérée en dehors. Les anesthésiques locaux injectables sont autorisés aux conditions suivantes :

– la bupivacaïne, la lidocaïne, la mépivacaïne, la procaïne, etc. peuvent être utilisées, sauf la cocaïne, qui est interdite ;

– seules des injections locales ou intra-articulaires peuvent être pratiquées : lorsque le règlement d'une

1. Le dextropropoxyphène a figuré sur la liste rouge de 1987 à 1996. Depuis il est autorisé mais, à partir de 2011, il sera retiré du circuit, notamment européen, pour toxicité avérée.

autorité responsable le prévoit, il peut s'avérer nécessaire de notifier ces administrations ;

– uniquement lorsque l'administration est médicalement justifiée.

Depuis janvier 2004, l'Agence mondiale antidopage (AMA) édicte et publie au plan international la seule liste faisant désormais référence pour l'ensemble du mouvement sportif, football compris. Et les anesthésiques locaux n'y sont plus considérés comme des substances dopantes. En revanche, dans le milieu hippique, la règle antidopage est beaucoup plus cohérente puisque cette « thérapeutique » est totalement prohibée. Quoi qu'il en soit, pour la réglementation internationale antidopage, faire une infiltration d'un anesthésique local pour jouer un match n'est plus considéré comme contraire à l'éthique médico-sportive ; en revanche, cette pratique est clairement une conduite dopante puisqu'elle s'apparente à soigner la performance du corps et non la blessure elle-même.

Un médecin américain, Louis R. Munch, professeur de santé, d'éducation physique et de loisirs au collège Ithaca de New York, ne s'embarrasse pas de périphrases pour interpeller les instances mondiales : « Quand est-ce que les gens responsables interdiront aux sportifs de jouer blessés et quand des gens responsables s'interdiront-ils eux-mêmes de jouer blessés [1] ? »

Dans un ouvrage de médecine du sport, il complète son message : « Bien que la plupart des gens ne

1. Cité par Christine Haycock, *Médecine du sport pour l'athlète féminine* (en anglais), New York, Perigee Books, 1984, pp 358-360.

considèrent pas que la douleur ait des qualités rédemptrices et qu'elle est à éviter, il est important de remarquer que la douleur a des fonctions utiles. Si nous ne ressentions pas de douleur lorsque nous nous blessons, il y aurait beaucoup plus de dégâts. La douleur est le moyen par lequel le corps nous protège d'une blessure plus grave. Chez un sportif ne prenant pas de médicaments et qui se blesse, la douleur provoque des spasmes musculaires qui immobilisent la partie blessée ; cette réponse agit de manière à éviter un mouvement ultérieur ou l'utilisation de la zone blessée. Si des agents anti-inflammatoires (salicylates, cortisone, phénylbutazone, indométacine) et analgésiques (chlorure d'éthyle en spray, procaïne, lidocaïne) sont utilisés, la réponse normale du stimulus de la douleur sera compromise. Les personnes qui ont eu des activités sportives doivent se méfier d'une éventuelle arthrite dans leur vie ultérieure suite à des blessures à répétition [1]. »

Les conseils ambigus de Pierluigi Collina

L'arbitre italien Pierluigi Collina fut sans doute l'arbitre le plus médiatisé au monde. Rappelons le parcours sportif de l'homme au crâne rasé depuis ses débuts comme *referee* en 1987, à l'âge de vingt-sept ans : international en 1995, sélectionné pour la finale de la Ligue des Champions 1999 entre le Bayern Munich et Manchester United, le championnat d'Europe 2000 et, comme point d'orgue, arbitre de

1. *Idem.*

la finale entre le Brésil et l'Angleterre au Mondial 2002 au Japon.

Depuis son premier match en série A du championnat italien le 15 décembre 1991, Collina a pu mesurer l'évolution du football vers toujours plus de rapidité. Effectivement, il suffit de regarder un match datant d'il y a vingt ou vingt-cinq ans, pour se demander dans la foulée si le magnétoscope ou lecteur de DVD fonctionne bien, tant les images paraissent lentes. Cette évolution sur l'intensité du rythme a eu curieusement une influence sur la couleur de la partie inférieure des tenues des joueurs. Collina, dans sa biographie *Mes règles du jeu*, nous en donne l'explication : « Aujourd'hui, les joueurs font tout plus rapidement, jusqu'à n'avoir plus le temps de penser à ce qu'ils font, agissant sur la base de mouvements maintes fois répétés à l'entraînement. La vitesse avec laquelle ils doivent mener le jeu est telle que, parfois, ils ne lèvent même plus la tête avant de faire une passe. Récemment, on s'est mis à porter une attention croissante non pas à la couleur des maillots, mais à celle des shorts et des chaussettes, ces derniers servant à distinguer un coéquipier d'un adversaire. Et pour la même raison, on a demandé aux arbitres d'utiliser des chaussettes colorées au lieu du noir classique [1]. » Le « toujours plus » sur la vitesse de la balle et du déplacement des joueurs a obligatoirement déteint sur la condition physique des arbitres. Ces derniers savent que la fin d'une rencontre est, pour eux, le moment le

1. P. Collina, *Mes règles du jeu*, Paris, Jean-Claude Lattès, 2004, p. 40.

plus difficile. En raison de leur fatigue consécutive à l'effort fourni jusque-là, les joueurs sont amenés à commettre un plus grand nombre d'erreurs techniques : erreurs de passe, récupérations exténuantes, dribbles ratés et ainsi de suite. Très souvent, l'erreur du joueur occasionnera une faute et cette dernière créera une situation à risque. Cela veut dire que, dans la dernière partie du match, l'arbitre devra redoubler d'attention, tout en se trouvant dans les conditions psychiques et physiques qui lui permettront de décider en cas de situation difficile.

Une préparation physique top niveau

Or, un arbitre ayant couru durant tout un match arrive lui aussi en fin de partie plus fatigué qu'au début. Mais à la différence du joueur, un arbitre ne peut pas, vingt minutes avant la fin, lever le bras et demander à être remplacé. Sa préparation athlétique devra tenir compte de cela et lui permettra de rester lucide et de garder sa condition jusqu'aux derniers instants de jeu, au cours desquels il peut avoir à prendre des décisions de plus en plus délicates au fil du temps. Un but marqué en fin de match ne pourra plus être compensé. Le travail fourni sur le terrain pendant la semaine revêt donc une importance déterminante. Collina ayant eu une activité intense pendant plus de vingt-cinq ans, on peut le considérer à juste titre comme un témoin crédible des évolutions intervenues dans cette préparation athlétique.

« Lorsque j'ai commencé à arbitrer, précise-t-il, et jusqu'à mon arrivée au niveau national, le soin porté à la préparation physique était bien inférieur à ce qu'il est aujourd'hui. Il est probable que le football d'alors n'exigeait pas de l'arbitre des performances athlétiques particulières, qu'il était possible de fournir des prestations convenables le dimanche avec des entraînements moins fréquents et moins intenses. À cette époque, la norme était de s'entraîner deux fois par semaine et, si l'on venait à sauter une séance en raison du froid ou d'un contretemps, personne ne vous en tenait rigueur [1]. »

Le test physique

Afin d'étalonner le degré de changement, Collina, s'appuie sur les résultats d'un test de terrain :

« Prenons un test utilisé de manière générale au niveau mondial pour évaluer le degré d'entraînement d'un arbitre, le test de Cooper. Une épreuve dans laquelle il faut, entre autres choses, courir une distance minimale en un laps de temps de douze minutes. Au cours des derniers dix quinze ans, cette distance n'a cessé d'augmenter et, si l'on exigeait 2 400 mètres lors de la Coupe du monde 1990 en Italie, on en est aujourd'hui à une distance de 2 700 mètres. Lors des épreuves de la dernière Coupe du monde 2002 en Corée et au Japon, la moyenne générale des distances parcourues par le groupe des arbitres sélectionnés a été supérieure à 3 000 mètres,

1. *Idem.*, p. 41.

largement au-dessus du minimum. Il y a encore une dizaine d'années, peu d'arbitres réussissaient à dépasser 2 700 mètres [1]. »

Il a été constaté la même chose en ce qui concerne les tests de vitesse sur 50 et 200 mètres, à parcourir respectivement en moins de sept secondes et demie et en moins de trente-deux secondes, et que tous réussissent haut la main. Et il est question de changer les épreuves de vérification afin d'en trouver qui soient mieux adaptées au contrôle de la préparation athlétique d'un arbitre et qui correspondent de plus près au nouveau football. Aujourd'hui, on utilise, en plus, le test du yo-yo, davantage adapté aux évolutions de l'arbitre : il s'agit d'effectuer une série de navettes, vingt mètres aller et vingt mètres retour, quarante mètres au total, avec une récupération de dix secondes entre chaque navette. On part à une vitesse déterminée par un bip, qui sonne au moment où chaque distance de vingt mètres doit avoir été parcourue. Cette vitesse augmente ensuite progressivement jusqu'à ce que le retard sur le bip entraîne l'élimination. Il s'agit d'un test jusqu'à l'épuisement, grâce auquel on vérifie l'aptitude de chacun à subir des accélérations répétées.

Politiquement correct

Autre évolution : les déficients visuels ne sont plus obligatoirement interdits de pelouse. Lorsque Collina

1. *Idem*, pp. 41-42.

s'inscrit en 1977 aux cours d'arbitrage, les lentilles de contact, et à plus forte raison les lunettes, n'étaient pas autorisées. C'est ainsi que, par ironie du sort, le camarade de classe qui avait eu l'idée d'inscrire le natif de Bologne au cours des arbitres a été éliminé car il portait des lunettes. À ce sujet, on corrige très bien aujourd'hui avec des lentilles de contact d'éventuels défauts de la vue qui ne contrecarrent plus l'activité arbitrale. Rappelons que parmi les joueurs, certains évoluent avec des lunettes, notamment ces dernières années Edgar Davids, l'international néerlandais.

Sur la quatrième de couverture de la biographie de Collina, l'éditeur allèche le lecteur en mettant en exergue les thèmes abordés par l'arbitre. Si, parmi les principales évolutions qui sont intervenues tout au long du parcours de celui qui a été élu cinq années consécutives « Meilleur arbitre de football du monde », le dopage n'est pas oublié, on note toutefois que, sur 184 pages, ne lui sont consacrées que… 45 lignes !

Encore heureux que l'arbitre numéro un du Mondial 2002 ne nous ressorte pas le thème éculé et bidon du dopage inefficace pour les footballeurs. Aujourd'hui, il est politiquement correct de condamner le dopage comme le fait le quintuple meilleur arbitre de football du monde : « Le dopage – recours à des substances qui permettent d'obtenir des résultats supérieurs à ceux que le corps peut naturellement atteindre – représente avant tout un manque de respect envers les autres. Il est juste et nécessaire que maltraiter son organisme avec des substances dopantes fasse l'objet de poursuites et soit condamné par la loi[1]. »

Malgré ses fortes paroles, l'ambiguïté du discours est toujours présente. Ainsi, il excuse le dopage, mais uniquement en dehors des matchs : « D'une certaine manière, je pourrais accepter que quelqu'un décide de se ruiner la santé pour le plaisir personnel de se prouver qu'il dépasse les limites de son propre organisme, dès lors que cela reste étranger au monde de la compétition[2]. »

Gagner de toutes les manières possibles

En dehors des quarante-cinq lignes sur le dopage, M. Collina philosophe sur la finalité des rencontres sportives, et, là encore, on ne peut qu'avoir des doutes sur la force de son éthique : « Je ne suis pas un disciple de Coubertin, je ne crois pas qu'un sportif doive se fixer pour objectif *maxima* la pure et simple participation à un événement en espérant y trouver la satisfaction suprême. Participer ne me suffit pas, ce qui me plaît c'est d'essayer de gagner et je m'y emploie de toutes les manières possibles[3]. » Pour tempérer ses propos, il ajoute : « Mais je ne perds jamais de vue que l'on peut très bien arriver deuxième ou troisième, ou dernier. » Afin de compléter son sermon sur les valeurs du sport de compétition, il précise : « L'anormal n'est pas celui qui perd, mais

1. *Idem*, p. 181.
2. Ibidem.
3. *Idem*, pp. 30-31.

celui qui l'emporte, celui qui fait quelque chose de différent, de meilleur par rapport à tous les autres et qui en est félicité. Tous les autres ne sont pas des perdants pour autant. Le culte de la victoire à tout prix, de la compétition forcenée, conduit inévitablement à l'emploi de moyens peu corrects, quand ils ne sont pas simplement illégaux. Il finit par faire accepter le recours à des méthodes telles que la tricherie, l'humiliation, et même le dopage, c'est-à-dire le contraire des valeurs fondatrices non seulement du sport mais également de toute vie en société [1]. »

D'ailleurs, toujours dans ce même registre d'ambiguïté sur les soins prodigués aux performances du moteur humain, il avoue lui-même qu'il aide son corps à récupérer grâce à des médicaments : « D'un point de vue physique, il est possible de récupérer en dormant, voire en prenant, comme je le fais moi-même, quelques gouttes d'un relaxant [2]. » Avec ce genre d'aveux, Collina, comme tous les sportifs, minimise l'importance de la dérive : soit le relaxant est pris à une si petite dose qu'il est inefficace, soit c'est une substance performante qui agit sur le système nerveux central et, potentiellement, présente alors de nombreux effets secondaires.

Au final, l'autobiographie de l'arbitre le plus médiatisé de la planète foot est un document-témoignage où figurent des informations précises sur sa préparation, mais dont les « règles du jeu » sont plus ou moins élastiques.

---

1. *Idem*, p. 31.
2. *Idem*, p. 61.

ANNEXES GÉNÉRALES

A – Palmarès des footballeurs confrontés aux substances dopantes

1 – ordre alphabétique
2 – ordre chronologique

B – Le match entre ceux qui nient le dopage et ceux qui l'admettent

C – Lutte antidopage en France : le football bon dernier

D – Références des articles de Jean-Pierre de Mondenard, autour du dopage dans le football (1979-2010)

ANNEXE A
Palmarès des footballeurs confrontés aux substances dopantes de 1920 à 2010

Des vessies pour des lanternes

« On me parle de dopage dans le foot, je veux bien, mais qu'on me montre des exemples ; pour l'instant je n'en ai pas. » [NDLA : sous entendu, les contrôles sont négatifs donc il n'y a pas de dopage.]

Bernard Laporte (FRA), secrétaire d'État aux Sports d'octobre 2007 à juin 2009 [France 2, *Télé Matin*, « Les 4 vérités », 20 décembre 2007]

Les Waterloo du dopage

« Un cas positif est une défaite pour le joueur, pour sa sélection, pour son encadrement médical, pour sa nation et pour toute la famille du football. »

Docteur Michel D'Hooghe (BEL), président de la commission médico-sportive de la Fédération internationale de football association (FIFA) depuis 1988 [Agence France-Presse, 23 août 1998]

Les nombreuses preuves testimoniales et les cas positifs énumérés ci-après montrent bien que les footballeurs sont loin d'être épargnés par le fléau du dopage. Et cette liste ne reflète que très imparfaitement la réalité dans la mesure où, depuis que les instances fédérales (FIFA, UEFA, FFF ; etc.) ont commencé leur lutte, la plupart des contrôles n'ont été pratiqués qu'*a posteriori*, donc après les matchs. Comme le soulignait dans les années 1990 Alexandre de Mérode, le président de la commission médicale du Comité international olympique (CIO), il paraît évévident que ces contrôles « n'atteignent que les plus stupides ou les plus imprudents [1] ».

Ce même constat d'échec a été dressé plus récemment par d'autres, tel l'ancien athlète allemand Edwin Klein, auteur d'un livre sur le dopage *Carton rouge pour la DFB* (Fédération allemande de football), qui, lors de son enquête, a constaté que les tests sont faits pour ne prendre personne : « L'importance du dopage au niveau des joueurs professionnels [2] est due essentiellement aux tests de contrôle utilisés dans le football. Ces méthodes sont si anciennes et si faciles à tromper que le football semble toujours être un sport propre [3]. »

Deux ans plus tard, Jean-Paul Escande, président de la Commission nationale de lutte contre le dopage de 1990 à 1996, quinze jours après avoir tiré sa révérence de l'organisme qu'il dirigeait, mettait en exergue la stérilité des contrôles : « On prétend lutter contre quelque chose que l'on ne sait pas détecter

1. *L'Équipe*, 14 août 1992.
2. Thomas Ziemer du FC Nuremberg sera le premier footballeur allemand sanctionné pour dopage « lourd » (positif à la testostérone, un anabolisant), le 23 septembre 1999.
3. *Nice-Matin*, 2 juillet 1994

alors qu'il suffit de regarder certains athlètes pour voir qu'ils sont dopés[1]. » En 2008, au début de l'Euro, Werner Franke, un spécialiste allemand de l'antidopage, a dénoncé l'inefficacité des contrôles mis en place par l'UEFA : « Toute personne à peu près intelligente sait bien que les contrôles réalisés lors d'un grand événement n'apportent rien. Il n'y a que les idiots qui se font prendre. Si des contrôles doivent avoir lieu, c'est durant les semaines de préparation en amont, ou mieux encore, durant la trêve hivernale[2] » Rappelons que début juin, juste avant les épreuves du tournoi européen, l'UEFA avait annoncé que tous les contrôles pratiqués auprès des joueurs des seize équipes s'étaient révélés négatifs *(sic)*.

En avril dernier, Pierre Bordry, le président de l'Agence française de lutte contre le dopage, en place d'octobre 2006 à septembre 2010, confirme que le problème de l'inefficacité des contrôles demeure : « Il apparaît de plus en plus clairement qu'on peut échapper à des contrôles positifs même si on est dopé grâce à des protocoles. Ces derniers sont appropriés puisque les tests ne sont pas positifs[3]. »

Tous les spécialistes de l'antidopage dignes de ce nom – ils sont peu nombreux, la plupart ayant été intronisés par les médias – admettent que pour que la répression soit dissuasive, au moins 10 % des compétiteurs doivent être « testés ». Comme les fédérations internationales, FIFA en tête, ne peu-

1. *L'Événement du jeudi*, 18 juillet 1996.
2. Agence Sid (Sport Information Dienst), 12 juin 2008.
3. Agence Reuters, 8 avril 2010.

vent pas communiquer sur l'efficacité de leurs contrôles antidopage, elles se targuent d'être celles qui en font le plus ! La communication de la FIFA, sur le thème « nous sommes les meilleurs car nous réalisons le plus grand nombre de contrôles », en est un bon exemple. À l'image du témoignage du docteur Michel D'Hooghe, président de la commission médico-sportive de cet organisme : « Aucune discipline sportive n'effectue autant de contrôles : environ vingt mille par an. Seulement 0,4 % de ces contrôles sont positifs et concernent la plupart du temps des drogues dites récréatives, comme le cannabis ou la cocaïne, tandis que seulement 0,07 % concernent des stéroïdes anabolisants[1]. » Michel Platini, président de l'UEFA depuis 2006, adopte lui aussi la même stratégie de communication : « Le football est le sport qui fait le plus en matière de contrôles antidopage[2]. » À ce sujet, Patrice Clerc, président d'Amaury sport organisation (ASO) de 2000 à 2008, avait bien décrypté l'ambiguïté de la signification du nombre total des contrôles effectués. Il s'est bien sûr appuyé sur les statistiques françaises : « On ne trouve que quand on cherche et on cherche beaucoup. En 2003, 21 % des contrôles antidopage ont concerné le cyclisme, moins de 7 % le football et 4 % le tennis. Si on rapporte ça au nombre de licenciés, un cycliste sur dix a été contrôlé, un footballeur sur mille et un joueur de tennis sur mille deux cent cinquante[3]. »

1. www.sport.fr, 9 juin 2006.
2. *L'Équipe*, 19 février 2009.
3. Associated Press, 3 juillet 2004.

On constate ainsi qu'il n'est pas très professionnel pour les instances du football hexagonal de ne tester qu'un joueur sur... mille ! Afin d'illustrer que la triche biologique est omniprésente dans le football depuis des décennies, nous listons le palmarès des joueurs épinglés par la patrouille antidopage mais aussi les aveux des repentis et les témoignages de footballeurs impliqués dans les affaires.

Compte tenu des avis d'experts déjà mentionnés confirmant la faible efficacité des contrôles, notamment *a posteriori*, ce hit-parade représente une infime partie de la réalité du fléau de la dope des vestiaires.

1 – Palmarès par ordre alphabétique

Liste non exhaustive des footballeurs contrevenants, des positifs non sanctionnés [1], des joueurs, des entraîneurs, des médecins et des responsables de clubs ayant avoué ou témoigné [2].

1. De la même manière qu'un contrôle négatif n'est pas la preuve de l'absence de dopage, un test positif n'affirme pas qu'un joueur est dopé. Par exemple, un médicament consommé seulement dans un but thérapeutique peut déclencher une procédure disciplinaire parce qu'il contient un principe actif pouvant entraîner une analyse révélant la présence d'une substance prohibée.
2. Pour savoir s'il y a eu une sanction ou non, se reporter au tableau général détaillant les cas par année.

Nom	Nationalité (ou lieu de la compétition)	Substance prohibée (test positif, conduite dopante, aveu, témoignage)	Date des faits de dopage
		A	
Abdessamad ABDELOUAHED	Maroc	Cannabis	2005
ACQUA ACETOSA (laboratoire antidopage de Rome)	Italie	« irrégularités dans les contrôles des footballeurs et disparition de tests des joueurs »	1998
Clarence ACUNA	Chili	Stimulant	2000
Maikel AERTS	Pays-Bas	Stimulant (cocaïne)	1997
Riccardo AGRICOLA (Dr)	Italie	Inculpé pour dopage dans l'enquête sur la Juventus Turin. Relaxé en appel	2001
Carlos « Pato » AGUILERA	Uruguay	Stimulant (cocaïne)	1998
Francisco Borja AGUIRREXTU	Espagne	Anabolisant	1997
Daniel ALBORNOS	Argentine	Anabolisant (nandrolone)	2001
Roberto ALCANTARA BALLESTERO	Brésil	Stimulant (salbutamol)	2005
ALLEMAGNE (équipe nationale)	Mondial 1954	Injections de glucose et « jaunisse »	1954
ALLEMAGNE (équipe nationale)	Mondial 1966	Stimulant (éphédrine). Trois cas positifs non sanctionnés	1966
ALLEMAGNE (équipe nationale)	Mondial 1986	Quantité impressionnante de pilules et de piqûres (vitamine B12, Actovegin®...)	1986
ALLEMAGNE DE L'EST (RDA)	Équipe nationale	Substances dopantes	1980
Francesco AMMANNATI (Dr) (aveux)	Italie	Fraude aux contrôles	2002
Ijah ANDERSON	Angleterre	Stimulant (cocaïne)	2005
Didié ANGAN	France	Cannabis	2000
ANGLETERRE (bilan des contrôles)	Angleterre	12 cas positifs : cannabis (8) + amphétamines (2) + éphédrine (2)	1995
ANGLETERRE (stagiaire pro de 17 ans)	Angleterre	Morphine	1998
ANONYME (témoignage)	France	Stimulant (Hept-A-Myl®)	1970

Nom	Nationalité (ou lieu de la compétition)	Substance prohibée (test positif, conduite dopante, aveu, témoignage)	Date des faits de dopage
Philippe ANZIANI	France	Stupéfiant (Di-Antalvic®)	1989
Iulian APOSTOL	Roumanie	Masquant (furosémide)	2004
Ortiz AQUINO	Paraguay	Stimulant	1981
Rodrigo ARCHUBI	Argentine	« substance interdite »	2009
Chris ARMSTRONG	Angleterre	Cannabis	1995
Dominique ARRIBAGÉ	France	Anabolisant (nandrolone)	1997
Michael ARROYO	Équateur	Cannabis	2007
Claudio ARZENO	Argentine	Stimulant (cocaïne)	1997
Yamba ASHA	Angola	Substance non communiquée	2005
Nuno ASSIS LOPEZ ALMEIDA	Portugal	Anabolisant (nandrolone)	2005
Fabio ASUNCION	Brésil	Stimulant (éphédrine)	1997
ATHIRSON	Brésil	Amphétamine	2000
Amir AZMY	Égypte	Anabolisant	2003
B			
Jonathan BACHINI	Italie	1. Stimulant (cocaïne)	2004
		2. Stimulant (cocaïne)	2005
Junior BAIANO	Brésil	Stimulant (cocaïne)	2001
Mihai BAICU	Roumanie	1. Masquant (furosémide) 2. dopants (décédé)	2004 2009
Julio César BALDIVIESO	Bolivie	Stimulant (cocaïne)	2006
		2. Refus du contrôle	2009
Jean BARATTE	France	Alcool	1950
BARCELONE (Club)	Espagne	1. Refus du contrôle	1978
		2. Lieu de localisation erroné	2009
BARI (club de D2)	Italie	Carence	1963
Fabien BARTHEZ	France	Cannabis	1995
BAYERN MUNICH (club)	Allemagne	Amphétamine	1976
Franz BECKENBAUER (témoignages)	Allemagne	1. Dopage sanguin 2. Dopage sanguin	1974 1977
Valentin BELKEVICH	Biélorussie	Anabolisant (nandrolone)	1994
Pablo Javier BENGOECHEA	Uruguay	Stimulant (caféine)	1989

Nom	Nationalité (ou lieu de la compétition)	Substance prohibée (test positif, conduite dopante, aveu, témoignage)	Date des faits de dopage
Alexeï BEREZUTSKY	Russie	Stimulant (éphédrine)	2009
Mauro BICICLI	Italie	Stimulant	1962
Manuele BLASI	Italie	Anabolisant	2003
Marco BORIELLO	Italie	Corticoïdes (prednisolone)	2006
Edoardo BORTOLOTTI	Italie	Stimulant (cocaïne)	1991
Mark BOSNICH	Australie	Stimulant (cocaïne)	2002
Yoann BOUCHARD	France	Cannabis	2001
Stan BOWLES	Angleterre	Stimulants + tranquillisants	1978
Lee BOWYER	Angleterre	Cannabis	1995
BRÉSIL (bilan des contrôles de D1)	Brésil	Stimulants (12 sur 13 équipes)	1969
Cristian BUCCHI	Italie	Anabolisant (nandrolone)	2000
Fernando BUTTENBERDER	Brésil	Anabolisant	2002
Cristi BUTURUGÀ	Roumanie	Anabolisant	2001
C			
Nicol CACCIA	Italie	Anabolisant (nandrolone)	2000
Danny CADAMARTERI	Angleterre	Éphédrine	2006
Omar CAETANO	Uruguay	Stimulant	1970
Nicholas CAGLIONI	Italie	Stimulant (cocaïne)	2007
Ramón CALDERÉ	Espagne	Substance non communiquée	1986
Sergio CAMPOLO	Italie	Cannabis	1998
Claudio Paul CANIGGIA	Argentine	Stimulant (cocaïne)	1993
Fabio CANNAVARO	Italie	1. Créatine injectable (Neoton®)	1999
		2. Corticostéroïde	2009
Éric CANTONA (témoignage)	France	« Pilules que l'on vous conseille de prendre »	1993
Roberto CARDINALE	Italie	Fraude au contrôle	2002
Salvador CARMONA	Mexique	1. Anabolisant (nandrolone)	2005
		2. Anabolisant (stanozolol)	2006
Andrea CARNEVALE	Italie	Amphétamine	1990
Moris CARROZZIERI	Italie	Stimulant (cocaïne)	2009

Nom	Nationalité (ou lieu de la compétition)	Substance prohibée (test positif, conduite dopante, aveu, témoignage)	Date des faits de dopage
Pierre CARTEUS	Belgique	Stimulant	1970
CELTIC DE GLASGOW (club de D1)	Écosse	Alcool	1967
Roberto CEREDECA	Chili	Stimulant (cocaïne)	2010
Paulo CESAR	Brésil	Stimulant (cocaïne)	1997
Pablo César CHAVEZ IRIARTE	Mexique	Anabolisant	1999
Andy CLARKE	Angleterre		2002
Dirk CLASING (Dr) (témoignage)	Allemagne	Amphétamine	1970
Sergio CLERICI	Italie	Stimulant	1969
COLOGNE FC (club de D1)	Allemagne	Amphétamine + éphédrine	1984
COLOMBIE (équipe olympique)	Colombie	Stimulants	1980
Antonio CONTE	Italie	Manipulations sanguines	1994-1998
Jon CONWAY	États-Unis	Anabolisant	2008
Chris CORNES	Angleterre	Stimulant (cocaïne)	2006
Fernando CORREA	Uruguay	Stimulant (cocaïne)	2004
Julio CORTES	Uruguay	Stimulant	1970
Uliano COURVILLE	France	Substance non communiquée	2004
Fernando COUTO	Portugal	Anabolisant (nandrolone)	2001
Luis Hector CRISTALDO	Bolivie	Stimulant (cocaïne)	2004
Antonio CUCCUREDDU	Italie	Fraude + carence	1979
D			
Andrea DA ROLD	Italie	Anabolisant (nandrolone)	2000
Cosme DA SILVA	Brésil	Substance non communiquée	1973
Edgar DAVIDS	Pays-Bas	Anabolisant (nandrolone)	2001
Adrian DAVIS	Canada	Stimulant (cocaïne)	2007
Frank DE BOER	Pays-Bas	Anabolisant (nandrolone)	2001
Rusmin DEDIC	Slovénie	Testostérone	2003
Louis DELEZENNE (Dr) (témoignage)	France	Amphétamine	1963

Nom	Nationalité (ou lieu de la compétition)	Substance prohibée (test positif, conduite dopante, aveu, témoignage)	Date des faits de dopage
Giovanni DELFINO	Italie	Amphétamine	1968
Michel D'HOOGHE (Dr) (témoignage)	Belgique	EPO (non décelable)	1998
Sam DE MUNTER	Belgique	Amphétamine	2007
Luc DE RIJCK	Belgique	Perfusion d'oxygène (décédé)	1991
Giorgio DE ROSSI	Italie	Stimulant	1969
César DIAZ	Paraguay	Stimulant	1981
Oumar DIENG	France	Cannabis	1995
Marcos DI GIUSSEPE	Brésil	Stimulant (cocaïne)	1998
Éric DI MECO	France	Carence	1988
DODO	Brésil	Amphétamine (anorexigène)	2007
Thomas DOLL	Allemagne	Masquant (Désiruc®)	1998
Jean-François DOMERGUE	France	Carence	1986
Manfred DONIKE (Dr) (témoignages)	Allemagne	1. Amphétamine	1979
		2. Amphétamine	1992
DRAGUSHA	Albanie	Anabolisant (nandrolone)	2007
Vaclav DROBNY	France	Morphine	2003
Christophe DUGARRY	France	Anabolisant : nandrolone	1999
E			
Sebastián EGUREN	Uruguay	Stimulant (cocaïne)	2004
EMPOLI (club de D2)	Italie	Fraude aux contrôles	2002
Thomas ERNST	Allemagne	Substance non communiquée	1998
ESPAGNE (clubs 1r et 2e division)	Espagne	2,41 % de contrôles positifs	1988
ESPAGNE (témoignages)	Opération Puerto	Deux clubs de renom sont suspectés	2006
ESPAGNE (agents et joueurs suspectés)	Enquête policière après saisie de 600 kg de cocaïne cachés dans des containers		2009
ESPANYOL de BARCELONE (club de D1)	Espagne	Oxygénothérapie	1953
Jean-Jacques EYDELIE	France	Aveux en 2006	1993
F			
Rio FERDINAND	Angleterre	Carence	2003

Nom	Nationalité (ou lieu de la compétition)	Substance prohibée (test positif, conduite dopante, aveu, témoignage)	Date des faits de dopage
Sveinung FJELDSTAD	Norvège	Anabolisant (?)	2004
Francesco FLACHI	Italie	Stimulant (cocaïne)	2007
Aldo FLORENTI	Paraguay	Stimulant	1981
Romano FOGLI	Italie	Amphétamine	1964
Just FONTAINE (témoignage)	France	« Mon agresseur était chargé »	1960
Franck FONTAN	France	Cannabis	1995
Silvano FONTOLAN	Italie	Stimulant (Micorène®)	1988
Ivanoe FRAIZZOLI (président Inter Milan)	Italie	Témoignage	1981
FRANCE (sondage mensuel *Onze*)	France	Produits interdits : 3,3 %	1984
FRANCE (équipe de Salbris)	France	Doping à rebours (Valium®)	1993
FRANCE (AFLD) (étude anonyme de l'Agence)	France	Anabolisant (DHEA) (foot : 21,8 %)	2008
Purrel FRANKEL	Pays-Bas	Cannabis	2008
Mario FRUSTALUPI	Italie	Amphétamine	1968
G			
Aaron GALINDO	Mexique	Anabolisant (nandrolone)	2005
José Antonio GARCIA	Mexique	Stimulant	2010
Daniel « Dani » GARCIA LARA	Espagne	Stimulant (éphédrine)	1994
David GARCION	France	Anabolisant (nandrolone)	1996
GÊNES (club de D2)	Italie	Stimulant	1963
Bruno GERMAIN	France	Carence	1988
Hossam GHALY	Égypte	Amphétamine (ou anabolisant)	2010
GIBA	Brésil	Cannabis	2002
Jean-François GILLET	Belgique	Anabolisant (nandrolone)	2001
Everton GIOVANELLA	Brésil	Anabolisant (nandrolone)	2004
Byron GLASGOW	Angleterre	Stimulant (cocaïne) + cannabis	1998
Berkant GOEKTAN	Allemagne	Stimulant (cocaïne)	2008
Daniel GOMEZ	France	Anabolisant	2003
Derlis GOMEZ	Paraguay	Stimulant (cocaïne)	2003
Antonio José GOMES DE MATOS	Brésil	Anabolisant (nandrolone)	1993

Nom	Nationalité (ou lieu de la compétition)	Substance prohibée (test positif, conduite dopante, aveu, témoignage)	Date des faits de dopage
Olafur GOTTSKALKSSON	Islande	Carence	2005
Ryan GRECH	Malte	Substance non communiquée	2008
Massimo GRIMA	Malte	Carence	2003
Ilia GROUEV	Bulgarie	Anabolisant (nandrolone)	1998
Josep GUARDIOLA	Espagne	Anabolisant (nandrolone)	2001
Aristide GUARNERI	Italie	Stimulant	1962
Vincent GUÉRIN	France	Anabolisant (nandrolone)	1997
Carlos GURPEGI	Espagne	Anabolisant (nandrolone)	2002
H			
Gilles HAMPARTZOUMIAN	France	Cannabis	1995
HERNANI MADRUGA NEVES	Portugal	Stimulant (cocaïne)	1988
Helieno HERRERA (entraîneur)	Argentine/France	Amphétamine	1947
Karl HES	France	Alcool	1938
HIJOS de ACOSVIN-CHOS (club de D2)	Pérou	Doping to lose : tranquillisants (benzodiazépine)	2010
René HIGUITA	Colombie	Stimulant (cocaïne)	2004
Jiang HONG	Chine	Amphétamine	2007
Miguel HOYOS	Bolivie	Corticoïde (dexaméthasone)	2009
Jamie HUGHES	Angleterre	Amphétamine	1995
I			
Sergueï IGNASHEVICH	Russie	Stimulant (éphédrine)	2009
Mario ISETTI	Italie	Stimulant	1969
Anzur ISMAILOV	Ouzbékistan	Cannabis	2009
ITALIE (témoignage du Dr André Noret sur des juniors transalpins)	Italie	Amphétamine	1950
ITALIE (enquête en 1re et 2e division)	Italie	Expédients médicaux : D1 (88 %), D2 (70 %)	1961
ITALIE (bilan des contrôles)	Italie	14 joueurs positifs : D1 (5), D2 (4), D3 (5)	1998
Mark IULIANO	Italie	Stimulant (cocaïne)	2008

Nom	Nationalité (ou lieu de la compétition)	Substance prohibée (test positif, conduite dopante, aveu, témoignage)	Date des faits de dopage
		J	
Ernest JEAN-JOSEPH	Haïti	Stimulant	1974
Willie JOHNSTON	Écosse	Stimulant (Réactivan®)	1978
Deans JONES	Angleterre	Amphétamine	1997
Rui JORGE	Portugal	Corticoïdes	2004
Juan Gomez JUANITO	Espagne	Amphétamine	1978
Carlos Alberto JUAREZ	Équateur	Stimulant (cocaïne)	2004
JUVENTUS TURIN (club de D1)	Italie	Manipulations sanguines révélées par une enquête judiciaire	1994-1998
		K	
Saadi KADHAFI	Libye	Anabolisant (nandrolone)	2003
Oliver KAHN	Allemagne	Carence	2007
Alexandros KAKLAMANOS	Grèce	Stimulant (cocaïne)	2004
Mohamed KALLON	Sierra Leone	Anabolisant (nandrolone)	2003
Hans-Josef KAPELLMANN (témoignages)	Allemagne	1. Autotransfusion 2. Autotransfusion et anabolisants	1974 1980
Daniel KENEDY	Portugal	Diurétique (furosémide)	2002
Paddy KENNY	Irlande	Stimulant (éphédrine)	2009
Yaroslav KHOMA	Ukraine	Substance non communiquée	2003
Rotson KILAMBE	Zambie	Cannabis	2001
Melvin KING	Liberia	Corticoïde	2008
Francis KOMBE	Zambie	Cannabis	2005
Raymond KOPA (témoignages sur le Real Madrid et le Stade de Reims)	France	1. Alcool (Real Madrid) 2. Alcool (Stade de Reims)	1958 1966
Panayiotis KORDONOURIS	Grèce	Anabolisant	2003
Peter KOUBA	Tchécoslovaquie	Substance non communiquée	1998
		L	
Bernard LAMA	France	Cannabis	1997
Mickaël LANDREAU	France	Lidocaïne	2000
Raul Rodrigo LARA TOVAR	Mexique	Anabolisant	1999

Nom	Nationalité (ou lieu de la compétition)	Substance prohibée (test positif, conduite dopante, aveu, témoignage)	Date des faits de dopage
Kamel LARBI	France	Cannabis	2004
Stan LAZARIDIS	Australie	Masquant (finastéride)	2006
Paolo LAZZOTTI	Italie	Stimulant	1969
Boby LENNOX (témoignage)	Écosse	Alcool	1967
Pierre LITTBARSKI	Allemagne	Amphétamine (Captagon®)	1987
Jiansheng LIU	Chine	1. Amphétamine	2004
		2. Amphétamine	2006
LOPEZ	Brésil	Stimulant (cocaïne)	2000
Luis LOURENÇO (Dr) (aveux)	Portugal	Produits dopants + amphétamine	1993
LUCIO	Brésil	Carence	2007
Ali LUKUNKU	France/Congo	Substance non communiquée	2004
M			
Mbulelo MABIZELA	Afrique du Sud	Cannabis	2006
Jimmy MAILLARD	France	Cannabis	1996
Jérôme MALZAC (Dr) (témoignage)	France/Italie	Érythropoïétine	1998
Carlo MAMO	Malte	Carence	2002
Daniele MANNINI	Italie	Carence	2008
Diego MARADONA	Argentine	1. Stimulant (cocaïne)	1991
		2. Stimulant (éphédrine)	1994
		3. Stimulant (cocaïne)	1997
MARCAO	Brésil	Masquant (finastéride)	2007
Gilbert MARTIN	Malte	Substance non communiquée	2008
Claude MATTOCKS	Malte	Substance non communiquée	2008
Christian MAYRLEB	Autriche	Diurétique	2006
Harley DE MENEZES SILVA	Brésil	Diurétique	2003
Sergio MENDOZA	Hongrie	Anabolisant	2008
Billy MEREDITH	Pays de Galles	Stimulant (nicotine)	1920
Paul MERSON (aveux)	Angleterre	1. « se drogue »	1994
		2. Stimulant (cocaïne)	1995
Harry MILANZI	Zambie	Cannabis	2005
Salvatore MONACO	Italie	Anabolisant (nandrolone)	2000

Nom	Nationalité (ou lieu de la compétition)	Substance prohibée (test positif, conduite dopante, aveu, témoignage)	Date des faits de dopage
MÖNCHENGLAD-BACH (club de D1)	Allemagne	« Piles électriques »	1980
Karim MOUZAWI	France	Anabolisant (nandrolone)	2003
Santos MOZART	Brésil	Corticoïdes	2004
Adrian MUTU	Roumanie	1. Stimulant (cocaïne)	2004
		2. Stimulant (sibutramine)	2010
Musouda MWEUKE	Zambie	Cannabis	2003
N			
Sergiy NAGORNYAK	Ukraine	Stimulant	1997
NAPLES (club de D1)	Italie	Amphétamine (7 joueurs)	1963
Stéphane NARAYANINNAIKEN	Belgique	Anabolisant	2003
Adrian NEAGA	Roumanie	Anabolisant	2001
Christian NEGOUAI	France	Carence	2002
Peter NEURUREL (témoignage de l'entraîneur de Schalke 04)	Allemagne	Stimulant (éphédrine)	1989
Dimitri NEVMYVAKA	Ukraine	Substance non communiquée	2006
Shaun NEWTON	Angleterre	Stimulant (cocaïne)	2006
Shane NICHOLSON	Angleterre	Stimulant	1997
André NORET (Dr)	Belge	Voir à Italie	1950
O			
Ivica OLIC	Croatie	Corticoïdes	2004
Ruben OLIVA (Dr) (témoignage)	Argentine	Stimulants	1978
Pascal OLMETA (témoignages)	France	1. Amphétamine	1983
		2. Amphétamine	1984
Dick OOSTHOEK (Dr)	Pays-Bas	Cortisone, bêtabloquant, amphétamine	1970
Gerardo OTTANI (Pr) (enquête sur le dopage dans le Calcio)	Italie	Amphétamine (27 %), analeptiques cardiorespiratoires (62 %), hormones et extraits glandulaires (68 %)	1958
Jimmy OZAETA	Guatemala	Anabolisant (nandrolone)	2007
P			
Angelo PAGOTTO	Italie	1. Stimulant (cocaïne)	1999

Nom	Nationalité (ou lieu de la compétition)	Substance prohibée (test positif, conduite dopante, aveu, témoignage)	Date des faits de dopage
		2. Stimulant (cocaïne)	2007
Stéphane PAILLE	France	1. Cannabis	1995
		2. Amphétamine	1997
		3. Stimulant (cocaïne)	2007
Lionard PAJOY	Colombie	Stimulant (cocaïne)	2007
Luis Mario PALACIOS	Bolivie	Substance non com muniquée	2004
Jean-Pierre PAPIN (témoignage)	France	Caféine (Guronsan® en grande quantité)	1987
Jeff PARKE	États-Unis	Anabolisant	2008
Ezio PASCUTTI	Italie	Amphétamine	1964
Mirko PAVINATO	Italie	Amphétamine	1964
Nikolaï PAVLOV	Bulgarie	Anabolisant (métandiénone)	2008
Christiano PAVONE	Italie	Anabolisant	1998
Éric PECOUT (témoignages sur des équipes russes et bulgares)	France	« comme des avions »	1976
Massimo PERANI	Italie	Amphétamine	1964
Nicolas PERIC	Chili	Stimulant (cocaïne)	2004
Angelo PERUZZI	Italie	Amphétamine	1990
Mariano PESCA	Paraguay	Stimulant	1981
Manolo PESTRIN	Italie	Cannabis	1998
Carlo PETRINI	Italie	Piqûres régénérantes	1970
Mauricio PINILLA	Colombie	Stimulant (cocaïne)	2004
German PINILLOS	Pérou	Stimulant (cocaïne)	1998
PORTUGAL (équipe nationale espoirs)	Portugal	Seringues dans les vestiaires	2003
Davide POSSANZINI	Italie	Carence	2008
Cyrille POUGET	France	Anabolisant (nandrolone)	1997
Pierre POTY (Dr) (témoignage)	France	Psychotoniques	1978
Q			
Jean-Louis QUADRI	France	Amphétamine (décédé)	1968
Joaquim Silva QUIM	Portugal	Anabolisant (nandrolone)	2002
Joël QUINIOU (témoignage de l'arbitre international)	France	« faire secrètement une piqûre »	1991

Nom	Nationalité (ou lieu de la compétition)	Substance prohibée (test positif, conduite dopante, aveu, témoignage)	Date des faits de dopage
R			
Gerhard RAAB (Dr) (témoignage)	Allemagne	Amphétamine	1979
Philippe RASCHKE	France	Corticoïdes	2002
Jacques REMY	France	Cannabis	2004
RIJEKA (club)	Yougoslave	Stimulant	1978
Nico RIJNDERS	Pays-Bas	Pilules stimulantes (décédé)	1972
Miguel Angel RIMBA ALVIS	Bolivie	Stimulant (cocaïne)	1993
Sergio RIVERO	Chili	Stimulant (cocaïne)	1998
Dominique ROCHE-TEAU (aveux)	France	Excitants	1980
John ROLINK (Dr) (témoignage)	Pays-Bas	Stimulants	1980
ROMARIO	Brésil	Masquant (finastéride)	2007
Eva RUSSO (?)	Italie	Stimulant (cocaïne)	1989
Sacha RYTCHKOV	Russie	Cannabis	1997
S			
Francisco SÁ	Argentine	Stimulant	1980
Stefano SACCHETTI	Italie	Anabolisant (nandrolone)	2000
Nello SALTUTTI	Italie	Stimulant (Micoren®)	1970
Erwin SANCHEZ	Bolivie	Stimulant (caféine)	1996
Edward SANJELIZ	Guatemala	Cannabis	2007
Joao SANTOS (témoignage du président du Benfica)	Portugal	« force physique qui étonne »	1989
Francilendo Silva SANTOS	Brésil – Tunisie	Corticoïdes	2004
Francisco SANZ	Espagne	Stimulant (éphédrine)	1994
Andrea SARDINI	Italie	Diurétique	2001
Kadalee SARISIK	Thaïlande	Stimulant (éphédrine)	1994
SCHALKE 04 (club de D2)	Allemagne	1. Amphétamine (Captagon®)	1980
		2. Stimulant (éphédrine)	1989
Patrick SCHROOTEN	Belgique	Stimulant (éphédrine)	1990

Nom	Nationalité (ou lieu de la compétition)	Substance prohibée (test positif, conduite dopante, aveu, témoignage)	Date des faits de dopage
Harald SCHUMACHER (témoignages)	Allemagne	1. Amphétamine (Captagon®) 2. Sang de veau (Actovegin®)	1984 1986
Anderson Luis SCHVEITZER	Brésil	Morphine	1997
Sead SEFEROVIC	Bosnie	Stimulant (éphédrine)	2002
Mihai SENIN	Roumanie	Masquant (furosémide)	2004
Marco SENNA	Brésil – Espagne	Corticoïdes (bétaméthasone)	2004
Jean-Paul SÉRÉNI (témoignage)	France	Euphorisants	1973
Igor SHALIMOV	Italie	Anabolisant	1999
Antoine SIBIERSKI	France	Anabolisant (nandrolone)	1997
Pawel SKRZYPEK	Pologne		2002
Euzebiusz SMOLAREK	Pologne	Cannabis	2002
Sergei SOKOLOV	Azerbaïdjan	Corticoïdes (bétaméthasone)	2006
Franck SOLER	France	Cannabis	1996
David SOLGA	Allemagne	Amphétamine	2008
Skander SOUAYASH	Tunisie	Anabolisant (nandrolone)	2002
Emmanuel SOULOY	France	Cannabis	2004
Rodrigo SOUTO	Brésil	Stimulant (cocaïne)	2008
SPORTING Portugal (club de D1)	Portugal	« seringues ensanglantées »	2003
Jaap STAM	Pays-Bas	Anabolisant (nandrolone)	2001
Roger STANISLAUS	Angleterre	Stimulant (cocaïne)	1996
Jamie STUART	Angleterre	Stimulant (cocaïne) + cannabis	1997
T			
Alessio TACCHINARDI	Italie	« manipulations sanguines »	1994-1998
Ibrahim TANKO	Ghana	Cannabis	2000
Anissa TANN (?)	Australie	Anabolisant (nandrolone)	2002
Alberto TARANTINI	Argentine	Carence	1986
Gheorghi TCHIGOV	Bulgarie	Substance non communiquée	1987
Senad TIGANJ	Slovénie	Stimulant (bêta-2-agonistes)	2005
Yegor TITOV	Russie	Stimulant (bromantan)	2003
TONONO	Espagne	Abus de produits dopants (décédé)	1975

Nom	Nationalité (ou lieu de la compétition)	Substance prohibée (test positif, conduite dopante, aveu, témoignage)	Date des faits de dopage
Stefano TORRISI	Italie	Anabolisant (nandrolone)	2001
Paride TUMBURUS	Italie	Amphétamine	1964
Billy TURLEY	Angleterre	1. Anabolisant (nandrolone) 2. Stimulant (cocaïne)	2002 2004
U			
Dante UNALI	Argentine	Bêtabloquant	1997
Franco URBANI	Italie	Stimulant (cocaïne)	1998
URUGUAY (entraîneur)	Uruguay	Mixture à base de soda et d'analgésique consommée par des joueurs de 12 ans	1992
« Palomo » Alberio USURIAGA	Colombie	Stimulant (cocaïne)	1997
V			
Jorge VALDEZ	Paraguay	Stimulant (cocaïne)	2003
Franky VANDENDRIESSCHE	Belgique	Corticoïdes	2004
Jimmy VAN ROMPOU (Dr) (témoignage)	Pays-Bas	Produits dopants	1976
VAVA (témoignage)	Brésil	« Obligation de me droguer »	1966
Sven VERDONCK	Belgique	Anabolisant (stanozolol)	2010
Lido VIERI	Italie	Stimulant	1969
José María VILLABON (Dr) (témoignage)	Espagne	Oxygénothérapie	1996
Maurice VRILLAC (Dr) (témoignage)	France	Amphétamine	1979
Nemanja VUCICEVIC	Serbie et Montenegro	Masquant (finastéride)	2005
W			
Alexander WALKE	Allemagne	Cannabis	2003
Michëal WIGGERS	Belgique	Anabolisant (nandrolone)	2007
WILLIAMS	Brésil	Carence	1994
WOLVERHAMPTON WANDERERS (club de D1)	Angleterre	1. Hormones corticosurrénales 2. Hormones corticosurrénales	1937 1939
Roland WOHLFARTH	Allemagne	Stimulant (noréphédrine)	1995

Nom	Nationalité (ou lieu de la compétition)	Substance prohibée (test positif, conduite dopante, aveu, témoignage)	Date des faits de dopage
Robert WURTZ (témoignage de l'arbitre international)	France	Alcool	1965
X			
Abel XAVIER	Portugal	Anabolisant (métandiénone)	2005
Y			
Liu YUNFEI	Chine	« Produits illégaux »	2007
Z			
Franco ZAGLIO	Italie	Stimulant	1962
Thodoris ZAGORAKIS	Grèce	Anabolisant	2001
Armelins Quaglioto ZETTI	Brésil	Stimulant (cocaïne)	1993
Stéphane ZIANI	France	Stimulant (salbutamol)	1994
ZICO (témoignage)	Brésil	Fraude au contrôle	1983
Zinedine ZIDANE	France	Transfusion sanguine	2003
Thomas ZIEMER	Allemagne	Anabolisant	1999
Gianfranco ZOLA (témoignage sur la Juventus)	Italie	« joueurs dopés »	1995
Roman ZUB	Pologne	Substance non communiquée	1993
Arthur ZWANE	Afrique du Sud	Anabolisant (testostérone)	2004

2 – Palmarès par ordre chronologique

Nom du joueur ou du club (en cause)	Équipe ou club (du joueur incriminé)	Compétition, enquête, aveux...	Substance (Sub.), sanctions (Sanct.) et excuse
1920			
Billy Meredith (GAL) Attaquant 45 ans International (48 sélections)	Manchester United (D1 anglaise) Équipe nationale du Pays de Galles	Angleterre-Galles (le 15 mars)	Sub. : stimulant (nicotine) (chique du tabac pendant les matchs)
1937			
Wolverhampton Wanderers (D1 anglaise)		Wolverhampton-Manchester City (3-1)	Sub. : hormones corticosurrénales (traitement glandulaire)
1938			
Karl Hes (FRA) Attaquant	FC Metz (D1)	FC Metz-Excelsior de Roubaix (2-1) (le 6 février) Coupe de France : quart de finale	Sub. : alcool – potion magique « jaunes et blancs d'œufs battus séparément, lait bouillant très sucré et cognac » (meilleur homme sur le terrain) [*Le Miroir des sports*, 8 février 1938]
1939			
Wolverhampton Wanderers (D1 anglaise)		Wolverhampton-Portsmouth Coupe d'Angleterre : finale	Sub. : hormones corticosurrénales (traitement glandulaire)
1947			
Helieno Herrera (ARG-FRA) Entraîneur du Stade Français	« Herrera, en véritable sorcier, résolut de remonter la mécanique. Et, au cours d'un entraînement, il fit ingurgiter à ces deux joueurs des pastilles soi-disant pourvues de qualités extraordinaires et mirifiques. Pendant la guerre, les Américains auraient utilisé ce produit pour doper les pilotes effectuant des missions importantes (NDLR : il s'agit bien sûr des amphétamines). Et immédiatement, le stimulant porta ses fruits. André Grillon comme Jean Grégoire se déclarèrent enchantés et promirent de récidiver pour mystifier la “forme”. » [*Sprint*, 1947, n° 106, 24 novembre, p. 2]		
1950			
Jean Baratte (FRA) – « J'ai vu Jean Baratte (32 fois international entre 1944 et 1952) se taper un quart de litre de rhum avant de rentrer sur le terrain. Mais c'était pour vaincre la trouille. Pas pour se donner des jambes. » Révélations d'un entraîneur d'une équipe de l'Ouest. [*Paris-Match*, 3 juin 1977]			

<table>
<tr><th>Nom du joueur ou du club (en cause)</th><th>Équipe ou club (du joueur incriminé)</th><th>Compétition, enquête, aveux...</th><th>Substance (Sub.), sanctions (Sanct.) et excuse</th></tr>
<tr><td colspan="4">Dr André Noret (BEL) – Témoignage du médecin du sport spécialiste du dopage : « Lors d'un tournoi international réservé aux juniors, le médecin de l'équipe italienne, 15 minutes avant les matchs, injectait à certains joueurs par voie intramusculaire ou intraveineuse des ampoules d'amphétamines. » [A. Noret, Le Dopage, Paris, Vigot, 1990 (2e éd.), pp. 41-42]</td></tr>
<tr><th colspan="4">1953</th></tr>
<tr><td colspan="4">Espanyol De Barcelone (D1 espagnole) – « Pendant la Liga 1953, l'Espanyol de Barcelone avait dominé tous ses adversaires avant de devenir champion d'Espagne. Les Catalans révélèrent alors qu'ils avaient eu recours à l'oxygénothérapie, une méthode apportée par l'entraîneur argentin venu d'Estudiantes de la Plata, Alejandro Scopelli. » [L'Équipe, 1er mars 1996]</td></tr>
<tr><th colspan="4">1954</th></tr>
<tr><td colspan="4">Allemagne (équipe nationale) – Une épidémie de jaunisse frappe la Nationalmannschaft, deux semaines après sa victoire en Coupe du monde. Le Pervitin®, une métamphétamine, serait en cause, voir pp. 57-72.</td></tr>
<tr><th colspan="4">1958</th></tr>
<tr><td colspan="4">Raymond Kopa (FRA) – Témoignage de l'attaquant international (45 sélections de 1952 à 1962) : « Au Real Madrid, certains joueurs avalaient un petit verre de cognac à la mi-temps. » [L'Équipe, 16 novembre 1982]

ITALIE – 1re division : 27 % utilisent des amphétamines, 62 % des analeptiques cardiorespiratoires et 68 % des hormones et des extraits glandulaires. (Enquête du Pr Gerardo Ottani, Doping et football professionnel, Milan, Edizione della Legra Nazionale della FIGC, 1961.)</td></tr>
<tr><th colspan="4">1960</th></tr>
<tr><td colspan="4">Just Fontaine (FRA) – Témoignage de l'attaquant international (21 sélections de 1956 à 1960) : « Le jour où à Sochaux (lors de la rencontre Sochaux-Reims (0-1) du 20 mars), je me suis fait casser la jambe après deux minutes de jeu, mon agresseur (Sekou Touré) avait déjà de la bave qui lui coulait de la bouche ! Après deux minutes de jeu ! Qu'on ne me dise pas qu'il était dans son état normal ! C'était un Africain, il était discuté dans son équipe. Il a cru qu'en se chargeant il allait faire un malheur. Le lendemain, il est d'ailleurs venu me voir à l'hôpital et il est resté dix heures prostré sans rien dire ! » [Paris-Match, n° 1462, 3 juin 1977]</td></tr>
<tr><th colspan="4">1961</th></tr>
<tr><td colspan="4">Italie – 88 % des clubs de 1re division et 70 % des clubs de 2e division utilisent des expédients médicaux en relation avec les matchs. Ottani G., Doping et football professionnel, Milan (ITA), Edizione della Legra Nazionale della FIGC, 1961</td></tr>
<tr><th colspan="4">1962</th></tr>
<tr><td>Mauro Bicicli (ITA)
Milieu de terrain
27 ans</td><td>Inter Milan
(D1 italienne)</td><td>Inter Milan-Juventus Turin
(9 avril)</td><td>Sub. : stimulant
Sanct. : 2 matchs de suspension</td></tr>
</table>

Nom du joueur ou du club (en cause)	Équipe ou club (du joueur incriminé)	Compétition, enquête, aveux...	Substance (Sub.), sanctions (Sanct.) et excuse
Aristide Guarneri (ITA) Défenseur – 24 ans International (21 sélections)	Inter Milan (D1 italienne)	Inter Milan-Juventus Turin (9 avril)	Sub. : stimulant Sanct. : 2 matchs de suspension
Franco Zaglio (ITA) Milieu de terrain 26 ans International (2 sélections)	Inter Milan (D1 italienne)	Inter Milan-Juventus Turin (9 avril)	Sub. : stimulant Sanct. : 2 matchs de suspension
1963			
Dr Louis Delezenne (FRA) – Témoignage du membre de la commission médicale FFF : « Une enquête personnelle m'a prouvé l'emploi, avant les matchs, d'amphétamines en comprimés donnés par certains entraîneurs de grands clubs. » [*Médecine Éducation Physique et Sport*, 1964, 38, n° 1, p. 25]			
Gênes (ITA) (D2 italienne)		Gênes-FC Bologne (1-0)	Sub. : stimulant Sanct. : joueurs suspendus 2 à 3 mois et club pénalisé d'une amende de 9 millions
Bari (ITA) (D2 italienne)		Bari-Lazio Rome (avril)	Carence : les joueurs refusent le contrôle pour aller prendre le train Sanct. : amende de 500 000 lires au club (4 402 euros)
Italie – 1,14 % de positifs au cours de la saison 1962-1963 du championnat de 1re division (10 positifs pour 875 joueurs contrôlés = 1,14 %). (A. Venerando, Pathologie du doping et moyens de contrôle, *Méd. Ed. Phys. Sport*, 1964, 38, n° 2, p 89)			
Naples (ITA) (D1 italienne) (7 joueurs accusés, après la victoire anormale sur le Milan AC)		Milan AC-SSC Naples (0-1) (le 27 janvier)	Sub. : stimulant (amphétamines) Sanct. : 1 mois pour les joueurs et 6 millions d'amende pour le club
1964			
Romano Fogli (ITA) Demi-gauche 26 ans International (10 sélections)	FC Bologne (D1 italienne)	FC Bologne-Turin AC (4-1) (le 2 février)	Sub. : stimulant (amphétamines) Sanct. : suspension 1 mois (puis blanchi pour contre-expertise négative)

Nom du joueur ou du club (en cause)	Équipe ou club (du joueur incriminé)	Compétition, enquête, aveux…	Substance (Sub.), sanctions (Sanct.) et excuse
Ezio Pascutti (ITA) Attaquant 27 ans International (5 sélections)	FC Bologne (D1 italienne)	FC Bologne-Torino AC (4-1) (le 2 février)	Sub. : stimulant (amphétamines) Sanct. : suspension 1 mois (puis blanchi pour contre-expertise négative)
Mirko Pavinato (ITA) Arrière-gauche 30 ans International (5 sélections)	FC Bologne (D1 italienne)	FC Bologne-Torino AC (4-1) (le 2 février)	Sub. : stimulant (amphétamines) Sanct. : suspension 1 mois (puis blanchi pour contre-expertise négative)
Massimo Perani (ITA) Attaquant 25 ans International (3 sélections)	FC Bologne (D1 italienne)	FC Bologne-Torino AC (4-1) (le 2 février)	Sub. : stimulant (amphétamines) Sanct. : suspension 1 mois (puis blanchi pour contre-expertise négative)
Paride Tumburus (ITA) Demi-droit 25 ans International (7 sélections)	FC Bologne (D1 italienne)	FC Bologne-Torino AC (4-1) (le 2 février)	Sub. : stimulant (amphétamines) Sanct. : suspension 1 mois (puis blanchi pour contre-expertise négative)
1965			
Robert Wurtz (FRA) – Témoignage de l'arbitre international sur son penchant pour le cognac juste avant les matchs, voir pp. 255-258.			
1966			
ALLEMAGNE (2 joueurs contrôlés à l'éphédrine)	Équipe nationale allemande	Allemagne-URSS (2-1) (le 25 juillet) Coupe du monde, demi-finale	Sub. : stimulant (éphédrine) Sanct. : blanchis pour cause de traitement médical Excuse : inhalation d'éphédrine 48 heures avant le match pour soigner un refroidissement
Raymond Kopa (FRA) Attaquant 35 ans International (48 sélections)	Stade de Reims (D1)	Reims-Rennes (3-2) (le 30 mars) Coupe de France (8e de finale), 3e match à Bordeaux	Sub. : stimulant (alcool : une coupe de champagne à la mi-temps alors que Reims était mené 2-0)

Nom du joueur ou du club (en cause)	Équipe ou club (du joueur incriminé)	Compétition, enquête, aveux…	Substance (Sub.), sanctions (Sanct.) et excuse
Vava (BRE) – Témoignage de l'attaquant international (48 sélections de 1957 à 1966) : « L'usage du doping est monnaie courante chez nous. Quand j'opérais au sein de l'équipe de Palmeiras, obligation m'était faite de me droguer. D'ailleurs un camarade de club m'a confié qu'on sacrifiait également à cette pratique à Pernambuco… » [*Miroir Sprint*, 17 novembre 1970]			
Coupe du monde (ANG)	Trois cas positifs à l'éphédrine (non sanctionnés pour cause de traitement par instillations nasales à base d'éphédrine).		
1967			
Celtic De Glasgow (ECO) – Boby Lennox : témoignage *a posteriori* de l'attaquant international du Celtic Glasgow (10 sélections de 1967 à 1969) : « Les joueurs de la grande équipe de Celtic Glasgow, vainqueur de la Coupe d'Europe des champions en 1967, avant chaque rencontre importante, se dopaient avec un stimulant alcoolique (whisky). » [*L'Équipe Magazine*, 2 octobre 1982]			
1968			
Giovanni Delfino (ITA) Défenseur 29 ans	Sampdoria Gênes (D1 italienne)	AS Rome-Sampdoria Gênes (en novembre)	Sub. : stimulant (Paraton®, une amphétamine) Excuse : pour combattre les effets du mal de l'air lors du déplacement Gênes-Rome en avion
Mario Frustalupi (ITA) Milieu de terrain 26 ans	Sampdoria Gênes (D1 italienne)	AS Rome-Sampdoria Gênes (en novembre)	Sub. : stimulant (Paraton®, une amphétamine) Excuse : pour combattre les effets du mal de l'air lors du déplacement Gênes-Rome en avion
Jean-Louis Quadri (FRA) – Mort subite au cours d'un match, le 24 octobre 1968, dans la banlieue de Grenoble (Isère). L'autopsie révèle la présence d'amphétamines.			
1969			
Sergio Clerici (ITA) Attaquant 28 ans	Atalanta Bergame (D1 italienne)	(février)	Sub. : stimulant
Giorgio De Rossi (ITA) Gardien du but 28 ans	Atalanta Bergame (D1 italienne)	(février)	Sub. : stimulant
Mario Isetti (ITA) Attaquant 23 ans	Modène (D2 italienne)	(février)	Sub. : stimulant

Nom du joueur ou du club (en cause)	Équipe ou club (du joueur incriminé)	Compétition, enquête, aveux...	Substance (Sub.), sanctions (Sanct.) et excuse
Paolo Lazzotti (ITA) Milieu de terrain 28 ans	Atalanta de Bergame (D1 italienne)	(février)	Sub. : stimulant
Lido Vieri (ITA) Gardien de but 30 ans International (4 sélections)	Torino AC (D1 italienne)	(février)	Sub. : stimulant
Brésil (État de Paraña) – « Les premiers contrôles réguliers ont révélé que douze des treize équipes participant à la série A utilisaient régulièrement des substances stimulantes avec un indice de cas positifs allant de 13 à 60 % des joueurs testés. » [E. H. De Rose, « Un contrôle moderne et dynamique », *Rev. Pan. Inter*, n° 8, septembre 1989, p .9]			
1970			
Anonyme (FRA) – « Vous ne connaissez pas les pratiques d'un grand club français des années 1970 ? Très simple : dans 20 litres de jus d'orange, vous mettez 5 litres d'Hept-A-Myl® (analeptique cardiovasculaire et psychotonique) et vous faites boire ça aux joueurs. À l'époque, tous en ont bu. Les seuls qui n'en prenaient pas, c'était le gardien et le libéro. Je vous garantis qu'avec ça vous êtes bien, vous délirez pendant deux jours. » [*France-Soir*, 24 janvier 1996]			
Omar Caetano (URU) Milieu de terrain 31 ans International (29 sélections)	CA Peñarol de Montevideo (D1 uruguayenne)	Match de coupe	Sub. : stimulant
Pierre Carteus (BEL) Attaquant 27 ans International (2 sélections) (1er Belge contrôlé positif)	FC Bruges (D1 belge)	Waregem-FC Bruges (1-1) (01 novembre)	Sub. : stimulant Excuse : n'a pris aucun produit stimulant de façon délibérée. Reconnaît avoir pris un médicament contre la grippe
Dr Dirk Clasing (RFA) – Témoignage : « La plupart des footballeurs allemands jouant sous licence ou sous contrat se dopent pour augmenter leur rendement (...). Il n'y a pas une équipe de football qui ne soit dopée avant de pénétrer sur le terrain. Les produits dopants les plus usuels sont le Captagon® (amphétamine) et le Dradol® » [*Miroir Sprint*, 28 octobre 1970]			
Julio Cortes (URU)	CA Peñarol de Montevideo	Match de coupe	Sub. : stimulant

<table>
<tr><th>Nom du joueur ou du club (en cause)</th><th>Équipe ou club (du joueur incriminé)</th><th>Compétition, enquête, aveux...</th><th>Substance (Sub.), sanctions (Sanct.) et excuse</th></tr>
<tr><td colspan="4">Dr Dick Oosthoek (NED) – Témoignage de l'ancien médecin du FC Twente (D1 néerlandaise) : il a avoué, le 9 octobre 1998, avoir régulièrement dopé ses joueurs au début des années 1970, une ère florissante pour la formation d'Enschede. Oosthoek affirme avoir notamment fourni aux joueurs de la cortisone, des bêtabloquants et des amphétamines : « Cela ne m'intéressait pas que les médicaments figurent sur la liste des produits dopants, du moment que les footballeurs étaient en forme », a-t-il déclaré au quotidien Algemeen Dagblad. Deux des joueurs vedettes de l'époque, René Notten et Epi Drost, sont morts depuis, victimes d'une attaque cardiaque. Mais Dick Oosthoek exclut tout lien entre ces décès prématurés et le dopage. [Algemeen Dagblad, 9 octobre 1998]</td></tr>
<tr><td colspan="4">Carlo Petrini (ITA) – Témoignage de l'ancien joueur de l'équipe italienne de Gênes. Il a affirmé au Corriere della Sera que l'hormone de croissance et la créatine étaient de « simples sucreries » par rapport aux produits qu'on administrait aux joueurs à l'époque. Petrini, sans citer ces produits, parle de « piqûres régénérantes » auxquelles il fut soumis en compagnie de ses coéquipiers de l'équipe de Gênes. Petrini a également expliqué comment étaient évités les contrôles antidopage : « Nous avions trois peignoirs avec une double poche et ceux qui ne jouaient pas urinaient dans une éprouvette » qu'ils donnaient ensuite aux joueurs appelés au contrôle. « Le joueur appelé à se présenter cachait l'éprouvette sous son peignoir et versait le contenu dans l'éprouvette fédérale officielle. » [L'Équipe, 8 décembre 1998]</td></tr>
<tr><td colspan="4">Nello Saltutti (ITA) – Ce joueur a évolué dans les années 1970 à la Fiorentina, la Sampdoria et au Milan AC. Dans le cadre de l'enquête judiciaire sur les pratiques dopantes de la Juventus Turin, il a été entendu par le juge Raffaele Guariniello. Il est resté une heure environ dans le cabinet du juge, lui rapportant une série de détails et d'épisodes susceptibles d'enrichir et d'alimenter le dossier de l'enquête en cours. « Lorsque je jouais à mon époque, on nous distribuait des produits en nous affirmant qu'il s'agissait de vitamines. Avant chaque match, on nous donnait une pastille de Micoren® (NDLA : un stimulant respiratoire prohibé par le CIO depuis 1968) dissoute dans de l'eau sucrée et, il y a six mois, j'ai eu un infarctus. » [Agence France-Presse, 17 novembre 1998] [NDLA : Saltutti est décédé d'un infarctus en 2003, à l'âge de 56 ans]</td></tr>
<tr><th colspan="4">1972</th></tr>
<tr><td>Nico Rijnders (NED)
Milieu de terrain
25 ans</td><td>FC Bruges
(D1 belge)</td><td>FC Bruges-FC Liège
(le 12 novembre)</td><td>Sub. : infarctus à la 58e minute. Selon le joueur et le médecin du club, « son cœur avait probablement été surchargé par des pilules stimulantes »
Épilogue : le 3 mars 1976, il fut victime d'un 3e infarctus en 4 ans. Cette fois-là, il ne put s'en sortir et décéda 13 jours plus tard, le 16 mars 1976. [Sport 90, 18 novembre 1987]</td></tr>
</table>

Nom du joueur ou du club (en cause)	Équipe ou club (du joueur incriminé)	Compétition, enquête, aveux...	Substance (Sub.), sanctions (Sanct.) et excuse
1973			
Cosme Da Silva (BRE)	Belo Horizonte	Championnat brésilien	Sub. : non communiquée Sanct. : 60 jours
France (FFF)	Commission d'enquête sur le dopage : « Ferdinand Sastre, le président de la Fédération française de football (FFF), a été troublé par deux déclarations : – l'une émanant du docteur Serge Bazelaire (Reims), selon laquelle des laboratoires présenteraient aux clubs des produits dopants ; – l'autre de l'arbitre international Robert Héliès, disant que l'attitude de certains joueurs « bave aux lèvres » l'avait parfois surpris. Aussi, Fernand Sastre a-t-il chargé la commission médicale de la FFF de faire une enquête sur cet inquiétant sujet. » [*L'Équipe*, 17 septembre 1973]		
Jean-Paul Séréni (FRA), masseur de l'équipe de France de football de 1971 à 1984 – Témoignage du journaliste Francis Le Goulven : « Récemment, l'occasion nous a été fournie de converser avec Jean-Paul Séréni, masseur des danseurs de l'Opéra et de l'équipe de France de football. Fier d'avoir été surnommé "Le mago" par les joueurs, il a admis bien volontiers, en présence de notre confrère Robert Chapatte, qu'il ne se contentait pas de masser les muscles au stage de Saint-Malo : "Je leur fais prendre des produits à base de phosphore. Des euphorisants qui leur donnent plus de force, plus de gaieté..." » [*Miroir du football*, n° 192, 9 mai 1973, p. 19]			
1974			
Franz Beckenbauer (RFA) Libéro 29 ans International (103 sélections)	Équipe nationale de RFA et Bayern de Munich (D1 allemande)	Coupe du monde (révélations de Franz Beckenbauer – *L'Équipe*, 21 mai 1977)	Sub. : dopage sanguin
Ernest Jean-Joseph (HAI) Libéro 24 ans International (1er cas de dopage lors d'une Coupe du monde)	Équipe nationale d'Haïti	Italie-Haïti (3-1) (le 15 juin) Coupe du monde : 1er tour	Sub. : stimulant (phénylmétrazine) Sanct. : un an et le match perdu pour l'équipe Excuse : a pris un médicament contre l'asthme alors qu'il n'était ni malade ni blessé. D'ailleurs, la molécule incriminée (phénylmétrazine) est un proche parent des amphétamines qui n'a rien à voir avec le traitement de l'asthme.

Nom du joueur ou du club (en cause)	Équipe ou club (du joueur incriminé)	Compétition, enquête, aveux...	Substance (Sub.), sanctions (Sanct.) et excuse
Hans-Josef Kapellman (RFA) Attaquant 25 ans International (3 sélections)	FC Cologne et Bayern de Munich (D1 allemande)	Révélations *a posteriori* du joueur lui-même [*But*, n° 2952, 3 novembre 1987, p 17]	Sub. : autotransfusion et anabolisants Excuse : pour Kapellman, le dopage sanguin avec son propre sang n'est pas du dopage. Et les anabolisants sont une thérapie des blessures graves.
1975			
Tonono (Antonio Alfonso Moreno dit) (ESP) – L'international de Las Palmas, 22 sélections entre 1967 et 1972, meurt sur le terrain, à l'âge de 32 ans. Autopsie : reins « bloqués » par abus de produits dopants. [*L'Équipe*, 18 mai 1977, et *Paris-Match*, 3 juin 1977]			
1976			
Bayern Munich (RFA) (D1 allemande)		Révélations de quatre joueurs accusant leur entraîneur Dettmar Cramer	Sub. : stimulant (amphétamines : Captagon®)
Éric Pecout (FRA) – Témoignage de l'attaquant international (5 sélections entre 1979 et 1980) : « À l'époque où je jouais, de 1976 à 1980 à Nantes, on ne parlait pas de dopage et je n'ai jamais été sollicité, mais des joueurs étrangers arrivaient et se piquaient ; c'était visiblement monnaie courante dans leur pays (...) On ne pouvait pas passer deux tours en Coupe d'Europe. On jouait contre des Russes et des Bulgares, moins bons techniquement, mais qui avançaient comme des avions. Il y avait déjà de la tricherie à l'époque. » [France Inter / Agence France-Presse, 7 octobre 1998] **Dr Jimmy Van Rompou** (NED) – Témoignage du médecin du club hollandais AZ'67, voir p. 235.			
1977			
Franz Beckenbauer (RFA) – Témoignage du libéro international : « Pour les joueurs de 1re division, tout ce qui leur permet d'améliorer leurs performances est licite. Dans la Bundesliga, on se pique et on avale des cachets de toutes sortes. Plusieurs fois par mois, on m'a retiré du sang d'une veine du bras pour me le réinjecter dans une veine de la cuisse. » [*Stern* / *L'Équipe*, 18 mai 1977] « En ce qui me concerne personnellement, j'ai une méthode particulière pour demeurer au top niveau : l'injection de mon propre sang. Ainsi, plusieurs fois par mois, on me fait une prise de sang à un bras pour injecter ce même sang dans une fesse. Il en résulte une inflammation artificielle. Le nombre de globules blancs et surtout celui des globules rouges se multiplient alors et des forces de résistance sont ainsi mobilisées dans l'organisme. » [*L'Équipe*, 21 mai 1977]			

<table>
<tr><th>Nom du joueur ou du club (en cause)</th><th>Équipe ou club (du joueur incriminé)</th><th>Compétition, enquête, aveux...</th><th>Substance (Sub.), sanctions (Sanct.) et excuse</th></tr>
<tr><td colspan="4">1978</td></tr>
<tr><td>Barcelone
(D1 espagnole)
Coupe des vainqueurs de Coupes</td><td></td><td>SC Anderlecht-FC Barcelone
(3-0)
(le 18 octobre)
Coupe des Coupes, 8e de finale</td><td>Sub. : refus du contrôle
Sanct. : « Trois mois après le contrôle qu'avait refusé Barcelone à la fin de son match de Coupe des Coupes, à Anderlecht, le parquet classe le dossier pour que les relations sportives de la Belgique avec l'Espagne restent bonnes. Mieux ! Plus personne ne veut "contrôler" les matchs internationaux : ni la brigade spéciale des recherches de la gendarmerie belge (BSR), ni l'Union belge de football (fédération) » [La Meuse-La Lanterne, 24 janvier 1979]</td></tr>
<tr><td colspan="4">Stan Bowles (ANG) – Le joueur de Queens Park Rangers (D1 anglaise) a révélé à un journal britannique qu'il usait de stimulants et de tranquillisants et que nombre d'autres joueurs professionnels en faisaient autant. [La Wallonie, 28 novembre 1978, p 12]</td></tr>
<tr><td>Willie Johnston (ECO)
Attaquant
32 ans
International
(16 sélections)</td><td>Équipe nationale d'Écosse et West Bromwich Albion
(D1 anglaise)</td><td>Écosse-Pérou
(1-3)
(le 3 juin)
(Coupe du monde :
1er tour)</td><td>Sub. : stimulant (phencamphamine)
Sanct. : un an pour le joueur et match perdu pour l'Écosse
Excuse : avait absorbé un médicament destiné à lutter contre « les somnolences nées d'un état grippal ». La pilule en cause avait été prescrite par le médecin de son club West Bromich.</td></tr>
<tr><td colspan="4">Dr Ruben Oliva (ARG) – Témoignage : « Lorsque je m'occupais de l'équipe nationale au moment du Mondial 1978 des drogues pour stimuler les joueurs ont été utilisées. » [Rosario (hebdo argentin), repris par Le Figaro, 25 juin 1981]</td></tr>
<tr><td colspan="4">Juan Gomez Juanito (ESP) – Révélations de l'attaquant du Real Madrid : « Quand je jouais à Burgos, je prenais de la Centramine® (amphétamine). » [France Football, 30 octobre 1979]
Dr Pierre Poty (FRA) – voir p. 62.</td></tr>
</table>

Nom du joueur ou du club (en cause)	Équipe ou club (du joueur incriminé)	Compétition, enquête, aveux...	Substance (Sub.), sanctions (Sanct.) et excuse
Rijeka (YOU) (club de D1 yougoslave) Un joueur est testé positif		SC Beveren-Rijeka (2-0) Coupe des Coupes : 8e de finale	Sub. : stimulant
1979			
Antonio Cuccureddu (ITA) Juventus Turin (ITA) (D1 italienne) Défenseur 30 ans International		Juventus Turin (D1 italienne)	Sub. : Tentative de fraude (substitution d'urine) puis carence Sanct. : forte amende Excuse : pour ne pas faire attendre le médecin contrôleur – le Sarde n'arrivant pas à uriner –, il avait alors ajouté de l'eau dans le flacon.
Dr Manfred Donike (RFA) – Témoignage, du directeur du laboratoire antidopage de Cologne : « Je sais que des joueurs allemands utilisent le Captagon® (NDLA : un stimulant proche des amphétamines). Je sais aussi que des cas de dopage positifs ont été enregistrés en Italie. Ils portaient sur des amphétamines. » [*France Football*, n° 45, 2 février 1979, p. 10]			
Dr Gerhard Raab (RFA) (Duisbourg) – Témoignage au cours d'un séminaire en novembre 1979 : « Le Bayern de Munich a utilisé le Captagon® (NDLA : un stimulant proche des amphétamines), d'autres pratiquent l'inhalation d'éphédrine par voie nasale ou l'absorption de codéine par sirop. » [*Le Figaro*, 1er avril 1980]			
Dr Maurice Vrillac (FRA) – Témoignage du médecin de l'équipe de France de football de 1973 à 1988 : « Un jour, deux joueurs très connus auxquels je donnais comme d'habitude des produits défatigants, les ont, à ma grande surprise, refusés : "Non merci, docteur, on a ce qu'il nous faut. Notre soigneur habituel nous donne des vitamines." Quelque temps plus tard, au moment de prendre l'autobus pour nous rendre au Parc des Princes disputer un match international amical, ils m'ont montré le produit : c'était des amphétamines, interdites par la loi antidopage. » [*France Foot 2*, n° 45, 2 février 1979, p. 9]			
1980			
Allemagne De L'est (RDA) – « Des footballeurs de l'un des principaux clubs de l'ex-RDA, le BFC Dynamo Berlin, proche de la Stasi, la police secrète du régime communiste, ont été dopés à leur insu, révèle un historien, Giselher Spitzer, dans un livre dont des extraits sont publiés par l'hebdomadaire *Der Spiegel* à paraître le 5 janvier 2004. Dans ce livre intitulé *Football, athlétisme, triathlon*, Giselher Spitzer démontre qu'au moins 15 joueurs du Dynamo Berlin ont été dopés à leur insu, l'encadrement du club leur faisant ingurgiter des boissons non identifiées ou leur faisant prendre des pilules avec des substances dopantes, présentées comme des "médicaments de confort."			

<table>
<tr><th>Nom du joueur ou du club (en cause)</th><th>Équipe ou club (du joueur incriminé)</th><th>Compétition, enquête, aveux...</th><th>Substance (Sub.), sanctions (Sanct.) et excuse</th></tr>
<tr><td colspan="4">« L'actuel entraîneur du TSV 1860 Munich, club de la 1re division allemande, Falko Gotz, lui-même joueur du Dynamo de 1979 à 1983, a confirmé les faits au Spiegel : “J'ai appris il y a seulement trois ou quatre ans que j'avais ingurgité des substances dopantes à mon insu.” » [Agence France-Presse, 4 janvier 2004]</td></tr>
<tr><td colspan="2">Colombiens (moins de 24 ans)</td><td>Tournoi de qualification aux JO de Moscou</td><td>Sub. : stimulants</td></tr>
<tr><td colspan="4">Hans-Josef Kapellmann (RFA) – Témoignage de l'attaquant du FC Cologne et du Bayern de Munich : « J'estime à 18 %, ou un peu moins, le nombre de joueurs s'adonnant régulièrement à la pratique du dopage. Pas seulement de l'autre côté du Rhin. Mais partout dans le monde (…) J'ai pratiqué sur moi ce que l'on appelle le dopage sanguin. Qui, pour moi, n'est pas un dopage. C'était mon sang, seulement mon sang, sans le moindre apport extérieur. Je ne suis pas contre les anabolisants si la blessure est grave. C'est de la thérapie et les anabolisants sont alors utiles. Surtout chez les sportifs, car cela diminue le temps de récupération. J'en ai d'ailleurs pris lorsque j'étais blessé. » [But, n° 2952, 3 novembre 1987, p. 17]</td></tr>
<tr><td colspan="4">Mönchengladbach (RFA) (D1 allemande) – Saint-Étienne-Mönchengladbach (1-4) (le 4 mars), Coupe UEFA : quart de finale aller
Témoignage de Dominique Rocheteau, l'attaquant international des Verts : « On n'a jamais vu ça à Geoffroy-Guichard, jamais ! Le match a démarré depuis une grosse demi-heure et nous sommes déjà menés quatre à zéro par Mönchengladbach. Quatre à zéro… En Coupe d'Europe, sur notre propre pelouse, devant nos supporters (…) Les Allemands nous marchent dessus. Ils vont à deux cents à l'heure. Ils sont partout à la fois, courent deux fois plus vite que nous. De vraies piles électriques ! Je n'avais jamais vu ça sur un terrain. On croirait voir ces jouets mécaniques qui se mettent à courir dans tous les sens quand on les a remontés. C'est dingue. Pour tout dire, c'est même bizarre. Il y a de quoi se poser des questions. En tout cas, moi, je m'en pose en les regardant jouer. Ces types sont des extraterrestres ou quoi ? Ou alors ils sont dopés. Ce n'est pas possible autrement. » [D. Rocheteau, On m'appelait l'Ange vert, Paris, Le Cherche Midi, 2005, pp. 173-174 et 281]</td></tr>
<tr><td colspan="4">Dominique Rocheteau (FRA) – Voir p. 61</td></tr>
<tr><td colspan="4">Dr John Rolink (NED) – Témoignage du médecin de l'Ajax d'Amsterdam : « À la suite d'une enquête s'étalant sur 16 ans auprès d'environ 1 000 joueurs professionnels aux Pays-Bas, un footballeur sur onze du championnat néerlandais utilise des stimulants. » [Panorama du médecin, 8 octobre 1980]</td></tr>
<tr><td>Francisco Sá (ARG)
Défenseur
35 ans
International (Mondial 1974, 6 fois vainqueur de la Coupe Libertadores)</td><td>Boca Juniors (D1 Argentine)</td><td>Championnat (dernière journée)</td><td>Sub. : stimulant
Sanct. : 3 mois ferme pour le joueur, 6 mois pour le soigneur, et 2 500 dollars d'amende pour le club</td></tr>
</table>

Nom du joueur ou du club (en cause)	Équipe ou club (du joueur incriminé)	Compétition, enquête, aveux...	Substance (Sub.), sanctions (Sanct.) et excuse
Schalke 04 (RFA) (D2 allemande) – Peter Neururer, l'ancien entraîneur allemand, a révélé, mercredi 13 juin 2007, avoir eu connaissance de joueurs ayant utilisé des produits dopants dans les années 1980 à Schalke 04, alors en 2e division, sans toutefois vouloir donner les noms des joueurs concernés : « Je sais qu'il y avait eu du Catpagon® (un stimulant). Beaucoup de joueurs en étaient fous, indique Neururer au magazine *Sport-Bild.* C'était connu et pris par tous. Jusqu'à 50 % des joueurs l'ont utilisé et pas seulement en 2e division. » [Agence France-Presse, 13 juin 2007]			
1981			
Ortiz Aquino (PAR)	Cerro Porteño (D1 paraguayenne)		Positif
César Diaz (PAR)	Cerro Porteño (D1 paraguayenne)		Positif
Aldo Florenti (PAR)	Cerro Porteño (D1 paraguayenne)		Positif
Ivanoe Fraizzoli (ITA) – Témoignage du vice-président puis président de l'Inter Milan de 1969 à 1984 : « Si nous gagnons souvent, c'est parce que les joueurs prennent des pilules ou se font piquer à la mi-temps. » [*L'Équipe*, 16 novembre 1981] « Ça va bien avec cette fable du grand Inter. Je sais ce qui se passait dans les vestiaires, à la mi-temps des matchs. J'y étais en tant que vice-président. » [*France Football*, 34, n° 1858, 17 novembre 1981, p. 36]			
Mariano Pesca (PAR)	Cerro Porteño (D1 paraguayenne)		Positif
1983			
Pascal Olmeta (FRA) – Témoignage du gardien de but de 1982 à 1999 : « Arrêtons les conneries : bien sûr que le dopage existe dans le football. Et moi aussi, comme beaucoup d'autres joueurs, il m'est arrivé de me doper, juste pour voir. À Toulon, j'ai pris deux fois du Captagon® (une substance apparentée aux amphétamines). Après m'être dopé, j'étais comme un fou, je ne sentais plus rien ? À tel point que j'ai cassé deux portes de vestiaires : une à Auxerre et une autre à Toulon. Aujourd'hui, le dopage c'est un peu plus surveillé, mais ça continue. Quand tu vois certains gars sur le terrain, t'as pigé tout de suite (...). Ce sont souvent des porteurs d'eau, des types qui cavalent comme des lapins en milieu de terrain. Et aussi des mecs en fin de contrat, qui ont besoin de se montrer sous un bon jour pour taper dans l'œil des recruteurs (...). Il y en a certains, tu leur donnes n'importe quoi, ils avalent... » [*Entrevue – L'Équipe*, 28 avril 1994]			
Zico (BRE) – Révélations de l'avant-centre du Brésil et de l'équipe d'Udine sur la banalisation de la triche au contrôle : « Si quelqu'un ne peut pas ou ne veut pas uriner, un autre joueur le fait à sa place. Il arrive même qu'on vienne au secours de footballeurs de l'équipe adverse. Il m'est arrivé de procéder de la même manière en laissant uriner à ma place mon fils Bruno. » [*Sport 80 Magazine*, 11 février 1987]			

Nom du joueur ou du club (en cause)	Équipe ou club (du joueur incriminé)	Compétition, enquête, aveux...	Substance (Sub.), sanctions (Sanct.) et excuse
1984			
Pascal Olmeta (FRA) Gardien de but du SC Toulon 23 ans	SC Toulon (D1)	Révélations d'Olmeta sur le match SC Toulon-PSG (le 22 décembre)	Sub. : stimulant (Captagon®, substance proche des amphétamines)
Harald Schumacher (RFA) – Témoignage du gardien de but de l'équipe d'Allemagne et du FC Cologne : « À l'entraînement je carbure au Captagon®, une substance qui accroît la volonté d'attaquer et qui augmente les capacités de résistance. » [*Le Point*, 9 mars 1987] **France –** Le mensuel de football *Onze* a interrogé anonymement les 474 « pros » du football français. Parmi les 320 qui ont répondu, 3,3 % ont absorbé des produits interdits. [*Onze*, 1984, n° 98, pp. 25-50 et 73]			
Cologne (RFA) (D1 allemande)	FC Cologne (révélations d'Harald Schumacher, le gardien de but)	FC Cologne-Spartak Moscou (2-0) (le 12 décembre) Coupe de l'UEFA, 8e de finale	Sub. : stimulant (éphédrine : Captagon®)
1986			
Ramón calderé (ESP) Milieu de terrain 27 ans International (18 sélections)	Équipe nationale espagnole et FC Barcelone (D1 espagnole)	Espagne-Irlande du Nord (2-1) (le 7 juin) Coupe du monde, 1er tour	Sub. : positif (produit en cause non communiqué) Sanct. : 25 000 francs suisses (22 726 euros) à la Fédération espagnole et joueur blanchi Excuse : traitement pour une salmonellose (maladie parasitaire) puis, dans un deuxième temps, il aurait été soigné en réalité pour une forte bronchite
Jean-François **Domergue** (FRA) Défenseur 29 ans International (9 sélections)	Toulouse FC (D1)	Toulouse FC-G Bordeaux (le 26 janvier) Coupe de France, 32e de finale	Sub. : carence Sanct. : 3 semaines (du 3 au 27 février)

Nom du joueur ou du club (en cause)	Équipe ou club (du joueur incriminé)	Compétition, enquête, aveux...	Substance (Sub.), sanctions (Sanct.) et excuse
Alberto Tarantini (ARG) Défenseur 31 ans International	Toulouse FC (D1)	Toulouse FC-G Bordeaux (le 26 janvier) Coupe de France, 32e de finale	Sub. : carence Sanct. : 3 semaines (du 3 au 27 février)
Coupe du monde (MEX) – **Harald Schumacher** (RFA) – Révélations du gardien de but international du FC Cologne, voir p. 123.			
1987			
Pierre Littbarski (RFA) – Témoignage de l'attaquant international du FC Cologne, du Matra Racing et de l'Ajax Amsterdam (il prenait du Captagon®) : « Tous mes voyants étaient au rouge. J'étais comme un pilote en surrégime. Je savais que je pouvais en crever. » [*France Football*, 10 mars 1987]			
Jean-Pierre Papin (FRA) Attaquant 24 ans International (54 sélections)	Révélations du quotidien *L'Équipe* sur sa prise de Guronsan® (caféine + vitamine C), voir pp. 89-90.		
Gheorghi Tchigov (BUL)	Larissa (D1 grecque)	Match joué le 27 décembre	Sub. : non communiquée Sanct. : club de Larissa pénalisé de 4 points
1988			
Éric Di Meco (FRA) Défenseur 25 ans International (23 sélections)	Olympique de Marseille (D1)	Nice-OM (2-2) (le 13 décembre) Championnat de France, 23e journée	Sub. : carence Sanct. : blanchi au bénéfice du doute et amende de 100 000 francs (22 585 euros) au club (OM) puni pour négligence
Espagne – 2,41 % des footballeurs des 1re et 2e divisions ayant été contrôlés sont positifs.			
Silvano Fontolan (ITA) Défenseur 33 ans (1er cas de dopage dans une compétition de l'UEFA)	Hellas Verone (D1 italienne)	Hellas Verone-Werder Brême (0-1) (le 2 mars) Coupe UEFA (C3), quart de finale aller	Sub. : stimulant (cropropamide + crotétamide : Micorène®) Sanct. : exclusion d'un an des compétitions de l'UEFA pour le joueur et une amende de 200 000 francs (45 170 euros) pour le club

Nom du joueur ou du club (en cause)	Équipe ou club (du joueur incriminé)	Compétition, enquête, aveux...	Substance (Sub.), sanctions (Sanct.) et excuse
Bruno Germain (FRA) Milieu 28 ans International (1 sélection)	Olympique de Marseille (D1)	Nice-OM (2-2) (le 13 décembre) Championnat de France, 23e journée	Sub. : carence Sanct. : blanchi au bénéfice du doute et amende de 100 000 francs au club (22 585 euros) (OM) puni pour négligence
Hernâni Madrugua Neves (dit Hernâni) (POR) Milieu de terrain 25 ans International (2 sélections) 1er footballeur contrôlé positif à la cocaïne	Benfica Lisbonne (D1 portugaise)	Benfica-Sporting Lisbonne (le 18 décembre)	Sub. : stimulant (cocaïne) Sanct. : 3 mois
1989			
Philippe Anziani (FRA) Attaquant 28 ans International (5 sélections)	FC Toulon (D1)	FC Metz-FC Toulon (0-0) (le 30 septembre) Championnat de France, 12e journée	Sub. : stupéfiant (dextropropoxyphène : Di-Antalvic[1]) Sanct. : 1 mois ferme
Pablo Javier Bengoechea (URU) Milieu de terrain 34 ans International	Équipe nationale uruguayenne et FC Séville (D1 espagnole)	Uruguay-Équateur Copa America	Sub. : stimulant (caféine) Sanct. : 2 ans (FIFA)
Eva Russo (ITA) Gardienne de but 24 ans Internationale (56 sélections)	Équipe nationale italienne	Italie-Suisse (le 2 décembre)	Sub. : stimulant (cocaïne) (autre version : cannabis) Sanct. : 6 mois
Joao Santos (POR) Président du Benfica Lisbonne	Accusations à l'encontre de l'OM, après le match aller du 4 avril remporté 2-1 par l'équipe marseillaise sur le Benfica Lisbonne : « Ils ont fait preuve d'une force physique qui étonne. Je suis surpris qu'il n'y ait pas eu de contrôle antidopage. Nous allons saisir l'UEFA pour qu'il y en ait un au match retour. Nous n'accusons personne, mais il y avait une grosse différence au plan physique entre les deux équipes et cela paraît bizarre. » [*L'Équipe*, 6 avril 1990]		

Nom du joueur ou du club (en cause)	Équipe ou club (du joueur incriminé)	Compétition, enquête, aveux...	Substance (Sub.), sanctions (Sanct.) et excuse
	Épilogue : l'UEFA a adressé un blâme au président de Benfica Lisbonne, Joao Santos, pour « avoir émis des propos contraires à l'esprit sportif » à la suite de la demi-finale aller. La commission de contrôle et de discipline de l'UEFA a pris cette décision « à la suite d'une dénonciation de l'Olympique de Marseille ». [*L'Équipe*, 12 avril 1990]		
Schalke 04 (RFA) (D2 allemande) – Témoignage de Peter Neururer, l'ancien entraîneur allemand, sur l'éphédrine, voir p. 168.			
1990			
Andrea Carnevale (ITA) Attaquant 29 ans International (10 sélections)	AS Rome (D1 italienne)	AS Rome-Bari (1-0) (le 23 septembre)	Sub. : stimulant (phentermine : amphétamine) Sanct. : 1 an et une amende de 150 millions de lires pour le club (1,582 million d'euros) Excuse : afin de perdre rapidement du poids après un dîner trop copieux (pour fêter leur victoire du 19 septembre sur Benfica)
Angelo Peruzzi (ITA) Gardien de but 20 ans International (31 sélections)	AS Rome (D1 italienne)	AS Rome-Bari (1-0) (le 23 septembre)	Sub. : stimulant (phentermine : amphétamine) Sanct. : 1 an et une amende de 150 millions de lires pour le club (1,582 million d'euros) Excuse : afin de perdre rapidement du poids après un dîner trop copieux (pour fêter leur victoire du 19 septembre sur Benfica)
Patrick Schrooten (BEL) Demi-défensif 27 ans	Royal Antwerp (D1 belge)	Royal Antwerp-FC Cologne (0-0) (le 20 mars) Coupe UEFA, quart de finale retour	Sub. : stimulant (éphédrine) Sanct. : 18 mois des compétitions UEFA Excuse : met en cause les médicaments fournis par le médecin du club, le docteur Frank Janssens
1991[1]			
Edoardo Bortolotti (ITA) International junior	Brescia (D2 italienne)		Sub. : stimulant (cocaïne)

Nom du joueur ou du club (en cause)	Équipe ou club (du joueur incriminé)	Compétition, enquête, aveux...	Substance (Sub.), sanctions (Sanct.) et excuse
Luc De Rijck (BEL) Attaquant 25 ans	FC Turnhout (D2 belge)	Décès de Luc De Rijck le 4 avril lors d'une tentative de dopage par oxygénation du propre sang du joueur dans le cabinet du médecin du FC Turnhout	Sub. : transfusion (perfusion d'oxygène) Sanct. : 6 mois de prison avec sursis et une amende de 20 000 francs belges (4 000 euros) à Michel Van Deun, le médecin du club
Diego Maradona (ARG) Attaquant 30 ans International (91 sélections) (1er contrôle positif)	SSC Naples (D1 italienne)	SSC Naples-Bari (1-0) (le 17 mars) Championnat d'Italie, 25e journée	Sub. : stimulant (cocaïne) Sanct. : 15 mois ferme
Joël Quiniou (FRA) – Révélations de l'arbitre international sur les injections entre arbitres, voir pp. 260-261.			
1992			
Allemagne – Joueur « X » – Révélations du biochimiste allemand Manfred Donike, directeur du laboratoire antidopage de Cologne, qui signale qu'en 1992 un joueur allemand « X » était positif au prolintane (amphétamine). La Fédération allemande (DFB) garde le silence ! [*L'Équipe*, 9 février 1994]			
Uruguay – Un entraîneur uruguayen a été suspendu à vie pour avoir fait ingurgiter aux joueurs de son équipe, dont certains étaient âgés de 12 ans, une mixture à base de soda et d'analgésique, avant et pendant les matchs.			
1993			
Claudio Paul Caniggia (ARG) Attaquant 26 ans International	AS Rome (D1 italienne	AS Rome-SSC Naples (1-1) (le 21 mars) Championnat d'Italie, 21e journée	Sub. : stimulant (cocaïne) Sanct. : 13 mois ferme (8 mai 1994). De plus, son club lui impose une amende en retenant 60 % des 5,4 millions de francs de son salaire annuel Excuse : ne devait pas jouer le match contre Naples et ajoute, la main sur le cœur : « Je n'ai rien pris. »
Éric Cantona (FRA) – Témoignage l'attaquant international sur les pilules, voir pp. 73-74 et p. 96.			

Nom du joueur ou du club (en cause)	Équipe ou club (du joueur incriminé)	Compétition, enquête, aveux...	Substance (Sub.), sanctions (Sanct.) et excuse
Jean-Jacques Eydelie (FRA)	Olympique de Marseille (D1)	Marseille-Milan AC (1-0) (le 26 mai) Ligue des Champions : finale à Munich	Voir pp. 73-76
Antonio José (Toni) Gomes De Matos (BRE) Attaquant – 27 ans	Valladolid (D2 espagnole)	Valladolid-Compostelle (le 27 mars)	Sub. : stéroïde anabolisant (nandrolone)
Dr Luis Lourenço (POR) – « A admis lors d'une conversation enregistrée à son insu et diffusée dans une émission de la chaîne de télévision *SIC*, avoir fourni des dopants à des joueurs quand il était au service du club de football Belenenses (D1 portugaise) en 1993-1994 ». De plus, il a été mis en examen pour avoir vendu des amphétamines à un journaliste qui se faisait passer pour un dirigeant de club de football [Agence France-Presse, 7 juin 1997]			
Miguel Angel Rimba Alvis (BOL) Défenseur international	Équipe nationale de Bolivie	Bolivie-Brésil (2-0) (le 25 juillet), match de qualification pour la Coupe du monde	Sub. : stimulant (cocaïne) Sanct. : blanchi par la FIFA (thé à la menthe et aux feuilles de coca)
Armelins Quaglioto Zetti (BRE) International	Équipe nationale du Brésil	Bolivie-Brésil (2-0) (le 25 juillet), match de qualification pour la Coupe du monde	Sub. : stimulant (cocaïne) Sanct. : blanchi par la FIFA (thé à la menthe et aux feuilles de coca)
Roman Zub (POL)	Legia de Varsovie (D1 polonaise)		Sub. : positif (substance non communiquée) Sanct. : 12 mois ferme
France – Du Valium dans l'eau de boisson de l'équipe de Salbris, voir pp. 103-104.			
1994			
Valentin Belkevich (BLR) Milieu de terrain 21 ans	Dinamo Minsk (D1 biélorusse)	Dinamo Minsk-Hibernians FCMalte (3-1) (le 9 août) Coupe de l'UEFA	Sub. : stéroïde anabolisant (nandrolone) Sanct. : suspendu 2 ans pour les compétitions organisées par l'UEFA, une amende pour le club 50 000 francs suisses (39 500 euros)

Nom du joueur ou du club (en cause)	Équipe ou club (du joueur incriminé)	Compétition, enquête, aveux...	Substance (Sub.), sanctions (Sanct.) et excuse
Daniel « Dani » Garcia Lara (ESP) Attaquant 20 ans International	Real Madrid (équipe B)		Sub. : stimulant (éphédrine) Excuse : le docteur José María Neyrat, médecin du Real Madrid, assume la responsabilité de lui avoir donné le médicament incriminé
Diego Maradona (ARG) Attaquant 33 ans International (91 sélections) (2e contrôle positif)	Équipe nationale d'Argentine	Argentine-Nigeria (2-1) (le 25 juin) Coupe du monde, phase finale (1er tour)	Sub. : stimulant (éphédrine) Sanct. : 15 mois ferme et amende de 15 400 euros ; Daniel Cerini, le diététicien (prescripteur du Ripped Fuel®, le supplément nutritionnel pour maigrir absorbé par Maradona), écope de la même sanction ; La Fédération argentine (AFA) reçoit un avertissement
Paul Merson (ANG) – Témoignage du milieu de terrain international d'Arsenal, qui se drogue depuis le début de l'année. « Au début (en janvier dernier), c'était par curiosité et pour oublier mes problèmes sur le terrain. Et puis j'y ai pris goût parce qu'elle me permettait de me sentir plus sûr de moi. Dans tous les cas, je n'ai jamais cherché à améliorer mes performances. » (*sic*) [*L'Équipe*, 26 novembre 1994] La Fédération anglaise l'avait exclu pour quatre mois et il avait suivi un programme de « réhabilitation et d'éducation » avant de reprendre sa place dans son équipe.			
Francisco Sanz (ESP)	Real Madrid (équipe B)		Sub. : stimulant (éphédrine) Excuse : le docteur José María Neyrat, médecin du Real Madrid, assume la responsabilité de lui avoir donné le médicament incriminé
Kadalee Sarisik (THA) 20 ans	Équipe nationale de Thaïlande	Thaïlande-Hong-Kong (le 3 octobre)	Sub. : stimulant (pseudoéphédrine) Sanct. : exclu des Jeux asiatiques
Williams (BRE) Meneur de jeu	Vasco de Gama (D1 brésilienne)	Guarani-Vasco de Gama (2-1) Championnat du Brésil, 8e journée	Sub. : carence. N'arrive pas à uriner et quitte alors le contrôle pour prendre l'avion avec la délégation du club Sanct. : 20 jours en attente du jugement

Nom du joueur ou du club (en cause)	Équipe ou club (du joueur incriminé)	Compétition, enquête, aveux...	Substance (Sub.), sanctions (Sanct.) et excuse
Stéphane Ziani (FRA) Milieu de terrain 22 ans	FC Nantes (D1)	AJ Auxerre-FC Nantes (3-1) (le 1er avril) Championnat de France, 32e journée	Sub. : stimulant (salbutamol) Sanct. : 1 mois avec sursis Excuse : « asthmatique depuis l'enfance »
1994-1998			
Juventus Turin (ITA) – Entre juillet 1994 et septembre 1998, la justice italienne met à jour une surconsommation de médicaments non justifiée par un problème de santé. Voir chapitre consacré à la Juve, pp. 195-212.			
1995			
Angleterre	« Depuis que la Fédération anglaise (FA) a commencé à organiser des contrôles, il y a quatre ans (1992), tous les cas positifs ont été décelés après des matchs d'entraînement. "Nous avons fait 272 contrôles la saison dernière, dit Steve Double, porte-parole de la FA. Douze ont été positifs, tous à l'issue de matchs d'entraînement. Huit joueurs avaient pris du cannabis, deux des amphétamines et deux avaient pris des médicaments contre le rhume qui avaient laissé des traces." » [*Le Parisien*, 17 janvier 1996]		
Chris Armstrong (ANG) Attaquant 23 ans	Crystal Palace (D1 anglaise)	Contrôle inopiné (le 23 janvier)	Sub. : cannabis Sanct. : 4 matchs de suspension Excuse : « N'a pas fumé pour améliorer ses performances. »
Fabien Barthez (FRA) Gardien de but 24 ans International (87 sélections)	AS Monaco (D1)	AS Monaco-FC Nantes (4-1) (le 3 octobre)	Sub. : stupéfiant (cannabis) Sanct. : 4 mois dont 2 avec sursis Excuse : « N'a pas fumé pour améliorer ses performances. »
Lee Bowyer (ANG) Milieu de terrain 18 ans International	Charlton		Sub. : cannabis
Oumar Dieng (FRA) Défenseur 22 ans	Paris SG (D1)	Lille OSC-PSG (0-0) (le 18 novembre)	Sub. : cannabis Sanct. : 2 mois ferme Excuse : « J'ai cédé à un moment de faiblesse. »
Franck Fontan (FRA) Gardien de but remplaçant 22 ans	Girondins de Bordeaux (D1)	G Bordeaux-Montpellier (3-0) (le 22 septembre)	Sub. : cannabis Sanct. : 2 mois ferme

Nom du joueur ou du club (en cause)	Équipe ou club (du joueur incriminé)	Compétition, enquête, aveux...	Substance (Sub.), sanctions (Sanct.) et excuse
Gilles Hampartzoumian (FRA) Défenseur 26 ans	AS Cannes (D1)	AS Cannes-AS Monaco (1-1) (le 27 octobre)	Sub. : cannabis Sanct. : 2 mois ferme
Jamie Hughes (ANG) 17 ans (1er footballeur anglais contrôlé positif)	Tranmere Rovers (D2 anglaise)	Inopiné : entraînement (avril)	Sub. : stimulant (amphétamines) Sanct. : 2 ans avec sursis (eu égard à son jeune âge)
Paul Merson (ANG) Milieu de terrain 27 ans International	Arsenal (D1 anglaise)	Aveux	Sub. : stimulant (cocaïne) Sanct. : 4 mois ferme et un programme de « réhabilitation et d'éducation »
Stéphane Paille (FRA) Attaquant 29 ans International (8 sélections) (1er contrôle positif)	FC Mulhouse (D2)	FC Mulhouse-C Niort (3-3) (le 23 septembre)	Sub. : cannabis Sanct. : 2 mois ferme
Roland Wohlfarth (ALL) Attaquant 32 ans International 32 ans (1er professionnel de Bundesliga testé positif)	VFL Bochum (D1 allemande)	Tournoi en salle à Leipzig (le 5 janvier)	Sub. : stimulant (noréphédrine : Recatol®) Sanct. : suspension de 8 semaines (jusqu'au 23 mars) + par son club une amende de 210 000 francs (40 400 euros)
Gianfranco Zola (ITA) – Témoignage de l'attaquant international (35 sélections de 1991 à 1997) qui n'a pas oublié comment la Juventus avait, selon lui, gagné le titre de champion d'Italie en 1995, 10 points devant Parme, deuxième : « Pendant des années, mes coéquipiers et moi avons fait énormément de sacrifices pour nous améliorer physiquement et techniquement. Mais quand on doit lutter contre des joueurs dopés, on se sent lésés. C'est faire preuve d'une lâcheté incroyable. » [www.sport24.com, 3 décembre 2004]			
1996			
David Garcion (FRA) Attaquant 23 ans	Lille OSC (D1)	OGC Nice-OSC Lille (1-1) (le 20 décembre) Championnat de France, 23e journée	Sub. : stéroïde anabolisant (nandrolone) Sanct. : 12 mois avec sursis + 6 mois ferme (pendant les phases de compétitions officielles)

Nom du joueur ou du club (en cause)	Équipe ou club (du joueur incriminé)	Compétition, enquête, aveux...	Substance (Sub.), sanctions (Sanct.) et excuse
Jimmy Maillard (FRA) Défenseur remplaçant 25 ans	AS Nancy-Lorraine (D1)	FC Metz-AS Nancy (1-0) (le 6 septembre) Championnat de France, 6e journée	Sub. : cannabis Sanct. : 6 mois de suspension dont 2 ferme Excuse : consommation à titre privée, « pour essayer »
Erwin Sanchez (BOL) Meneur de jeu 27 ans International	Boavista Porto (D1 portugaise)	Boavista Porto-Belenenses	Sub. : stimulant (caféine)
Frank Soler (FRA) Attaquant 25 ans	FC Martigues (D1)	FC Martigues-Monaco (0-4) (le 9 janvier)	Sub. : cannabis Sanct. : 2 mois ferme
Roger Stanislaus (ANG) Défenseur 27 ans	Leyton Orient (D4 anglaise)	Leyton Orient-Barnet (le 25 novembre)	Sub. : stimulant (cocaïne) Sanct. : 1 an ferme (reconnaît avoir pris la cocaïne dans un but de performance)
Dr José María Villabon (ESP) – Témoignage du médecin de l'Atlético Madrid : « Dans le but d'effacer les efforts réalisés pendant les quarante-cinq premières minutes, les joueurs reçoivent à la mi-temps des matchs, durant environ dix minutes, un air enrichi d'oxygène. Les tests réalisés en laboratoire démontrent un résultat spectaculaire. Tous reprennent le jeu comme neufs. Chaque joueur fait de l'oxygénothérapie depuis un bout de temps déjà après les entraînements. Nous avons voulu mesurer d'abord le rendement de chacun et prévenir éventuellement les phénomènes de rejet. » [*L'Équipe*, 1er mars 1996]			
1997			
Maikel Aerts (NED) Gardien de but	FC Den Bosch (D2 néerlandaise)	FC Den Bosch – Dordrecht (le 17 mai)	Sub. : stimulant (cocaïne) Sanct. : 12 mois de suspension dont 9 avec sursis
Francisco Borja Aguirrextu (ESP)	Celta Vigo (D1 espagnole)	Celta Vigo-Valladolid (février)	Sub. : stéroïde anabolisant Sanct. : 6 mois (ou 2 ans ?) Excuse : pour lutter contre la chute des cheveux
Dominique Arribagé (FRA) Défenseur 26 ans	Toulouse Football Club (D1)	Toulouse FC-EA Guingamp (3-0) (le 26 septembre) Championnat de France, 9e journée	Sub. : stéroïde anabolisant (nandrolone) Sanct. : 18 mois dont 12 avec sursis le 8 janvier 1998

Nom du joueur ou du club (en cause)	Équipe ou club (du joueur incriminé)	Compétition, enquête, aveux...	Substance (Sub.), sanctions (Sanct.) et excuse
Claudio Arzeno (ARG)	Independiente (D1 argentine)		Sub. : stimulant (cocaïne)
Fabio Asuncion (BRE) Attaquant		Championnat brésilien	Sub. : stimulant (éphédrine)
Paulo Cesar (BRE) Milieu de terrain 19 ans International	Fluminense RJ (D1 brésilienne)	Championnat brésilien	Sub. : stimulant (cocaïne)
Vincent Guérin (FRA) Milieu de terrain 31 ans International (19 sélections)	Paris SG (D1)	FC Nantes-Paris SG (0-0) (le 5 octobre) Championnat de France, 10e journée	Sub. : anabolisant (nandrolone) Sanct. : 18 mois, dont 12 avec sursis (sanction annulée pour vice de forme par le tribunal administratif de Versailles)
Deans Jones (ANG) Défenseur Premier joueur contrôlé positif aux amphétamines en Premier League (*France Football*, 30.12.1997)	Barnsley (D1 anglaise)	Contrôle inopiné (le 27 octobre)	Sub. : stimulant (amphétamines : Dinentel®) Sanct. : 3 mois de suspension par la Fédération Excuse : produit consommé en boîte de nuit pour rester éveillé et non pour améliorer ses performances
Bernard Lama (FRA) Gardien de but 33 ans International (44 sélections)	Paris SG (D1)	Contrôle inopiné – Stage équipe de France (les 24-26 février)	Sub. : cannabis Sanct. : 5 mois, dont 3 avec sursis
Diego Maradona (ARG) Attaquant 36 ans International (91 sélections) (3e contrôle positif)	Boca Juniors (D1 argentine)	Boca Juniors-Argentinos Juniors (le 24 août)	Sub. : stimulant (cocaïne) Sanct. : 15 mois ferme
Sergiy Nagornyak (UKR)	Équipe nationale d'Ukraine	Croatie-Ukraine (2-0) (le 22 octobre) Coupe du monde, match de barrage	Sub. : stimulant (bromantan) Sanct. : 2 ans

Nom du joueur ou du club (en cause)	Équipe ou club (du joueur incriminé)	Compétition, enquête, aveux...	Substance (Sub.), sanctions (Sanct.) et excuse
Shane Nicholson (ANG) Défenseur 27 ans	West Bromwich Albion (D2 anglaise)	(le 13 octobre)	Sub. : stupéfiant (amphétamines) Sanct. : blanchi pour cause de « malveillance »
« Shane Nicholson a été blanchi par la Fédération anglaise (FA). La commission de discipline de la FA a accepté les explications du joueur qui a affirmé avoir absorbé les amphétamines à son insu dans une boisson, lors d'une soirée. » [*L'Équipe*, 23 novembre 1997]			
Stéphane Paille (FRA) Attaquant 31 ans International (8 sélections) (2e contrôle positif)	Hearts of Midlothan (D1 écossaise)	Kilmarnock-Hearts of Midlothan (le 5 avril)	Sub. : stimulant (amphétamines) Sanct. : 4 mois ferme et exclu du club
Cyrille Pouget (FRA) Attaquant 24 ans International (3 sélections)	Le Havre Athlétic Club (D1)	G. Bordeaux-Le Havre AC (2-1) (le 12 septembre) Championnat de France, 7e journée	Sub. : stéroïde anabolisant (nandrolone) Sanct. : 18 mois, dont 6 ferme le 2 juillet 1998
Sacha Rytchkov (RUS) Milieu de terrain 22 ans	RC Lens (D1)		Sub. : cannabis Sanct. : 2 mois ferme
Anderson Luiz Schveitzer (BRE)	Rio Grande do Sul	Championnat brésilien	Sub. : morphine
Antoine Sibierski (FRA) Milieu de terrain 23 ans	AJ Auxerre (D1)	FC Metz-AJ Auxerre (3-0) (le 26 septembre) Championnat de France, 9e journée	Sub. : stéroïde anabolisant (nandrolone) Sanct. : blanchi en appel au bénéfice du doute scientifique
Jamie Stuart (ANG) Défenseur 21 ans	Charlton Athletic		Sub. : stimulant (cocaïne) + cannabis Sanct. : 6 mois par The Football Association
Dante Unali (ARG)	Colón de Santa Fé (D1 argentine)	Colón de Santa Fé-Gimnasia Y Esgrima (le 12 juillet)	Sub. : bêta-bloquant (aténolol) Excuse : pour soigner des palpitations cardiaques

Nom du joueur ou du club (en cause)	Équipe ou club (du joueur incriminé)	Compétition, enquête, aveux...	Substance (Sub.), sanctions (Sanct.) et excuse
« Palomo » Alberio Usuriaga (COL)	Independiente (D1 argentine)	Indepiendiente-San Lorenzo (le 6 août)	Sub. : stimulant (cocaïne) Sanct. : suspension 2 ans Suspension levée par la justice argentine le 31 octobre 1997
1998			
Acqua Acetosa (ITA) – Le laboratoire antidopage de Rome agréé jusque-là par le Comité international olympique est suspendu six mois (du 06 octobre au 22 mars 1999) pour manipulations, dissimulations et irrégularités en faveur des sportifs contrôlés (décision du CIO le 6 octobre 1998), voir p. 197.			
Carlos « Pato » Aguilera (URU) Attaquant	Peñarol Montevideo (D1 uruguayenne)	Peñarol-Nacional (en mai)	Sub. : stimulant (cocaïne) Sanct. : 2 ans Excuse : consommation cinq jours avant le match
Angleterre (stagiaire pro de 17 ans)	Club de Premier League		Sub. : stupéfiant (morphine) Sanct. : identité du joueur non communiquée en raison de son jeune âge
Sergio Campolo (ITA) Milieu de terrain 26 ans	Pérouse (D1 italienne)	Pérouse-Parme AC (le 15 octobre)	Sub. : cannabis
Dr Michel D'Hooghe (BEL) – Témoignage du président de la Commission médico-sportive de la FIFA et président de la Fédération belge de football. Il s'est dit persuadé que « certains avaient eu recours à l'EPO durant la Coupe du monde de football 1998 », dans une interview publiée jeudi 4 février 1999 par le journal belge néerlandophone *De Morgen.* « Les contrôles effectués durant la Coupe du monde ont tous été négatifs en ce qui concerne l'utilisation de stéroïdes anabolisants. Mais rien ne dit que certains joueurs n'ont pas eu recours à des produits que ces contrôles ne pouvaient pas déceler comme l'EPO. » [*Le Dauphiné libéré*, 5 février 1999]			
Marcos di Giussepe (BRE) Attaquant	Sport Boys del Callao (D1 péruvienne)	(le 2 août)	Sub. : stimulant (cocaïne) Sanct. : 6 mois (?)
Thomas Doll (ALL) Milieu de terrain 32 ans	Bari (D1 italienne)	Naples-Bari (2-2) (le 16 mai)	Sub. : benzbromarone (Désiruc®) Sanct. : disculpé par la Commission de discipline de la Fédération italienne (produit masquant ne figurant pas de façon formelle sur les listes FIFA et UEFA) Excuse : médicament validé par prescription médicale

Nom du joueur ou du club (en cause)	Équipe ou club (du joueur incriminé)	Compétition, enquête, aveux...	Substance (Sub.), sanctions (Sanct.) et excuse
Thomas Ernst (ALL) Gardien de but 30 ans	VFL Bochum (D1 allemande)	VFL Bochum-FC Kaiserslautern (3-2) (le 26 septembre)	Sub. : non communiquée Sanct. : joueur acquitté par le tribunal sportif de la Fédération allemande de foot (DFB) Club : amende de 80 000 marks (50 000 dollars) pour avoir violé le règlement antidopage Excuse : au bénéfice du doute. Substance administrée pendant le match, pour une blessure, par le médecin du club
Byron Glasgow (ANG) Milieu de terrain 20 ans	Reading (D2 anglaise)	Hors compétition (entraînement)	Sub. : stimulant (cocaïne + cannabis) Sanct. : limogé par son club pour « mauvaise conduite » altérant l'image du club
Ilia Grouev (BUL) International	Neftochimique Bourgas	(en mai)	Sub. : anabolisant (nandrolone) Sanct. : aucune (Fédération nationale)
ITALIE (1) – Témoignage du docteur Jérôme Malzac : « Un médecin français, résidant en France, a affirmé dans un entretien au journal *La Gazzetta dello Sport* avoir fourni de l'EPO (érythropoïétine) à des joueurs de football de 1re division italienne. Il a toutefois refusé de donner les noms des joueurs concernés : "Certaines substances accroissent par deux ou trois les performances de vitesse et les capacités de récupération après l'effort, même pendant les mi-temps et après les rencontres." » [*Le Quotidien du Médecin*, 2 novembre 1998]			
ITALIE (2) – La Fédération de médecine sportive italienne a révélé samedi 2 janvier 1999 que 14 joueurs italiens – 5 de D1, 4 de D2 et 5 de D3 – ont été contrôlés positifs. Des traces de cannabis, de lidocaïne – un calmant analgésique – et de salbutamol ont été mises en évidence parmi 830 échantillons d'urines analysés par des laboratoires espagnols, suisses et allemands d'octobre à décembre 1998. » [*Le Figaro*, 4 janvier 1999] Commentaires : tests analysés en dehors de l'Italie en raison des « magouilles » révélées par une commission d'enquête sur le fonctionnement du laboratoire antidopage de Rome.			
Peter Kouba (TCH) Gardien de but	FC Kaiserslautern (D1 allemande)	(en avril)	Sub. : non communiquée Sanct. : 4 semaines
Christiano Pavone (ITA) Milieu de terrain 26 ans	Lecce (D2 italienne)	Inopiné (le 28 août)	Sub. : stéroïde anabolisant (clostebol) Sanct. : 3 mois

Nom du joueur ou du club (en cause)	Équipe ou club (du joueur incriminé)	Compétition, enquête, aveux...	Substance (Sub.), sanctions (Sanct.) et excuse
			Excuse : aurait utilisé une crème cicatrisante Alfa-Trofodermin® (clostebol) à la suite d'une chute de moto le 27 août
Manolo Pestrin (ITA) Milieu de terrain 20 ans	Castel di Sangro (série C)	Castel di Sangro-Foggia (le 11 octobre)	Sub. : cannabis Excuse : a fumé un joint
German Pinillos (PER) Défenseur	Sport Boys del Callao (D1 péruvienne)	(le 26 juillet)	Sub. : stimulant (cocaïne) Sanct. : 6 mois (?)
Sergio Rivero (CHI) Arrière 31 ans	Rangers de Talca (D1 chilienne)	Contrôle diligenté par le club après une soirée « agitée » (le 27 juillet)	Sub. : stimulant (cocaïne)
Franco Urbani (ITA) Milieu de terrain 19 ans	Livourne (D3 italienne)	Livourne-Reggiana (le 23 août)	Sub. : stimulant (cocaïne) Sanct. : 4 mois par la Commission de discipline de la FIGC
1999			
Fabio Cannavaro (ITA) Défenseur 26 ans International (136 sélections)	Parme AC (série A)	Parme AC-O Marseille (3-0) (le 12 mai) Coupe UEFA, finale	Sub. : créatine injectable (Neoton®) Sanct. : aucune. La substance, bien que répondant aux trois critères du dopage, n'est pas prohibée par l'UEFA
Pablo César Chavez Iriarte (MEX) International	Équipe nationale mexicaine	Copa America	Sub. : stéroïde anabolisant Sanct. : 6 mois
Christophe Dugarry (FRA) Attaquant 27 ans International (55 sélections)	Olympique de Marseille (D1)	O Marseille-O Lyon (0-0) (le 30 avril) Championnat de France, 31e journée	Sub. : stéroïde anabolisant (nandrolone) (taux urinaire : 6 ng/ml) Sanct. : blanchi pour vice de forme – médecin préleveur non assermenté
Raul Rodrigo Lara Tovar (MEX) International	Équipe nationale mexicaine	Copa America	Sub. : stéroïde anabolisant Sanct. : 6 mois

Nom du joueur ou du club (en cause)	Équipe ou club (du joueur incriminé)	Compétition, enquête, aveux...	Substance (Sub.), sanctions (Sanct.) et excuse
Angelo Pagotto (ITA) Gardien de but 26 ans	Pérouse (D1 italienne)	Fiorentina-Pérouse (1-0) (le 20 novembre)	Sub. : stimulant (cocaïne) Sanct. : 2 ans (réduite à 4 mois le 12 septembre 2001) Excuse : consommation occasionnelle
Igor Shalimov (RUS) Attaquant 30 ans	SSC Naples (D2 italienne)	SSC Napoli-Lecce (en mai)	Sub. : stéroïde anabolisant (nandrolone) Sanct. : 2 ans par la FIGC (août 1999-août 2001) Excuse : contaminé à son insu
Thomas Ziemer (ALL) Milieu de terrain 30 ans (1er cas avéré de dopage « lourd » du Championnat de D1 allemande)	FC Nuremberg (D1 allemande)	FC Nuremberg-SC Fribourg (le 29 mai)	Sub. : stéroïde anabolisant (testostérone) Sanct. : 9 mois Excuse : produit fourni par le nutritionniste du club
2000			
Clarence Acuna (CHL) Milieu de terrain 25 ans International (61 sélections)	Équipe nationale du Chili	Chili-Pérou (le 26 avril) Match qualificatif pour la Coupe du monde 2002	Sub. : stimulant (isoprotérénol) (891 ng/ml pour un seuil de positivité à 100 ng/ml) Sanct. : 4 mois (du 15 ami au 15 septembre)
Didié Angan (FRA) Défenseur 25 ans	OGC Nice (D2)	Nice-Wasquehal (le 31 août)	Sub. : cannabis Sanct. : 5 mois dont deux avec sursis Excuse : il reconnaît avoir fumé « un joint un soir de déprime ».
Athirson (BRE) Défenseur 23 ans International	Flamengo	Flamengo-Bahia (le 31 mai) Coupe du Brésil, huitième de finale	Sub. : stimulant (amphétamines)
Cristian Bucchi (ITA) Attaquant 23 ans	Pérouse (D1 italienne)	Lazio Rome-Pérouse (3-0) (14 octobre)	Sub. : stéroïde anabolisant (nandrolone) Sanct. : 16 mois par la commission antidopage du CONI (appel le 26 avril 2001) ; 8 mois par la commission d'appel de la FIGC (le 12 juillet 2001)

Nom du joueur ou du club (en cause)	Équipe ou club (du joueur incriminé)	Compétition, enquête, aveux...	Substance (Sub.), sanctions (Sanct.) et excuse
			Excuse : « On m'a administré des piqûres de vitamines mais je n'ai pas vérifié ce que c'était. »
Nicola Caccia (ITA) Attaquant 30 ans	Piacenza (D2 italienne)		Sub. : stéroïde anabolisant (nandrolone)
Andrea Da Rold (ITA) Défenseur 28 ans	Pescara (D2 italienne)	septembre	Sub. : stéroïde anabolisant (nandrolone)
Mickaël Landreau (FRA) Gardien de but 31 ans International (5 sélections)	FC Nantes (D1)	FC Nantes (D1) – Calais (CFA) (2-1) (le 7 mai) Finale de la Coupe de France au Stade de France (Saint-Denis)	Sub. : lidocaïne Sanct. : blanchi par la FFF. « Ne pouvait faire autrement en raison d'une entorse de la cheville traitée par mésothérapie (lidocaïne et Voltarène®, un anti-inflammatoire) »
Lopez (BRE)	D1 brésilienne	Palmeiras-Atlético Minero (3-2) (le 14 octobre)	Sub. : stimulant (cocaïne) Sanct. : 120 jours
Salvatore Monaco (ITA) Défenseur 28 ans	Pérouse (D1 italienne)	Lazio Rome – Pérouse (3-0) (14 octobre)	Sub. : stéroïde anabolisant (nandrolone) Sanct. : 16 mois par la commission antidopage du CONI (appel le 26 avril 2001) ; 8 mois par la commission d'appel de la FIGC (le 12 juillet 2001)
Stefano Sacchetti (ITA) Défenseur 29 ans	Piacenza (D2 italienne)		Sub. : stéroïde anabolisant (nandrolone)
Ibrahim Tanko (GHA) Attaquant 24 ans International (10 sélections de 1996 à 2004)	Borussia Dortmund (D1 allemande)		Sub. : cannabis Sanct. : licencié par son club, le Borussia Dortmund

Nom du joueur ou du club (en cause)	Équipe ou club (du joueur incriminé)	Compétition, enquête, aveux...	Substance (Sub.), sanctions (Sanct.) et excuse
2001			
Dr Riccardo Agricola (ITA)	Inculpé dans l'affaire de dopage présumé de la Juventus Turin (le 2 juillet 2001). Le 29 mars 2007, la Cour de cassation de Rome entérinait la relaxe du médecin prononcée en appel estimant que le délit de fraude sportive était couvert par la prescription.		
Daniel Albornos (ARG)	Talleres (D1 argentine)		Sub. : stéroïde anabolisant (nandrolone)
Junior Baiano (BRE) Défenseur 31 ans International (25 sélections)	Vasco da Gama	Vasco da Gama-Sao Caetano (3-1) (le 18 janvier)	Sub. : stimulant (cocaïne) Sanct. : 3 mois pour le joueur 10 000 FF pour le club
Yoann Bouchard (FRA) Gardien de but 24 ans	Nîmes Olympique (D2)	Martigues-Nîmes (1-0) (le 7 avril)	Sub. : cannabis Sanct. : 2 mois dont un ferme (5 rencontres à partir du 28 juillet)
Cristi Buturugà (ROU)	FC Arges Pitesti (ROU)		Sub. : stéroïde anabolisant Sanct. : non communiquée
Fernando Couto (POR) Défenseur 31 ans International (110 sélections)	Lazio Rome (D1 italienne)	Fiorentina-Lazio Rome (1-4) (le 28 janvier)	Sub. : stéroïde anabolisant (nandrolone) Sanct. : suspension provisoire par la FIGC ; 16 mois par la FIFA ; 4 mois en appel
Edgar Davids (NED) Milieu de terrain 28 ans International (74 sélections)	Juventus Turin (D1 italienne)	Udinese-Juventus Turin (0-2) (le 4 mars) Championnat d'Italie, 21e journée	Sub. : stéroïde anabolisant (nandrolone) (taux urinaire : 2,7 ng/ml) Sanct. : 8 mois + 600 000 FF par le CONI (3 août) ; 5 mois par la FIGC (le 28 août) ; 4 mois en appel
Frank De Boer (NED) Défenseur 31 ans International, capitaine de l'équipe des Pays-Bas (112 sélections)	FC Barcelone (D1 espagnole)	Barça-Celta Vigo (2-3) (le 15 mars) Coupe UEFA, 1/4 de finale retour	Sub. : stéroïde anabolisant (nandrolone) (taux urinaire : 8,6 ng/ml) Sanct. : 12 mois (FIFA : le 7 juillet 2001) ; sanction réduite à 3 mois en appel (UEFA le 27 juillet 2001) Son jumeau a une sécrétion endogène supérieure au seuil

Nom du joueur ou du club (en cause)	Équipe ou club (du joueur incriminé)	Compétition, enquête, aveux...	Substance (Sub.), sanctions (Sanct.) et excuse
Jean-François Gillet (BEL) Gardien de but 21 ans	Bari (D1 italienne)	Bari-Reggina (le 21 janvier)	Sub. : stéroïde anabolisant (nandrolone) Sanct. : suspendu à titre provisoire par la FIGC (19 avril 2001) Relaxé par le tribunal de Bari au motif que la loi anti-dopage était incomplète à l'époque des faits
Josep Guardiola (ESP) Milieu de terrain 30 ans International (46 sélections)	**1** Brescia (D1 italienne)	Piacenza-Brescia (0-1) (le 21 octobre) Championnat d'Italie, 8e journée	Sub. : anabolisant (nandrolone) Sanct. : 4 mois + 50 000 euros (FIGC : le 24 janvier 2002)
	2 Brescia (D1 italienne)	Lazio Rome-Brescia (5-0) (le 4 novembre) Championnat d'Italie, 10e journée	Sub. : stéroïde anabolisant (nandrolone) Sanct. : 7 mois de prison avec sursis (2005) ; acquitté en appel le 23 octobre 2007 (6 ans après les faits…)
Rotson Kilambe (ZAM) 1er Africain suspendu pour contrôle positif			Sub. : cannabis (Chamba) Sanct. : non communiquée
Adrian Neaga (ROU)	FC Arges Pitesti (ROU)		Sub. : stéroïde anabolisant Sanct. : non communiquée
Andrea Sardini (ITA) Gardien de but 34 ans	Brescello (D3 italienne)		Sub. : diurétique (trichlorméthiazide)
Jaap Stam (NED) Défenseur 29 ans International (67 sélections)	Lazio Rome (D1 italienne)	Lazio Rome-Atalanta Bergame (2-0) (le 13 octobre) Championnat d'Italie, 7e journée	Sub. : stéroïde anabolisant (nandrolone) Sanct. : 5 mois + 50 000 euros (FIGC le 24 janvier 2002) Excuse : compléments alimentaires « contaminés »
Stefano Torrisi (ITA) Défenseur 30 ans International (1 sélection)	Parme (D1 italienne)	Parme-Bologne (le 1er avril) Championnat d'Italie, 24e journée	Sub. : stéroïde anabolisant (nandrolone) Sanct. : 5 mois par la FIGC (le 28 août)

Nom du joueur ou du club (en cause)	Équipe ou club (du joueur incriminé)	Compétition, enquête, aveux...	Substance (Sub.), sanctions (Sanct.) et excuse
Thodoris Zagorakis (GRE) Milieu de terrain 31 ans International, Capitaine équipe de GRE (120 sélections)	AEK Athènes (D1 grecque)	AEK Athènes-Kalamata (le 12 mars)	Sub. : stéroïdes anabolisants Sanct. : écarté de la sélection nationale Excuse : traitement d'un rhume par des antibiotiques prescrits par le médecin du club
2002			
Dr Francesco Ammannati (ITA) Médecin chef du staff médical de la Juventus Turin	Juventus Turin (D1 italienne)	Matchs contre Pistoiese et Reggina (les 3 et 17 mars)	Aveux de truquage aux contrôles (tentative de remplacer des joueurs désignés pour le contrôle) Sanct. : 4 ans
Mark Bosnich (AUS) Gardien de but 31 ans International (17 sélections)	Chelsea (D1 anglaise)	Décembre	Sub. : stimulant (cocaïne) Sanct. : licencié par Chelsea son club ; 9 mois par la Fédération anglaise (FA) (sanction prononcée le 29 avril 2003) Excuse : boisson manipulée par un consommateur reconnu de cocaïne lors d'une soirée en boîte de nuit Aveux *a posteriori*, reconnaît consommer de la cocaïne de temps en temps jusqu'à 10 g/j
Roberto Cardinale (ITA) Défenseur 21 ans	Salernitana (D2 italienne)		Sub. : fraude (de l'eau dans un des échantillons)
Andy Clarke (ANG)	Peterborough (ANG)		Sub. : non communiquée Sanct. : non communiquée
Empoli (ITA) (leader de la D2 italienne)		Matchs contre Pistoiese et Reggina (les 3 et 17 mars)	Sub. : aveux de truquage aux contrôles (tentative de remplacer des joueurs désignés pour le contrôle) Sanct. : 600 000 euros d'amende ; 4 ans de suspension à l'encontre du médecin d'Empoli, le docteur Francesco Ammannati

Nom du joueur ou du club (en cause)	Équipe ou club (du joueur incriminé)	Compétition, enquête, aveux...	Substance (Sub.), sanctions (Sanct.) et excuse
Giba (BRE) Champion du monde 2002	Ferrara (D1 italienne)	(le 15 décembre)	Sub. : cannabis
Carlos Gurpegi (ESP) Milieu de terrain 22 ans	Atlético Bilbao (D1 espagnole)	Real Sociedad-Atlético Bilbao (le 1er septembre) Championnat d'Espagne, 1re journée	Sub. : stéroïde anabolisant (nandrolone) taux : 12 ng/ml (médecin du club : Sabino Padilla) Sanct. : suspendu à titre provisoire par la Fédération espagnole (14 février 2003) ; 2 ans par le comité de compétition de la Fédération espagnole ; suspension levée par le Comité de discipline sportif espagnol (CEDD) ; 2 ans par la Fédération espagnole de football (6 mai 2003) Excuse : n'a rien pris
Daniel Kenedy (Santos dit) (POR) Milieu de terrain 28 ans	Maritimo Funchatl (D1 portugaise)	Contrôle inopiné à Lisbonne (le 14 mai)	Sub. : diurétique (furosémide) Sanct. : écarté de la sélection portugaise pour le Mondial 2002 ; 18 mois (le 7 novembre 2002 FPF). En appel réduction de 5 mois Excuse : a pris un médicament pour maigrir pendant les dix jours de vacances, à l'issue du championnat portugais
Carlo Mamo (MLT) (Malte) Milieu de terrain	Sliema Wanderers (MLT)		Sub. : carence à 2 contrôles Sanct. : 6 mois
Christian Negouai (FRA) Milieu – 24 ans	Manchester City (D1 anglaise)		Sub. : carence Sanct. : 1 300 euros
Quim (Joaquim Manuel Sampaio da Silva dit) (POR) Gardien de but 27 ans International (32 sélections de 1999-2008)	SC Braga (POR)		Sub. : stéroïde anabolisant (nandrolone) Sanct. : écarté de la sélection portugaise pour le Mondial 2002

Nom du joueur ou du club (en cause)	Équipe ou club (du joueur incriminé)	Compétition, enquête, aveux...	Substance (Sub.), sanctions (Sanct.) et excuse
Philippe Raschke (Fra) Défenseur 34 ans	FC Sochaux (D1)	FC Metz-FC Sochaux (le 23 mars) Championnat de France, 30e journée	Sub. : corticoïdes (prednisolone) Sanct. : blanchi par la FFF Excuse : raison médicale (infiltrations à un genou)
Sead Seferovic (BOS) Attaquant	NK Zeljeznicar Sarajevo (D1 bosniaque)	NK Zeljeznicar-Newcastle United FC (le 14 août) Ligue des Champions (3e tour préliminaire)	Sub. : stimulant (éphédrine) Sanct. : 1 an par UEFA et FIFA (15 novembre 2002) (jusqu'au 31 octobre 2003)
Pawel Skrzypek (POL) Milieu de terrain	Amica Wronki (POL)		Sub. : non communiquée Sanct. : 3 mois Excuse : pour soigner un problème de santé
Euzebiusz Smolarek (POL) Milieu offensif, attaquant 21 ans International	Feyenoord Rotterdam		Sub. : cannabis Sanct. : 2 matchs
Skander Souayash (TUN) Milieu de terrain offensif 29 ans International	Equipe nationale tunisienne	Tunisie-Norvège (0-0) (le 27 mars) match amical	Sub. : stéroïde anabolisant (nandrolone) Sanct. : 6 mois et écarté du Mondial 2002 Excuse : barre de chocolat contaminée
Anissa Tann (AUS) 35 ans Internationale (capitaine)		Nouvelle-Galles du Sud-Queensland (finale d'un tournoi) (le 9 décembre)	Sub. : stéroïde anabolisant (nandrolone) Sanct. : 2 ans (le 21 mai 2003)
Billy Turley (ANG) Gardien de but 29 ans 1er footballeur britannique positif à un stéroïde anabolisant	Rushden and Diamonds		Sub. : stéroïde anabolisant (nandrolone) Sanct. : avertissement par The Football Association Excuse : à son insu par des médicaments

Nom du joueur ou du club (en cause)	Équipe ou club (du joueur incriminé)	Compétition, enquête, aveux...	Substance (Sub.), sanctions (Sanct.) et excuse
2003			
Amir Azmy (EGY) Défenseur	Zamalek (Le Caire)	Coupe du monde des moins de 20 ans (Émirats arabes unis)	Sub. : stéroïde anabolisant (nandrolone) Sanct. : 14 mois ; 15 000 FS (9 600 euros)
Manuele Blasi (ITA) Milieu de terrain 23 ans International (8 sélections)	Parme (D1 italienne)	Parme-Pérouse (3-0) (le 14 septembre)	Sub. : stéroïde anabolisant (norandrostérone) Sanct. : retiré de l'équipe pour le match retour du 1er tour de la Coupe de l'UEFA, + 7 mois de suspension
Fernando Bûttenberder Pass (BRE) Gardien de but	Corriba		Sub. : stéroïde anabolisant (clostébol) Sanct. : suspension provisoire : 29 jours
Rusmin Dedic (SLO) Milieu de terrain	Vorskla Poltava (UKR)	Match du 9 novembre	Sub. : stéroïde anabolisant (testostérone) Sanct. : 6 mois par la Fédération ukrainienne
Harley De Menezes Silva (BRE)	Goias		Sub. : diurétique (furosémide) Sanct. : suspension provisoire 29 jours
Vaclav Drobny (TCH) Défenseur 23 ans	RC Strasbourg (D1)	Rennes-Strasbourg (2-3) (le 10 mai)	Sub. : narcotique (morphine) Sanct. : blanchi par la Commission de contrôle dopage (CCD) de la FFF le 9 décembre 2003. Les traces de morphine provenaient d'un sirop pour la toux
Rio Ferdinand (ANG) Défenseur 25 ans International (73 sélections)	Manchester United (D1 anglaise)	Contrôle inopiné à l'entraînement	Sub. : carence Sanct. : non sélectionné contre la Turquie le 8 octobre 8 mois + 714 000 euros (19 décembre) Excuses : « Esprit ailleurs, à cause d'un déménagement »
Daniel Gomez (Fra)	Aix-la-Chapelle (ALL) (D2 allemande)	Aix-la-Chapelle-Bielefeld (le 9 novembre)	Sub. : stéroïde anabolisant Sanct. : suspension provisoire

Nom du joueur ou du club (en cause)	Équipe ou club (du joueur incriminé)	Compétition, enquête, aveux...	Substance (Sub.), sanctions (Sanct.) et excuse
Derlis Gomez (PAR) Gardien de but		Match du 12 octobre	Sub. : stimulant (cocaïne) Sanct. : 6 mois
Massimo Grima (MLT) (Malte) Défenseur	Slema Wanderers (MLT)		Sub. : carence Sanct. : 3 mois
Saadi Kadhafi (Gheddafi) (LBY) 30 ans International Fils du dirigeant libyen Mouammar Kadhafi – en 1999, il avait employé Ben Johnson comme entraîneur personnel	Pérouse (D1 italienne)	Pérouse-Reggina (0-0) (le 5 octobre)	Sub. : stéroïde anabolisant (nandrolone) Sanct. : 3 mois par la Commission de discipline italienne (FIGC) Excuse : traitement pour des douleurs dorsales
Mohammed Kallon (SIE) Attaquant 24 ans International (29 sélections)	Inter Milan (D1 italienne)	Udinesse-Inter Milan (0-0) (le 27 septembre)	Sub. : stéroïde anabolisant (nandrolone) Sanct. : 8 mois par la Commission de discipline italienne (FIGC)
Yaroslav Khoma (UKR) Milieu de terrain	Karpaty Lviv (UKR)		Sub. : non communiquée Sanct. : 7 mois
Panayiotis Kordonouris (GRE) Défenseur International (28 sélections)	Xanthi (D1 grecque)		Sub. : stéroïde anabolisant (nandrolone) Sanct. : 3 mois + 300 euros
Musonda Mweuke (ZAM)			Sub. : cannabis Sanct. : amende de 30 dollars
Karim Mouzawi (FRA) Milieu de terrain	Panonios (D1 grecque)		Sub. : stéroïde anabolisant (nandrolone)
Stéphane Narayaninnaiken (FRA) Milieu de terrain 28 ans	Cercle Bruges (D2 belge)	Cercle Bruges-Strombeek (le 8 mars) Championnat de 2e division	Sub. : stéroïde anabolisant (norandrostérone). Taux : 2 850 ng/ml Sanct. : 18 mois ferme Excuse : pilules énergétiques (More Energy®) contaminées

Nom du joueur ou du club (en cause)	Équipe ou club (du joueur incriminé)	Compétition, enquête, aveux...	Substance (Sub.), sanctions (Sanct.) et excuse
Portugal espoirs (POR)	Équipe nationale espoirs	France-Portugal espoirs (1-2) à Clermont-Ferrand (le 18 novembre) Euro 2004 Espoirs, 8e finale retour	Sub. : découverte de seringues dans le vestiaire et destruction totale de ce même vestiaire (vandalisme) ; refus du contrôle par le staff technique au prétexte que ce n'est pas un contrôle UEFA mais initié par le ministère des Sports français Sanct. : le médecin et le secrétaire technique de la Fédération portugaise ont été condamnés par le TGI de Clermont-Ferrand à 7 500 euros d'amende. Excuse : selon le docteur Joao Resende, le médecin de l'équipe portugaise, la seringue trouvée contenait un anti-inflammatoire
Sporting portugal (POR) (D1 portugaise)		Malmoe FF-Sporting Portugal (0-1) (le 15 octobre) Coupe UEFA, 1er tour retour	Sub. : « seringues ensanglantées » saisies lors d'une perquisition dans la chambre du Brésilien Correa Anderson Polga et du Portugais Roberto Seveno Excuse : multivitamines injectables selon le docteur José Pereira, médecin du club.
Yegor Titov (RUS) Milieu de terrain 27 ans International	Spartak Moscou (D1 russe)	Galles-Russie à Cardiff (0-1) (le 19 novembre) Qualification à l'Euro 2004	Sub. : stimulant (bromantan) Sanct. : 1 an par l'UEFA ; amende de 6 400 euros pour le joueur et 12 800 euros pour le club ; écarté de l'Euro 2004 Excuse : a pris un médicament similaire au bromantan mais non prohibé
Jorge Daniel Valdez (PAR) Défenseur		Match du 12 octobre	Sub. : stimulant (cocaïne) Sanct. : 6 mois

Nom du joueur ou du club (en cause)	Équipe ou club (du joueur incriminé)	Compétition, enquête, aveux...	Substance (Sub.), sanctions (Sanct.) et excuse
Alexander Walke (ALL) Gardien de but	Werder Brême (D1 allemande)	Coupe du monde des moins de 20 ans (Émirats arabes unis)	Sub. : cannabis (tétrahydro-cannabinol : 34,9 ng/ml) Sanct. : 7 mois ; 10 000 FS (6 400 euros)
Zinedine Zidane (FRA) Attaquant 31 ans International (108 sélections) Coupe du Monde 1998 (1er), Capitaine équipe de France CM 2006 (2e)	Real Madrid (D1 espagnole)	Témoignage de Johnny Hallyday – ami de Zizou – dans l'émission de Canal+ *Merci pour l'info* en octobre	Sub. : transfusion sanguine (2 fois par an) Sanct. : pas de sanction, pas de réaction de la FIFA, UEFA, FFA et ministère des Sports Excuse : Zidane nie être allé accompagné du rocker dans la fameuse clinique italienne de Merano
2004			
Iulian Apostol (ROU)	Farul Constanta (ROU)		Sub. : masquant (furosémide) Sanct. : 3 mois
Jonathan Bachini (ITA) Milieu de terrain 29 ans International (2 sélections)	Brescia (D1 italienne)	Brescia-Lazio Rome (le 22 septembre) Championnat d'Italie, 3e journée	Sub. : stimulant (cocaïne) Sanct. : 9 mois Récidiviste en 2005 (cocaïne)
Mihai Baicu (ROU)	Farul Constanta (ROU)		Sub. : masquant (furosémide) Sanct. : 3 mois
Fernando Correa (URU) 30 ans International	Équipe nationale de l'Uruguay	Uruguay-Venezuela (0-3) (le 31 mars)	Sub. : stimulant (cocaïne) Sanct. : non communiquée
Uliano Courville (FRA) Milieu offensif	Mantes (CFA)	Mantes-Quevilly (le 23 octobre)	Sub. : non communiquée Sanct. : 6 mois
Luis Hector Cristaldo (BOL) Milieu de terrain 34 ans International (94 sélections)	The Strongest (D1 bolivienne)	Le 23 novembre	Sub. : stimulant (cocaïne) Sanct. : non communiquée

Nom du joueur ou du club (en cause)	Équipe ou club (du joueur incriminé)	Compétition, enquête, aveux...	Substance (Sub.), sanctions (Sanct.) et excuse
Sebastián Eguren (URU) Milieu de terrain 23 ans International (26 sélections)	National Montevideo (D1 uruguayenne)	Lors d'un match de la Copa Libertadores à Quito (le 12 février)	Sub. : stimulant (cocaïne) Sanct. : non communiquée Excuse : a bu une infusion aux feuilles de coca pour lutter contre le mal d'altitude (Quito est situé à 2 800 m)
Sveinung Fjeldstad (NOR) Attaquant 26 ans (1er cas de dopage dans le championnat norvégien)	Ham-Kam (D1 norvégienne)	Entraînement (le 21 avril)	Sub. : stéroïde anabolisant (?) Sanct. : non communiquée Excuse : a pris un médicament fourni par un ami parce qu'il ne se sentait pas en forme
Everton Giovanella (BRE) Milieu de terrain 34 ans	Celta Vigo (D2 espagnole)	Celta Vigo-Pontevedra (le 19 décembre)	Sub. : stéroïde anabolisant (nandrolone) Sanct. : 2 ans
René Higuita (COL) Gardien de but 38 ans International (68 sélections)	Aucas de Quito (EQU)	Aucas de Quito-Olmedo (2-1) (le 24 octobre)	Sub. : stimulant (cocaïne) Sanct. : suspension immédiate. Démis de ses fonctions de préparateur des gardiens au sein de la sélection d'Équateur
Rui Jorge (POR) Défenseur 31 ans International (45 sélections)	Sporting de Lisbonne (D1 portugaise)	Match de championnat (le 13 février)	Sub. : glucocorticoïde (budésonide – Pulmicort®) Sanct. : non sanctionné (décision de la commission disciplinaire de la Fédération le 17 mai 2004) Excuse : spray nasal pour rhinite allergique
Carlos Alberto Juarez (EQU) attaquant 32 ans International (4 sélections)	Universitaria de Quito (D1 équatorienne)	Match de la Copa America	Sub. : stimulant (cocaïne) Sanct. : 6 mois par la confédération sud-américaine de football (CSF)

Nom du joueur ou du club (en cause)	Équipe ou club (du joueur incriminé)	Compétition, enquête, aveux...	Substance (Sub.), sanctions (Sanct.) et excuse
Alexandros Kaklamanos (GRE) Attaquant 30 ans International (34 sélections)	Standard de Liège (D1 belge)	Standard de Liège-FC Brussels (le 28 août)	Sub. : stimulant (cocaïne) Sanct. : contrat résilié par le Standard de Liège ; 5 mois (18 novembre 2004) par la commission de contrôle de l'Union belge de football (18 avril 2005) Excuse : « Absence d'antécédents » et « bonne réputation »
Kamel Larbi (FRA) Attaquant 19 ans	OG Nice (D1)		Sub. : cannabis Sanct. : **1**. Trois mois dont 2 avec sursis par la FFF (3 octobre 2004) **2**. par le club : mise à l'écart du groupe professionnel, assortie d'une suspension de salaire et d'une forte amende
Jiansheng Liu (CHN) Gardien de but	Lianoing Zhongyu (D1 chinoise)	Lianoing Zhonguy-Dalian Shide (1-5) (le 26 septembre) Match de Super League	Sub. : stimulants (amphétamine + métamphétamine) Excuse : « Pour soigner une maladie pulmonaire » ; 2e version : « un coup monté » (boisson aurait été offerte par des supporteurs)
Ali Lukunku (FRA/CON) Attaquant 28 ans International congolais (40 sélections)	Lille OSC (réserve)	LOSC-Pacy-sur-Eure (CFA 2) (le 27 mars)	Sub. : non communiquée Sanct. : 1 an (du 28 juin 2004 au 27 juin 2005) Sanction étendue au niveau international par la FIFA
Santos Mozart (BRE) Milieu de terrain 25 ans	Reggina (D1 italienne)	Milan AC-Reggina (3-1) (le 3 octobre)	Sub. : corticoïde (bétamé-thasone) Excuse : produit pour calmer les piqûres de moustiques

Nom du joueur ou du club (en cause)	Équipe ou club (du joueur incriminé)	Compétition, enquête, aveux...	Substance (Sub.), sanctions (Sanct.) et excuse
Adrian Mutu (ROU) Attaquant 25 ans International (67 sélections)	Chelsea (D1 anglaise)	Contrôle ciblé par son club	Sub. : stimulant (cocaïne) Sanct. : licencié par son club Chelsea (pour faute grave le 29 octobre 2004) ; 7 mois par la Fédération anglaise (du 25 octobre 2004 au 18 mai 2005) décision du 29 octobre 2004 (Sanction étendue par la FIFA aux autres pays le 12 novembre 2004) ; 20 000 £ (28 841 euros) Pour « violation du contrat de travail » doit verser 17,1 millions d'euros à son ancien club anglais de Chelsea (décision du Tribunal fédéral suisse du 14 juin 2010) Excuse : pour améliorer ses performances sexuelles
Ivica Olic (CRO) Attaquant 23 ans International (69 sélections)	Équipe nationale de Croatie	Croatie-France (2-2) (le 17 juin) Match amical à Leira (CRO)	Sub. : glucocorticostéroïde (méthylprednisolone) Sanct. : 10 000 FS (6 600 euros) à la Fédération croate ; réprimande aux deux médecins Excuse : pommade prescrite par son médecin personnel et celui de la sélection croate après qu'il s'était blessé aux côtes, le 5 juin, lors d'un match amical de préparation à l'Euro contre le Danemark
Luis Mario Palacios (BOL) défenseur – 30 ans	Unión Central (D1 bolivienne.)		Sub. : non communiquée Sanct. : non communiquée
Nicolas Peric (CHL) Gardien de but 26 ans International (5 sélections)	Concepción (D1 chilienne)	Concepción-Bolivar (BOL) à La Paz – (2-4) (le 19 octobre) Coupe sud-américaine, 8e de finale	Sub. : stimulant (cocaïne)

Nom du joueur ou du club (en cause)	Équipe ou club (du joueur incriminé)	Compétition, enquête, aveux...	Substance (Sub.), sanctions (Sanct.) et excuse
Mauricio Pinilla (COL)	Ibero americana de La Paz (BOL)		Sub. : stimulant (cocaïne) Sanct. : 6 mois ; 8 000 dollars (5 990 euros) (Ligue bolivienne de football professionnel)
Jacques Remy (FRA) Attaquant 32 ans	Rouen (National)		Sub. : cannabis Sanct. : un mois
Francilendo Silva SANTOS (BRE ? TUN) Attaquant International	FC Sochaux (D1) Contrôle interne au club de Sochaux (le 16 février)		Sub. : corticoïdes Sanct. : écarté de l'équipe de Sochaux pour les rencontres disputées contre l'Inter Milan et Bastia, ensuite il sera disculpé Excuse : 5 infiltrations pour une tendinite ; pas de traces de corticostéroïdes de synthèse à l'analyse mais de corticostérone, un corticoïde sécrété par la surrénale.
Mihai Senin (ROU)	Farul Constanta (ROU)		Sub. : masquant (furosémide) Sanct. : 3 mois
Marcos Senna (BRE naturalisé ESP) Milieu de terrain 28 ans	Villareal (D1 espagnole)	Villareal-Atlético Madrid (le 24 août) Coupe Intertoto	Sub. : corticoïdes (bétamethasone, méthylprednisolone) Sanct. : à titre provisoire par l'UEFA
Emmanuel Souloy (FRA) Attaquant 30 ans	Noisy-le-Sec (CFA)	Vesoul / Noisy-le-Sec (2-1) (le 6 novembre)	Sub. : cannabis Sanct. : non communiquée
Billy Turley (ANG) Gardien de but 31 ans	Rushdenaud Diamonds		Sub. : stimulant (cocaïne) Sanct. : 6 mois (pour un récidiviste, et selon le barème en vigueur, il aurait dû être radié à vie)

Nom du joueur ou du club (en cause)	Équipe ou club (du joueur incriminé)	Compétition, enquête, aveux...	Substance (Sub.), sanctions (Sanct.) et excuse
Franky Vandendriessce (BEL) Gardien de but 30 ans International (1 sélection)	Mouscron (D1 belge)	Westerlo-Mouscron (le 23 septembre)	Sub. : glucocorticoïde (Depo-Medrol) Sanct. : non communiquée Excuse : n'était pas au courant du contenu exact de l'infiltration pour traiter des douleurs dorsales ; ne l'a pas signalé au moment du contrôle
Arthur Zwane (AFS) Milieu de terrain 31 ans International (9 sélections)			Sub. : stéroïde anabolisant (testostérone) Sanct. : 2 ans
2005			
Abdessamad Abdelouahed (MAR)	Raja Club athletic de Casablanca	Raja Casablanca-Étoile de Sahel (TUN) (le 30 décembre) Ligue des Champions d'Afrique, demi-finale retour	Sub. : cannabis (> 15 ng/ml) Sanct. : suspension à titre conservatoire ; primes et salaire gelés
Roberto (Roberto Alcantara Ballestero dit) (BRE) Attaquant 28 ans	Peñafiel (D1 portugaise)	Peñafiel-FC Porto (3-1) (le 17 décembre)	Sub. : stimulant (salbutamol) Excuse : traitement asthmatique non déclaré préalablement
Ijah Anderson (ANG) Défenseur 30 ans	Swansa City	Novembre	Sub. : stimulant (cocaïne) Sanct. : 6 mois Excuse : drogue versée dans sa boisson
Yamba Asha (AGO) Défenseur 29 ans International (62 sélections)	Équipe nationale angolaise	Angola-Rwanda (0-1) (le 8 octobre) Coupe du monde 2006, éliminatoire	Sub. : non communiquée Sanct. : 9 mois (suspendu du 9 novembre 2005 au 8 août 2006 ; ne peut participer au Mondial en Allemagne du 9 juin au 9 juillet 2006)

Nom du joueur ou du club (en cause)	Équipe ou club (du joueur incriminé)	Compétition, enquête, aveux...	Substance (Sub.), sanctions (Sanct.) et excuse
Nuno Assis Lopez Almeida (POR) Milieu de terrain 28 ans International (5 sélections de 2002 à 2009)	Benfica Lisbonne (D1 portugaise)	SL Benfica-CS Maritimo Funchal (1-0) (le 3 décembre) Super Liga portugaise, 13e journée	Sub. : stéroïde anabolisant (19-norandrostérone) Sanct. : suspension des matchs européens d'équipes nationales et de clubs jusqu'à la décision de la Fédération portugaise. Un an par le TAS en janvier 2007 (l'AMA avait demandé 2 ans)
Jonathan Bachini (ITA) Milieu 30 ans International (2 sélections)	Sienne (D1 italienne)	Sienne-Lazio (D1) (2-3) (le 4 décembre)	Sub. : stimulant (cocaïne) Sanct. : à vie récidiviste suspendu 9 mois en novembre 2004 pour un test positif à la cocaïne alors qu'il jouait pour Brescia
Salvador Carmona (MEX) Défenseur 30 ans International (84 sélections)	Cruz Azul (D1 mexicaine)	Test préventif avant la Coupe des Confédérations (le 14 juillet)	Sub. : stéroïde anabolisant (nandrolone) Sanct. : exclu de la Coupe des Confédérations ; suspension provisoire par la Fédération portugaise de football (FPF) ; suspension étendue aux compétitions UEFA pour les matchs européens d'équipes nationales et de clubs
Aaron Galindo (MEX)	Cruz Azul (D1 mexicaine)	Test préventif avant la Coupe des Confédérations	Sub. : stéroïde anabolisant (nandrolone) Sanct. : exclu de la Coupe des Confédérations
Olafur Gottskalksson (ISL) Gardien de but 37 ans International (9 sélections)	Torquay United		Sub. : carence Sanct. : à vie
Francis Kombe (ZAM)	Silver Stars (AFS)		Sub. : cannabis Sanct. : non communiquée
Harry Milanzi (ZAM)	Golden Arrows		Sub. : cannabis Sanct. : 6 mois + 2 500 dollars (1 875 euros)

Nom du joueur ou du club (en cause)	Équipe ou club (du joueur incriminé)	Compétition, enquête, aveux...	Substance (Sub.), sanctions (Sanct.) et excuse
Senad Tiganj (SLO) 30 ans international	Rot-Weiss Erfurt (D2 allemande)	Rot-Weiss Erfurt – Unterhaching (2-0) (le 6 avril)	Sub. : bêta-2-agoniste (fénotérol) Sanct. : 10 semaines moins 3 points à son équipe (match perdu) Excuse : voulait montrer à son fils comment on se sert du collutoire (asthme)
Nemanja Vucicevic (Serbo-Monténégrin)	Munich 1860 (D2 allemande)	Munich 1860-Wacker Burghausen (2-0)	Sub. : masquant (finastéride) Sanct. : 6 mois (Fédération allemande le 2 décembre 2005) Excuse : un produit pour stopper la chute des cheveux
Abel Xavier (POR) Défenseur 32 ans International (20 sélections)	Middlesbrough (D1 anglaise)	Middlesbrough -Xanthi (GRE) (le 29 septembre) Coupe UEFA, 2e tour	Sub. : stéroïde anabolisant (métandiénone) Sanct. : 18 mois par l'UEFA (23 novembre 2005)
2006			
Julio César Baldivieso (BOL) Milieu de terrain 35 ans International (85 sélections)	The Strongest (D1 bolivienne)	The Strongest-Universitario à Sucre (le 4 mars)	Sub. : stimulant (cocaïne) Sanct. : non communiquée Excuse : nie toute prise de stupéfiant
Marco Boriello (ITA) Attaquant 24 ans	Milan AC (D1 italienne)	Milan AC-AS Rome (1-2) (le 11 novembre)	Sub. : corticoïdes (prednisolone + prednisone) Sanct. : 3 mois par la Ligue professionnelle italienne (28 février 2007) (requalifié le 21 mars 2007) ; 3 mois depuis l'annonce du résultat du test le 21 décembre 2006 Excuse : contamination lors d'un rapport sexuel

Nom du joueur ou du club (en cause)	Équipe ou club (du joueur incriminé)	Compétition, enquête, aveux...	Substance (Sub.), sanctions (Sanct.) et excuse
Salvador Carmona (MEX)	Pachuca	Test inopiné (le 31 janvier)	Sub. : stéroïde anabolisant (stanozolol) Sanct. : à vie (confirmé par le TAS) ; récidiviste : 14 juillet 2005
Danny Cadamarteri (ANG) Attaquant			Sub. : stimulant (éphédrine) Sanct. : 6 mois
Chris Cornes (ANG) Attaquant 30 ans	Wolverhampton Wanderers	Février	Sub. : stimulant (cocaïne) Sanct. : 6 mois
ESPAGNE – « Opération Puerto » de mai 2006. Elle a montré que le réseau de dopage du docteur Eufemiano Fuentes, mis en évidence par la Guardia civil, et dont la plaque tournante se situait à Madrid, dans la capitale espagnole, ne recrutait pas que des cyclistes. Deux personnages clés de l'affaire, le docteur Fuentes et le cycliste Jesús Manzano (consulté par la police espagnole en tant « qu'expert » des protocoles de dopage), avaient révélé que les fameux « soins spéciaux » concernaient également des clubs phares du football européen, tels que le Barça et le Real Madrid. Le quotidien *Le Monde* avait rapporté, dans son édition du 8 décembre 2006, le témoignage du médecin espagnol impliquant les deux clubs de foot. Le Barça et le Real dans la foulée avaient attaqué en justice le journal du soir français. Les magistrats espagnols ont condamné « le quotidien du soir » à une très forte amende. Mais, à ce jour, les appels n'étant pas tous épuisés, la sanction financière n'est pas encore définitive. Signalons que lors des procès à Madrid et à Barcelone, le docteur Fuentes s'est partiellement rétracté (en appel en Espagne, il n'y a pas d'audiences, c'est par écrits au juge *via* les avocats, c'est plus « cool » pour le mis en examen). De même, l'autre témoin principal de la défense, Jesús Manzano ne s'est pas présenté devant le tribunal. Quid de ces revirements ? Y a-t-il eu des pressions ? Le parquet ibérique n'a pas cru bon de faire toute la lumière sur ces étranges volte-face. Probablement que la condamnation aurait été inversée si l'audition du principal témoin, le docteur Fuentes, ancien gynécologue devenu médecin du sport, s'était déroulée face à un grand jury américain… Le mensonge devant la justice, ça ne pardonne pas outre-Atlantique. On est sanctionné *illico presto* pour parjure. L'athlète américaine Marion Jones en sait quelque chose : elle fut condamnée à six mois de prison ferme, à la maison d'arrêt de San Antonio, dans l'État du Texas, avant tout pour avoir menti. Afin d'être complet, ajoutons qu'à la suite des révélations du *Monde* – qui avait eu accès aux plans de préparation médicale concoctés par le médecin et destinés aux clubs espagnols –, le juge madrilène en charge de l'affaire Puerto a classé le dossier sans suite, épargnant les poursuites à l'encontre du docteur Fuentes qui, au final, n'a jamais été condamné pour l'organisation présumée d'un dopage sanguin international…			
Stan Lazaridis (AUS) 35 ans International (71 sélections)	Perth Glory		Sub. : masquant (finastéride) Sanct. : 1 an Excuse : lutter contre la chute des cheveux

Nom du joueur ou du club (en cause)	Équipe ou club (du joueur incriminé)	Compétition, enquête, aveux...	Substance (Sub.), sanctions (Sanct.) et excuse
Jiansheng Liu (CHN)	Liaoning (D1 chinoise)	Appréhendé le 11 février en possession de produits dopants et d'une arme	Sub. : stimulant (métamphétamine) Sanct. : 2 ans (récidiviste : 2004)
Mbulelo Mabizela (AFS) Milieu de terrain 26 ans International	Mamelodi Sundowns (Petroria)	(novembre)	Sub. : cannabis Sanct. : 6 mois + 10 000 dollars d'amende (7 500 euros) par la South African Football Association (SAFA) (15 décembre 2006)
Christian Mayrleb (AUT) Attaquant 34 ans	FC Superfund Pashing	Hors compétition : entraînement (le 6 novembre)	Sub. : diurétique Sanct : blanchi par la Ligue autrichienne Excuse : traite son hypertension artérielle
Dimitri Nevmyvaka (UKR) Défenseur international espoirs	Équipe nationale d'Ukraine	Ukraine-Pays-Bas (0-3) Championnat d'Europe espoirs	Sub. : non communiquée Sanct. : 1 an
Shaun Newton (ANG) Milieu de terrain	West Ham United (D1 anglaise)	West Ham-Middlesbrough (1-0) (le 23 avril) Demi-finale de la Cup	Sub. : stimulant (cocaïne) Sanct. : 7 mois par la Fédération anglaise
Sergei Sokolov (AZE) Défenseur 29 ans International (7 sélections)	Équipe nationale d'Azerbaïdjan	Azerbaïdjan-Belgique (0-3) (octobre)	Sub. : corticoïde (bétaméthasone) Sanct. : 18 mois
2007			
Michael Arroyo (EQU)		Emelec-Deportivo Cuenca (août) 11e journée de la seconde phase	Sub. : cannabis Sanct : 2 ans (14 mars 2009)
Nicholas Caglioni (ITA) Gardien de but 24 ans	Messine (D1 italienne)	Messine-Catane (1-1) (le 11 février)	Sub. : stimulant (cocaïne) Sanct. : 2 ans (le 26 juin par la Fédération italienne de foot)

Nom du joueur ou du club (en cause)	Équipe ou club (du joueur incriminé)	Compétition, enquête, aveux...	Substance (Sub.), sanctions (Sanct.) et excuse
Adrian Davis (CAN)	Équipe des Stingers de l'Université Concordia (footballeur universitaire)	Test inopiné (le 6 octobre)	Sub. : stimulant (cocaïne) Sanct. : perte d'admissibilité pour une période de 2 ans
Sam De Munter (BEL) Attaquant 19 ans	Beveren (D2 belge)	Beveren-Oud-Heverlee-Louvain (le 3 novembre)	Sub. : stimulant (amphétamines)
DODO (BRE) Attaquant 33 ans International (5 sélections)	Botafogo (D1 brésilienne)	Botafogo-Vasco de Gama (4-0) (le14 juin)	Sub. : anorexigène (fenproporex) Sanct. : 30 jours (en attendant la suite) ; 2 ans par le TAS (7 novembre 2009) Excuse : capsules de caféine contaminées
Dragusha (ALB) Défenseur	KS Besa (D1 albanaise)	KS Besa-FK Bezanija (SER) (le 19 juillet) Coupe UEFA, 1er tour	Sub. : stéroïde anabolisant (nandrolone) Sanct. : 2 ans par l'UEFA
Francesco (« Flavio ») Flachi (ITA) Attaquant	Sampdoria de Gênes (D1 italienne)	Sampdoria de Gênes-Inter de Milan (0-2) (le 28 janvier)	Sub. : stimulant (cocaïne) Sanct. : 16 mois par la Commission de discipline de la Ligue italienne Fraude : paris sportifs (2006) suspendu 2 mois
Jiang Hong (CHI) Gardien de but 40 ans International (51 sélections)		Aveu *a posteriori* sur son blog le 18 décembre	Sub. : stimulant (amphétamines) Sanct. : avait mis fin à sa carrière en 2005
Oliver Kahn (ALL) Gardien de but 38 ans International (86 sélections)	Bayern de Munich (D1 allemande)	Bayern de Munich-Real Madrid (2-1) (le 7 mars) Ligue des Champions, 8e de finale retour	Sub. : carence (comportement inapproprié : miction en dehors de la présence du médecin) Sanct. : suspendu un match pour le quart de finale aller de C1 contre le Milan AC (3 avril 2007)

Nom du joueur ou du club (en cause)	Équipe ou club (du joueur incriminé)	Compétition, enquête, aveux...	Substance (Sub.), sanctions (Sanct.) et excuse
Lucio (BRE)	Bayern de Munich (D1 allemande)	Bayern de Munich-Real Madrid (2-1) (le 7 mars) Ligue des Champions, 8ᵉ de finale retour	Sub. : carence (comportement inapproprié : miction en dehors de la présence du médecin) Sanct. : 6 000 euros d'amende
Marcao (BRE)		Après un match (Internacional de Porto Alegre) (le 21 juillet)	Sub. : masquant (finastéride) Sanct. : 4 mois (fait appel) ; 60 jours (réduction de peine pour avoir effectué des dons à des œuvres de charité)
Jimmy Ozaeta (GUA)	Jalapa	(le 15 décembre)	Sub. : stéroïde anabolisant (nandrolone) Sanct. : 2 ans
Angelo Pagotto (ITA) Gardien de but 34 ans International espoir	Crotone (D3 italienne)	Crotone-Spezia (le 28 avril)	Sub. : stimulant (cocaïne) Récidiviste 2000 (Pérouse)
Lionard Pajoy (COL)		Copa Libertadores : Cucuta-Nacional de Montevideo (2-2) (le 22 mai) à Montevideo	Sub. : stimulant (cocaïne) Sanct. : 6 mois + 5 000 dollars (3 500 euros)
Romario (BRE) Attaquant 41 ans International (70 sélections)	Vasco de Gama (D1 brésilienne)	Vasco de Gama-Palmeiras (2-2) (le 28 octobre)	Sub. : masquant (finastéride) Sanct. : 4 mois le 19 décembre 2007 par la Fédération brésilienne ; acquitté par le Tribunal supérieur des sports le 14 février 2008 Excuse : médicament pour limiter la chute des cheveux
Edward Sanjeliz (GUA)	Suchitejéquez	(le 15 décembre)	Sub. : marijuana Sanct. : 2 ans
Michaël Wiggers (BEL) Défenseur 27 ans	RAEC Mons	Mons-Lokeren (0-1) (le 25 août)	Sub. : stéroïde anabolisant (norandrostérone) Sanct. : 1 an par la Commission de contrôle de l'Union belge (12 décembre 2007) Excuse : erreur de manipulation du médecin (?) Le docteur Vincent Renaud est suspendu par l'AEC Mons

Nom du joueur ou du club (en cause)	Équipe ou club (du joueur incriminé)	Compétition, enquête, aveux...	Substance (Sub.), sanctions (Sanct.) et excuse
Liu Yunfei (CHN) Gardien de but International		Arrêté à Shanghai	Sub. : produits illégaux Sanct. : non communiquée
2008			
Jon Conway (USA) Gardien de but	Red Bulls de New York (Major league Soccer)		Sub. : stéroïdes anabolisants + androstatriendione (ATD) + boldénone Sanct. : 10 matchs de suspension + amende équivalent à 10 % de son salaire
FRANCE	DHEA (déhydroépiandrostérone), une hormone à la fois euphorisante et anabolisante. En 2008, premiers contrôles positifs à la DHEA* chez des footballeurs, rugbymen, cyclistes et athlètes. « Mercredi 18 mars 2009, l'Agence française de lutte contre le dopage (AFLD) a annoncé que sur 138 échantillons de cheveux prélevés en 2008, sur des sportifs professionnels issus du football, du rugby, de l'athlétisme et du cyclisme, 16,5 % ont révélé la présence de DHEA, un taux qui monte à 21,8 % chez les footballeurs. » [*Le Monde*, 21 mars 2009] * Hormone surrénalienne, prohibée par l'AMA depuis 1997.		
Purrel Frankel (NED)	De Graafschap (D1 néerlandaise)	De Graafschap-Ajax Amsterdam (le 21 décembre)	Sub. : cannabis Sanct. : 1 mois Excuse : a fumé quelques jours avant le match
Berkant Goektan (ALL) Attaquant 27 ans	1860 Munich (D2 allemande)	Contrôle ciblé (Fédération allemande + club)	Sub. : stimulant (cocaïne) Excuse : « situation familiale difficile »
Ryan Grech (MLT)	Club maltais		Sub. : non communiquée Sanct. : 9 mois par la Fédération maltaise ; 1 an après appel de l'AMA et de la FIFA (par le TAS le 16 février 2009)
Mark Iuliano (ITA) Défenseur 34 ans International (19 sélections)	Ravenne (D3 italienne)	Ravenne-Cesena (le 1er juin)	Sub. : stimulant (cocaïne) Sanct. : 22 mois par le CONI (20 octobre 2008) Excuse : n'a pas pris la cocaïne pour améliorer son jeu

Nom du joueur ou du club (en cause)	Équipe ou club (du joueur incriminé)	Compétition, enquête, aveux...	Substance (Sub.), sanctions (Sanct.) et excuse
Melvin King (LIB)	Équipe nationale du Liberia	Sénégal-Liberia (le 2 octobre) Match qualificatif pour la Coupe du monde 2010	Sub. : corticoïde Sanct. : 5 mois (à partir du 20 octobre) Excuse : le joueur n'avait pas d'Autorisation d'usage à des fins thérapeutiques (AUT)
Daniele Mannini (ITA) Milieu de terrain 25 ans	Brescia (D2 italienne)	Brescia-Chievo Verone	Sub. : carence Sanct. : 1 an (pour un retard à un contrôle antidopage)
Gilbert Martin (MLT)	Club maltais		Sub. : non communiquée Sanct. : 12 mois par la Fédération maltaise ; 1 an après appel de l'AMA et de la FIFA (par le TAS le 16 février 2009). La durée de la sanction n'a pas été augmentée à 2 ans par le TAS car le règlement de la Fédération maltaise ne prévoyait au moment des faits qu'un an pour une 1re infraction
Claude Mattocks (MLT)	Club maltais		Sanct. : 4 mois par la Fédération maltaise ; 1 an après appel de l'AMA et de la FIFA (par le TAS le 16 février 2009)
Sergio Mendoza (HON) Défenseur 27 ans International (49 sélections)	Équipe nationale du Honduras	Honduras-Canada (février) Phase qualificative Coupe du monde 2010	Sub. : stéroïde anabolisant (clostébol) Sanct. : 2 ans par la FIFA
Jeff Parke (USA) Défenseur	Red Bulls de New York (Major League Soccer)		Sub. : stéroïdes anabolisants (androstatriendione – ATD + boldénone) Sanct. : 10 matchs de suspension + amende équivalente à 10 % de son salaire

<table>
<tr><th>Nom du joueur ou du club (en cause)</th><th>Équipe ou club (du joueur incriminé)</th><th>Compétition, enquête, aveux...</th><th>Substance (Sub.), sanctions (Sanct.) et excuse</th></tr>
<tr><td>Nikolaï Pavlov (BUL)
Milieu de terrain
21 ans
1er cas de dopage recensé par l'UEFA (hormis au cannabis)</td><td>Lokomotiv Sofia (D1 bulgare)</td><td>Borac Cacak (SER) – Lokomotiv Sofia (le 14 août) Qualification pour la Coupe de l'UEFA</td><td>Sub. : stéroïde anabolisant (métandiénone)
Sanct. : 2 ans par l'UEFA ; fait appel (était remplaçant pour ce match, n'a pas joué)</td></tr>
<tr><td>Davide Possanzini (ITA)
Attaquant – 32 ans</td><td>Brescia (D2 italienne)</td><td>Brescia-Chievo Verone</td><td>Sub. : carence
Sanct. : 1 an (pour un retard à un contrôle antidopage)</td></tr>
<tr><td>David Solga (ALL)</td><td>Wacker Burghausen (D3 allemande)</td><td>Wacker Burghausen-Jan Regensburg (0-1) (octobre)</td><td>Sub. : stimulant (amphétamine) (métamfépramone)
Sanct. : non communiquée</td></tr>
<tr><td>Rodrigo Souto (BRE)
Milieu de terrain</td><td>Santos (D1 brésilienne)</td><td>San José (BOL) – Santos (BRE) (le 19 mars) Coupe Libertadores</td><td>Sub. : stimulant (cocaïne)
Sanct. : non communiquée</td></tr>
<tr><td colspan="4">2009</td></tr>
<tr><td>Rodrigo Archubi (ARG)
Milieu de terrain
24 ans</td><td>River Plate (D1 argentine)</td><td>River Plate-Gimnasia La Plata (2-2) (le 27 septembre) Championnat d'Argentine, 6e journée</td><td>Sub. : non communiquée
Sanct. : suspension provisoire</td></tr>
<tr><td>Mihai Baicu (ROU)
Avant-centre
33 ans</td><td colspan="3">« Décédé le 6 juillet d'un arrêt cardiaque lors d'un match entre amis sur un terrain annexe du stade Ghencea. De nombreux témoignages et enquêtes semblent accréditer la thèse que le dopage serait la principale cause du décès de Baicu. » [www.parlonsfoot.com, 10 juillet 2009]</td></tr>
<tr><td>Barça (Le) (ESP)</td><td colspan="3">« L'UEFA a imposé au FC Barcelone une amende de 30 000 euros pour ne pas avoir notifié un changement d'entraînement de la première équipe le 24 septembre passé. Les responsables de l'UEFA allaient réaliser des contrôles antidopage mais se sont retrouvés aux portes de la Ciudad Deportiva sans aucune chance de mener leur travail à bien. C'est la deuxième fois que le Barça est sanctionné pour un tel fait. » [Fazila, 20 février 2010]</td></tr>
</table>

Nom du joueur ou du club (en cause)	Équipe ou club (du joueur incriminé)	Compétition, enquête, aveux...	Substance (Sub.), sanctions (Sanct.) et excuse
Alexeï Berezutsky (RUS)	CSKA Moscou (D1 russe)	Manchester United-CSKA Moscou (3-3) (le 3 novembre)	Sub. : stimulant (éphédrine : Sudafed®) Sanct. : 1 match ferme + au club une amende de 25 000 euros Excuse : médicament contre le rhume sans Autorisation d'usage à des fins thérapeutiques (AUT)
Fabio Cannavaro (ITA) Défenseur 36 ans International (136 sélections)	Juventus Turin (D1 italienne)	AS Rome-Juventus Turin (le 30 août)	Sub. : corticostéroïdes (bétaméthasone) Sanct. : non sanctionné par le CONI Excuse : piqûre de guêpe
Moris Carrozzieri (ITA) Défenseur 29 ans	Palerme (D1 italienne)	Palerme-Turin (1-0) (le 5 avril)	Sub. : stimulant (cocaïne) Excuse : selon le président de Palerme, il fréquente trop les discothèques
ESPAGNE	« Deux agents de joueurs agréés par la FIFA et plusieurs footballeurs espagnols font l'objet d'une enquête policière après la saisie de 600 kg de cocaïne mercredi (25.02.2009) cachés dans des conteneurs à Madrid et à Valence, a révélé l'édition en ligne du quotidien sportif espagnol *As*. Selon le journal, certains joueurs interrogés appartiendraient à l'Atlético Madrid alors que d'autres évolueraient dans des clubs de division inférieure (Rayo Vallecano/D2 et Poli Ejido/D3). L'Espagne est l'une des principales portes d'entrée de la cocaïne en Europe. En 2008, les douanes espagnoles avaient saisi 21,8 tonnes de cocaïne. » [www.leparisien.fr, 26 février 2009]		
Miguel Hoyos (BOL) Défenseur International	Équipe nationale de Bolivie	Match de qualification pour la Coupe du monde	Sub. : glucocorticoïde (dexaméthasone) Excuse : médicament pour combattre le froid et les nausées
Sergueï Ignashevich (RUS) Défenseur 30 ans	CSKA Moscou (D1 russe)	Manchester United-CSKA Moscou (3-3) (le 3 novembre)	Sub. : stimulant (éphédrine Sudafed®) Sanct. : 1 match ferme + une amende au club de 25 000 euros Excuse : médicament contre le rhume sans Autorisation d'usage à des fins thérapeutiques (AUT)

Nom du joueur ou du club (en cause)	Équipe ou club (du joueur incriminé)	Compétition, enquête, aveux...	Substance (Sub.), sanctions (Sanct.) et excuse
Anzur Ismailov (OUZ) 24 ans International	Équipe nationale de l'Ouzbékistan	Bahrein-Ouzbékistan (le 17 juin) Coupe du monde, qualification 2010	Sub. : cannabis Sanct. : 3 mois
Paddy Kenny (IRL) Gardien de but 31 ans International (7 sélections)	Sheffiled United (D2 anglaise)	Play-off Sheffiled United-Burnley (le 22 juillet) Match de barrage pour accéder à la D1	Sub. : stimulant (éphédrine) Sanct. : 9 mois (22 juillet 2009-21 avril 2010) Excuse : n'a pas pris le produit dans l'intention de se doper (comprimés consommés pour une « douleur pectorale »)
2010			
Roberto Ceredeca (CHL) Défenseur 26 ans International	Colo Colo (D1 chilienne)	Colo Colo – Universitad de Sucre (le 17 août) Copa Sudamericana (équivalent de la Ligue Europa)	Sub. : stimulant (cocaïne) Sanct. : risque deux ans
José Antonio Garcia (MEX)	Pumas Morelos (D2 mexicaine)		Sub. : stimulant Sanct. : 6 mois (le médecin du club jugé également responsable de la prise du produit par le joueur a écopé d'un an de suspension)
Hossam Ghaly (EGY) Milieu de terrain 29 ans International (31 sélections) Triple champion d'Afrique avec les Pharaons	Al Nasr (club saoudien) ; ancien joueur de Tottenham, Feyenord, Al Ahly	Al Nasr-Al Hilal (février) Coupe d'Arabie Saoudite	Sub. : stimulant (amphétamines) (ou stéroïde anabolisant ?) Sanct. : blanchi pour contre-expertise négative

Nom du joueur ou du club (en cause)	Équipe ou club (du joueur incriminé)	Compétition, enquête, aveux...	Substance (Sub.), sanctions (Sanct.) et excuse
Hijos de Acosvinchos (D2 péruvienne)	Témoignage de Aldrin Pérez, le président du club de Hijos : « Trois joueurs des Hijos de Acosvinchos ont perdu brièvement connaissance dimanche 19 octobre, en plein match, après avoir bu de l'eau donnée à la mi-temps par un assistant de l'équipe adverse, Sport Ancash. Les deux équipes s'affrontaient en match de barrages d'accession à la première division. Les trois joueurs ont été transportés à l'hôpital. Aldrin Pérez, président du club des Hijos des Acosvinchos, a expliqué qu'un membre technique de Sport Ancash a donné de l'eau à ses joueurs à la mi-temps. Une eau que n'a pas bue l'équipe adverse. Juan Luna atteint lui aussi de nausées, a expliqué ce qui était arrivé à ses trois coéquipiers : "À la soixante-cinquième minute, le défenseur Andy Salinas est tombé sans raison apparente puis quelques minutes après Luis Coello et Martin Reategui après avoir bu de l'eau donnée par l'assistant de Ancsah", a-t-il expliqué. Les premières analyses ont montré "qu'ils avaient été dopés (NDLA : négativement) à la benzodiazépine, un médicament qui provoque un état de sédation". [Europe 1.fr avec l'Agence France-Presse, 19 octobre 2010]		
Adrian Mutu (ROU) Attaquant 31 ans International	Fiorentina (D1 italienne)	Fiorentina-Bari (2-1) (le 10 janvier)	Sub. : stimulant (sibutramine) Sanct. : 9 mois par le Tribunal antidopage du CONI Excuse : a pris un produit naturel que consommait sa mère pour maigrir Récidiviste : cocaïne en 2004
Sven Verdonck (BEL) Défenseur 22 ans	Fortuna Sittard (D2 néerlandaise)	(avril)	Sub. : stéroïde anabolisant (stanozolol) Sanct. : 2 ans ; contrat rompu par son club, le Fortuna Sittard (NED) Excuse : pour récupérer musculairement après deux blessures graves

ANNEXE B
Le match entre ceux qui nient le dopage et ceux qui l'admettent

Dans le milieu du foot, deux camps s'affrontent. Les uns nient obstinément l'existence de la triche biologique dans les vestiaires, alors que les autres, de plus en plus nombreux depuis une dizaine d'années, à l'inverse, admettent que la dope fait partie intégrante des accessoires de la panoplie du joueur évoluant dans le rectangle vert. Nous avons sélectionné et partagé en deux équipes, les avis de personnalités du foot et de quelques autres responsables concernés par ce problème majeur de l'éthique sportive.

Curieusement, dans le groupe de la langue de bois, on trouve les responsables de la FIFA, les présidents de fédérations, notamment de la FFF, et les médecins des équipes nationales. À la réflexion, ce n'est pas surprenant car la nature humaine est ainsi faite qu'elle met toujours en avant, pour se faire mousser, les valeurs de son sport tout en en niant *mordicus* les dérives.

Double jeu : Club des forçats de la langue de bois

Arguments angéliques, minimalistes ou tout simplement hors jeu :

- « Ce n'est pas un sport individuel. »
- « Quel avantage pour un joueur de se doper dans un sport aussi collectif. »
- « Les anabolisants ne sauraient rendre un joueur meilleur. »
- « Les anabolisants doivent être pris pendant l'intersaison, or, comme on joue douze mois sur douze, ce n'est pas possible. »
- « Ce ne sont pas les anabolisants qui rendront meilleur un joueur aux pieds carrés. »
- « En football, il faut de l'endurance et de la vitesse ; or, il est difficile d'améliorer les deux en même temps. »
- « Se doper va à l'encontre de nos conseils d'hygiène de vie prodigués dans les clubs. »
- « Par le dopage, le sens collectif et tactique du joueur serait amoindri et sa technique affaiblie en cours de match. »
- « Il n'existe aucune substance capable d'influer sur toutes les variables physiques et mentales présentes chez un bon joueur. »
- « Dans le football, l'EPO ne présente guère d'intérêt. »
- « Le joueur dopé perd le sens du placement. »
- « Ils ont besoin d'une foule de qualités que le dopage annihilerait. »
- « Pourquoi se doper ? Pour jouer à l'envers et manquer contre son camp… »

- « Les joueurs dopés perdent une grande partie de leur lucidité. »
- « Le dopage qui améliore la vitesse diminue la clairvoyance et la lucidité. Ça ne pardonne pas. »
- « Le groupe est le plus sûr rempart contre l'angoisse qui saisit le sportif de haut niveau face aux épreuves qu'il doit surmonter. »

Sepp Blatter (SUI)
[président de la Fédération internationale
de football depuis 1998]

« Et je continue à dire que le football est particulier parce qu'il s'agit d'un sport collectif et qu'il faudrait alors agir sur toute l'équipe et parce que les anabolisants, par exemple, ne sauraient rendre un joueur meilleur. En football, il faut de l'endurance et de la vitesse. Et il est difficile d'améliorer l'un et l'autre en même temps. » [*L'Équipe*, 18 août 1998]

Georges Boulogne (FRA) [entraîneur,
sélectionneur de l'équipe de France de 1969 à 1971
puis Directeur technique national jusqu'en 1982]

« Un ancien entraîneur de l'équipe nationale de football, Georges Boulogne, n'hésite pas à affirmer, l'œil candide, que le mot même de dopage était ignoré dans sa discipline. » [J. Perilliat, *Les Vestiaires du sport*, Paris, Éd. Jean-Cyrille Godefroy, 1985, p. 76]

Dr Jean-Marcel Ferret (FRA)
[médecin de l'Olympique lyonnais et de l'équipe
de France de football de 1993 à 2004]

« Quant aux anabolisants, ils doivent être utilisés plusieurs mois avant la compétition, souvent durant les préparations hivernales. Dans le football, où on joue douze mois sur douze, ce n'est donc pas possible...

« Mais dans le football, sport collectif où les aspects techniques et tactiques sont importants, elle [l'érythropoïétine] ne présente guère d'intérêt. Elle intéresse davantage les disciplines qui impliquent de gros besoins en oxygène comme le cyclisme, le marathon… » [*France Football*, 6-12 février 1996, p. 21]

Jean Fournet-Fayard (FRA) [pharmacien, directeur d'un laboratoire, président de la Fédération française de football de 1985 à 1993]

« En ce qui concerne le dopage lui-même, je ne pense pas qu'il soit très important dans le football. Pour dire cela, je m'appuie d'abord sur le fait que c'est un sport collectif et qu'il n'y a pas, au niveau d'un sport collectif, les mêmes effets du dopage que ceux que l'on constate dans un certain nombre de disciplines individuelles, où le dopage porte sur des préparations à très long terme. » [*Sport Méd.*, 1988, n° 6, p 25]

Gérard Houillier (FRA) [Directeur technique national du football de 1990 à 1992 puis de 2007 à 2010 et sélectionneur de l'équipe de France de juillet 1992 à novembre 1993]

« Les gens oublient que le football est un sport d'adresse. Les joueurs savent que, en se dopant, ils perdent une grande partie de leur lucidité.

« C'est vrai, j'en ai rencontré. Mais ils ne prenaient que des vitamines C. Voire des défatigants pour accélérer la récupération. Il ne faut pas perdre de vue que les joueurs sont très réticents à faire quelque chose dans ce domaine-là, car ils ont très peur de se détruire, de ne pas avoir la maîtrise ainsi que la lucidité nécessaire. » [*But*, 6 novembre 1987]

Dr Jean-Piere Paclet (FRA) [médecin de l'équipe de France de football de 2004 à 2008]

« Dans le football, le dopage n'est pas une pratique courante. Je n'affirme pas qu'il n'y en a pas mais c'est rare. Et puis ce n'est pas décisif, car c'est la technique qui prévaut. Pas comme dans les sports où les résultats dépendent uniquement des capacités physiques : l'athlétisme, le cyclisme, la natation, l'haltérophilie, le culturisme, le ski nordique… Des disciplines particulièrement exposées. Au football, si vous vous dopez, vous serez plus fort physiquement, vous courrez plus vite mais vous ne serez pas sûr de marquer un but ou d'arrêter un penalty. Le ballon rond fait appel à bien d'autres facteurs : le talent, l'adresse, le placement, la tactique. » [J.-P. Paclet, *L'Implosion*, Paris, Michel Lafon, 2010, pp. 84-85]

Dr Alain Simon (FRA) [ancien médecin du PSG ; actuel responsable médical de l'équipe de France depuis 2008]

« Contrairement à certains sports, le football est très peu concerné par les problèmes de dopage. Ceci s'explique en grande partie par le fait qu'il s'agit d'un sport d'équipe qui met donc moins en valeur la performance physique individuelle. En fait, on y rencontre plus souvent une tendance à la supplémentation en vitamines et autres thérapeutiques de remise en forme, dont l'intérêt n'est pas réellement démontré et qui comporte le risque habituel d'abus, contre lequel il faut mettre en garde les joueurs. » [*Sports Info*, « Football : ne pas oublier l'entraînement », Paris, Labo Clin Midy, 1989]

Franc-parler – Club des adversaires de la langue de bois

Jusqu'à l'épidémie de cas positifs à la nandrolone (un stéroïde anabolisant) dans le football français en 1997, la pensée unique qui dominait au sein des dirigeants, médecins, footballeurs était de bétonner la défense d'un sport non contaminé, car non compatible avec le dopage.

Depuis cette date charnière, des voix du milieu du ballon rond s'élèvent pour admettre que la triche biologique existe et que, bien dosée, elle améliore les performances des joueurs. D'autres témoignent qu'ils se sont dopés ou ont été confrontés à ce fléau.

Pr Michel Audran (FRA) [pharmacologue à la faculté de médecine de Montpellier]

« Je ne connais pas de sport de haut niveau qui échappe au dopage. Donc, le football, avec la multiplication des matchs, ne peut échapper au phénomène. Les transfusions sanguines dans le football, on en avait déjà parlé bien avant.

« Il serait bon qu'il y ait des contrôles sanguins dans le football. Sepp Blatter, président de la FIFA, part du principe que, dans les sports d'équipe, il n'y a pas de recours au dopage. Donc dans l'hypothèse où on pense qu'il n'y en a pas, on ne cherche pas et donc on ne trouve pas. » [*Le Monde*, 11 décembre 2006]

Dr Jean-Pierre Bourgeois (FRA) [médecin conseil de l'Union nationale des footballeurs professionnels (UNFP)]

« Tout le monde savait, à l'époque, qu'il y avait du dopage à l'OM. Les Marseillais marchaient au Synacthène® [1], un médicament qui augmente la résistance à l'effort et calme les douleurs. Ce ne sont pas des rumeurs. Des joueurs, des entraîneurs et des médecins m'en ont parlé. Heureusement, ces pratiques ont disparu après l'affaire VA-OM. » [*L'Humanité,* 09 octobre 1998]

1. Synacthène® : coritcotrophine ou ACTH, qui augmente la sécrétion d'hormones glucocorticoïdes et anabolisantes par les glandes surrénales

Éric Cantona (FRA) [footballeur professionnel (45 sélections internationales de 1987 à 1995)]

« J'ai été écœuré de découvrir que nous n'étions que des marchandises qu'on se repasse d'un club à l'autre. J'ai vu aussi à l'œuvre le mensonge et les pilules que l'on vous conseille de prendre dans un vestiaire afin d'améliorer votre rendement. » [É. Cantona, *Un rêve modeste et fou* (avec Pierre-Louis Basse), Paris, Robert Laffont, 1993, p. 77]

Dr Alfonso del Corral (ESP) [médecin du Real Madrid (1re division espagnole)]

« Je crois qu'il y a du dopage dans le football. Le dopage peut exister, a existé et existera. Il y a des clubs qui ont une équipe de collaborateurs et qui flirtent avec la ligne (limite) et qui dans certains cas la franchissent (…) Je veux toujours penser à bien mais nous parlons de 200 équipes qui luttent pour être les meilleurs d'Europe. C'est évident que certains ont leur équipe de physiologues, endocrinologues, biochimistes, pharmaciens qui essayent d'être en avance sur la loi. Et ceux-là, on ne les attrape pas. C'est le problème. » [*Marca*, 25 septembre 2004]

Dr Michel D'Hooghe (BEL) [président de la commission médicale de la Fédération internationale de football]

« L'EPO est maintenant utilisée couramment dans les autres sports ; je ne peux imaginer qu'il y ait une barrière anti-EPO autour des terrains de football. » [*The Observer*, 31 mars 2002]

Sandro Donati (ITA) [directeur du secteur recherche auprès du Comité olympique italien (CONI)]

« Seuls les hypocrites ou les lâches peuvent affirmer que le doping est étranger au Calcio. » [*France-Soir*, 19 août 1998]

Pr Jean-Paul Escande (FRA) [ex-président de la Commission nationale de lutte contre le dopage (1990-1996)]

« Il est de notoriété publique qu'à Marseille le dopage était obligatoire. Éric Cantona l'a dit, je l'ai repris dans certains écrits, et personne n'a jamais protesté. Il est impossible de dire à quel niveau le dopage touche le football, mais on peut affirmer qu'il s'agit d'une pratique assez répandue. »

À propos du contrôle positif aux anabolisants du joueur de Lille, David Garcion : « Il faut bien sanctionner celui qu'on prend, mais peut-on se satisfaire d'en prendre si peu ? Il ne faudrait pas qu'on dise : "Il y avait un dopé dans le football, on l'a trouvé." » [*Le Parisien*, 5 avril 1997]

Raffaele Guariniello (ITA) [procureur adjoint de Turin instruisant l'enquête sur le dopage de la Juventus Turin]

« Auparavant, on disait que le football était un sport trop collectif pour que les joueurs aient un quelconque intérêt à se doper. On me disait qu'on réalisait des milliers de contrôles et qu'il n'y avait jamais de cas de positivité. Et puis on a découvert comment fonctionnait en réalité le laboratoire antidopage. Maintenant qu'il travaille bien, on trouve des cas de dopage, notamment à la nandrolone. C'est la preuve que dans le foot, si on cherche, on trouve. » [*L'Équipe*, 5 juillet 2001]

Dr Emmanuel Orhant (FRA) [médecin du Lille olympique sporting club (LOSC) depuis 2004]

« Oui, oui, il y a du dopage dans le football ! J'ai été très content de voir qu'il y avait des contrôles au match aller comme au match retour contre Manchester United la saison dernière (0-1, 0-1, en 8e de finale de la Ligue des Champions).

« Outre un possible dopage sanguin et l'utilisation d'amphétamines, les stéroïdes anabolisants peuvent être utiles pour densifier la masse musculaire. Je vois certains joueurs revenir de l'étranger pour retrouver la Ligue 1 vraiment très costauds. C'est étonnant. » [*L'Équipe*, 2 août 2007]

Pr Ivan Waddington (GBR) [responsable d'une étude sur la consommation de drogues dans le foot]

« La prise de drogues dans le but d'améliorer les performances est bien plus répandue que ce que les tests de la Fédération anglaise de football (FA) indiquent. » [Associated Press, 19 mai 2003]

ANNEXE C
Lutte antidopage en France : le football bon dernier de la classe

Les premières fois en hippisme, cyclisme, escrime et football

En comparant dans différents sports (hippisme, cyclisme, escrime, football) l'évolution chronologique de la perception et de la réalité du phénomène dopage par les journalistes (articles de presse) mais aussi par les vétérinaires et les médecins (thèses de doctorat), de sa réglementation, des premiers contrôles antidopage effectués ainsi que des tout premiers cas positifs, on s'aperçoit que le ballon rond est lanterne rouge à quatre reprises sur les cinq points considérés.

Hippisme		Cyclisme		Escrime		Football	
Premier article de presse publié sur le dopage							
1903	Paul Mégnin, « Entraînemen t ou doping » *La Vie au grand air*, n° 255, 31 juillet 1903, pp 518-519	**1914**	Dr J. Bayard, « La drogue dans les courses cyclistes » *Revue Chambre syndicale du cycle de Saint-Étienne*, n° 195, mai 1914	**1926**	Dr Francis Heckel, « Que faut-il penser du “doping” ? » *L'Escrime et le Tir*, 6, n° 68, décembre 192 6, pp 5-7	**1939**	Gabriel Hanot, « Est-ce un doping ? » *Le Miroir des sports*, n° 1062, 9 mai 1939, p 10
Première réglementation antidopage							
1904	Réglementatio n du 15 mars	**1965**	Loi antistimulants du 1er juin	**1936**	Recommanda-tion de non-usage	**1965**	Loi antistimulants du 1er juin
		1968	Règlements généraux des courses et des records : doping	**1940**	Règlement international (article 4)	**1976**	Circulaire de mise en garde
				1965	Loi antistimulants du 1er juin		
Premier dépistage biologique							
1912	Dépistage biologique, le 25 septembre, à l'occasion de la Coupe d'Or sur l'hippodrome de Maisons-Laffitte	1955	Championnat de France amateurs (circuit de Montlhéry le 7 août : les bidons, les musettes et la salive sont contrôlés)	**1969**	Championnats de France d'escrime à Paris (stade Coubertin) du 23 au 26 mai	**1978**	Dépistage biologique lors du 32e de finale de la Coupe de France RC Strasbourg (D1) – Paris FC (D2) le 28 janvier (contrôle annoncé à l'avance)

Dopage dans le football

Hippisme		Cyclisme		Escrime		Football	
Première thèse vétérinaire ou de médecine consacrée exclusivement au dopage							
1927	Raymond Vettes, *Le Doping*	**1963**	Docteur Janick Peysson, *Le Doping*	**2010**	À ce jour et à notre connaissance, aucune thèse de médecine sur escrime et dopage n'a été soutenue et publiée	**1980**	Docteur Charles Bensoussan, *Dopage et Football*
Premier cas contrôlé positif							
1912	Le cheval « Bonbon Rose », gagnant de la Coupe d'Or à Maisons-Laffitte, le 25 septembre, est testé positif à l'héroïne	**1965**	Championnats de France amateurs à Bully-les-Mines, le 22 juillet : trois coureurs sont testés positifs aux amphétamines	**1969**	Championnats de France d'escrime (épée) à Paris (stade Coubertin), le 26 mai : François Jeanne, second de l'épreuve individuelle, est testé positif à l'éphédrine (non sanctionné pour raison médicale)	**1989**	Philippe Anziani, le 30 septembre, est testé positif à un analgésique narcotique (Di-Antalvic®)

ANNEXE D
Références des articles de Jean-Pierre de Mondenard autour du dopage dans le football (1979-2010)

1. « Lumières sur le dopage. Football : le Mondial est à part », *Le Quotidien du Médecin*, n° 1977, 23 juillet 1979.

2. « Football » dans *Le Dossier noir du dopage*, Paris, Hachette, 1981, pp. 188-192.

3. « La carnitine : une énergie nouvelle », *Le Figaro*, *Le Républicain du Val de Marne*, 28 octobre 1982 ; *Panorama du médecin*, n° 1555, 17 décembre 1982, p. 5.

4. « La face "cachets" de la planète foot », *Libération*, 3 mars 1987.

5. « Les révélations explosives d'Harald Schumacher », *Le Quotidien du Médecin*, n° 3814, 12 mars 1987, p. 18.

6. « Dopage : la prise de conscience », *Le Figaro*, 13 janvier 1989.

7. « Affaire Anziani : les faux arguments de la défense », *Le Figaro*, 13 novembre 1989.

8. « Football : un règlement fou, fou, fou.... », *Le Figaro*, 2 décembre 1989.

9. « Affaire Maradona. La cocaïne à la une », *Kiné Actualité*, n° 378, 18 avril 1991, pp. 8-10.

10. « Époque. Pourquoi les footballeurs se dopent », *VSD*, n° 711, 18 avril 1991, pp. 84-85.

11. « Affaire Maradona : la parole à Jean-Pierre de Mondenard (interview de John Baete) », *Sport 90*, n° 20, 23 mai 1991, p. 8.

12. « Dopage et football. Le grand shoot », *Sport et Vie*, n° 24, 1994, pp. 52-55.

13. « Football : la science contre le dopage. 1. Trente ans d'histoire tabou », *Science et Vie*, n° 24, mai-juin 1994, pp. 52-55.

14. « Football et dopage », *Cinésiologie*, 33, n° 155-156, mai-août 1994, pp. 101-112 ; in *Entretiens de médecine du sport 1994*, Paris, Expansion scientifique française, 1994, pp. 69-80.

15. « Football : Maradona exclu du Mondial », *Le Figaro*, 1er juillet 1994, p. 12 ; *Le Quotidien du Médecin*, n° 5447, 4 juillet 1994, p. 32.

16. « L'éphédrine contre-attaque », *Sport et Vie*, n° 26, 1994, pp. 14-16.

17. « Le ballon rond face aux affaires de dopage : la politique de l'autruche », *Le Figaro*, 24 septembre 1994.

18. « Oui, le cannabis est un produit dopant », *Le Figaro*, 25 décembre 1995.

19. « Substances et procédés dopants. Le cannabis est-il performant ? », *La Gazette médicale*, 103, n° 11, 1996, pp. 29-32.

20. « Dopage : remise en ordre nécessaire », *Le Figaro*, 24 janvier 1996.

21. « Le grand shoot des anabolisants », *Le Figaro*, 24 octobre 1997.

22. « Football-dopage : un sévère réquisitoire » (propos recueillis par Thierry Magnol), *Sud-Ouest*, 27 octobre 1997.

23. « Et s'ils étaient innocents ? », *Le Figaro*, 30 octobre 1997.

24. « Dopage, la grande évasion », *Sport et Vie*, hors-série n° 7, décembre 1997, pp. 76-80.
25. « Dopage. Le doute gagne du terrain », *Le Figaro*, 8 janvier 1998.
26. « La nandrolone superstar », *Sport et Vie*, 1998, n° 46, janvier-février, pp. 42-45.
27. « Nandrolone : le doute gagne du terrain », *Le Figaro*, 25 février 1998.
28. « Et si la créatine n'était qu'un paravent ? », *Le Figaro*, 8 octobre 1998.
29. « Dugarry à la barre », *Le Figaro*, 16 septembre 1999.
30. « Les grandes équipes ne meurent jamais », *Sport et Vie*, n° 66, mai-juin 2001, p. 6.
31. « La nandrolone court toujours », *Sport et Vie*, n° 66, mai-juin 2001, p. 61.
32. « Une vieille dame indigne », *Sport et Vie*, n° 68, septembre-octobre 2001, p. 36.
33. « La loterie de l'antidopage » (propos recueillis par Hervé Mathurin), Sud-Ouest, 19 février 2002.
34. « Bandits manchots », *Sport et Vie*, n° 73, juillet-août 2002, p. 52.
35. « L'affaire Kenedy », *Sport et Vie*, n° 73, juillet-août 2002, p. 52.
36. « Trop Empoli pour être honnête », *Sport et Vie*, n° 73, juillet-août 2002, p. 52.
37. « Chauve qui peut », *Sport et Vie*, n° 76, janvier-février 2003, p. 71.
38. « L'Iliade et l'Odyssée », *Sport et Vie*, n° 80, septembre-octobre 2003, p. 67.
39. « Au pays des imbéciles heureux », *Sport et Vie*, n° 81, novembre-décembre 2003, p. 69.
40. « Des poires au sirop », *Sport et Vie*, n° 81, novembre-décembre 2003, p. 70.

41. « Dernier de la classe », *Sport et Vie*, n° 81, novembre-décembre 2003, p. 70.
42. « Quand Sepp déblatère », *Sport et Vie*, n° 82, janvier-février 2004, pp. 64-65.
43. « Comment sauver le soldat Rio », *Sport et Vie*, n° 82, janvier-février 2004, p. 65.
44. « Des souvenirs pleins de piquants », *Sport et Vie*, n° 82, janvier-février 2004, pp. 65-66.
45. « Encore des seringues », *Sport et Vie*, n° 82, janvier-février 2004, p. 66.
46. « L'Europe à deux vitesses », *Sport et Vie*, n° 82, janvier-février 2004, p. 66.
47. « Le pouvoir de dire non », *Sport et Vie*, n° 83, mars-avril 2004, p. 66.
48. « La FIFA se foot du monde ! », *Sport et Vie*, n° 84, mai-juin 2004, pp. 73-74.
49. « Football et dopage. Des manchots "chargés". Info ou intox… ? », *Les irrAiductibles*, n° 4, juin-juillet 2004, pp. 423-525.
50. « Encore vous ! », *Sport et Vie*, n° 88, janvier-février 2005, p. 59.
51. « Le Brésil jouait en jaune », *Sport et Vie*, n° 90, mai-juin 2005, p. 67.
52. « La créatine injectable secoue le Calcio », *La Liberté* (SUI), n° 196, 27 mai 2005, p. 25.
53. « Sur le Neoton® de la plaisanterie », *Sport et Vie*, n° 91, juillet-août 2005, p. 64.
54. « Tout le monde est malheureux », *Sport et Vie*, n° 92, septembre-octobre 2005, p. 63.
55. « My Taylor épinglé », *Sport et Vie*, n° 93, novembre-décembre 2005, p. 70.
56. « La Juventus en liberté », *Sport et Vie*, n° 94, janvier-février 2006, p. 62.

57. « Contre-enquête sur les "piquouzes" de l'OM », *Sport et Vie*, n° 95, mars-avril 2006, pp. 10-11.

58. « Silence dans les rangs. Les boniments de Tapie », *Sport et Vie*, n° 95, mars-avril 2006, pp. 50-51.

59. « Merci pour l'info », *Sport et Vie*, n° 97, juillet-août 2006, p. 63.

60. « Cellules souches : "On touche la limite" », *France-Soir*, 28 août 2006, p. 7.

61. « Justice tardigrade », *Sport et Vie*, n° 98, septembre-octobre 2006, p. 59.

62. « Football. Le foot ferme les yeux » (propos recueillis par Julien Duby), *Sud-Ou*est, 4 octobre 2006.

63. « Domenech plus ultra », *Sport et Vie*, n° 100, janvier-février 2007, p. 58.

64. « Le dopage existe depuis longtemps », *France-Soir*, 7 mars 2007, p. 31.

65. « L'amour, toujours l'amour », *Sport et Vie*, n° 101, mars-avril 2007, p. 52.

66. « Silence dans les rangs. Sepp, c'est bien ! », *Sport et Vie*, n° 100, janvier-février 2007, p. 57.

67. « Bernard Tapie, le fumeux alibi », *Sport et Vie*, n° 102, mai-juin 2007, p. 60.

68. « Les pros sont contre », *Sport et Vie*, n° 102, mai-juin 2007, p. 62.

69. « C'est pas moi, c'est ma mère », *Sport et Vie*, n° 102, mai-juin 2007, p. 62.

70. « France : l'urine vole bas », *Sport et Vie*, n° 103, juillet-août 2007, p. 59.

71. « Stéthosport. Contrôlé positif, Romario a des cheveux à se faire », Rue89, 11 décembre 2007.

72. « Romario a mal aux cheveux », *Sport et Vie*, 2008, n° 106, janvier-février, p. 61.

73. « Stéthosport. Pourquoi les genoux de Ronaldo l'ont encore lâché », Rue89, 21 février 2008.
74. « Chauve comme l'avenir », *Sport et Vie*, n° 108, mai-juin 2008, p. 66.
75. « Équipe de France : l'éthique à la Dèche », Bakchich.Info, 2 juillet 2008.
76. « Euro 2008 : tolérance "triple zéro" pour l'UEFA », Bakchich.Info, 5 juillet 2008.
77. « Ça dégage dur dans le Calcio ! », www.bakchich.info, 12 octobre 2008.
78. « Personne n'a envie de soulever le tapis », *Mag 2 Lyon*, n° 2, mai 2009, p. 94.
79. « Les obscurs malaises de Bafetimbi Gomis », *France-Soir*, 9 octobre 2009, p. 20.
80. « Toutes les équipes peuvent se doper sans se faire gauler ! » (propos recueillis par Pierre Tanger), *Minute*, 2010, n° 2465, 16 juin, p. 7.
81. « La charge des manchots. Le milieu du football, unanime, affirme que le dopage ne sert à rien… », *Quel Sport ?*, n° 12-13, mai 2010, pp. 301-314.

Table des matières

3
Le miracle de Berne, ou la culture de la piquouze

4
Tapie, l'OM, ou la bonne alchimie

5
Les secrets du *doping to lose*

6
Le premier footballeur français contrôlé positif

7
Coups de sang

8
Maradona, le shoot de trop

9
Aux bons soins de l'éphédrine

14
Qui a tué Ronaldo ?

15
Le foot français en pétard contre le THC

16
Les drôles de méthodes des arbitres

Annexes

Collection « Coup de gueule »
dirigée par Jean-Claude Gawsewitch

Dépôt légal : Novembre 2010

Composition et mise en page

NORD COMPO
multimédia

Achevé d'imprimer par Corlet, Imprimeur, S.A.
14110 Condé-sur-Noireau
en novembre 2010
N° d'Imprimeur : 133176

Imprimé en France